医療福祉をつなぐ関連職種連携

―― 講義と実習にもとづく学習のすべて

● 総編集 北島政樹 国際医療福祉大学 副理事長・名誉学長

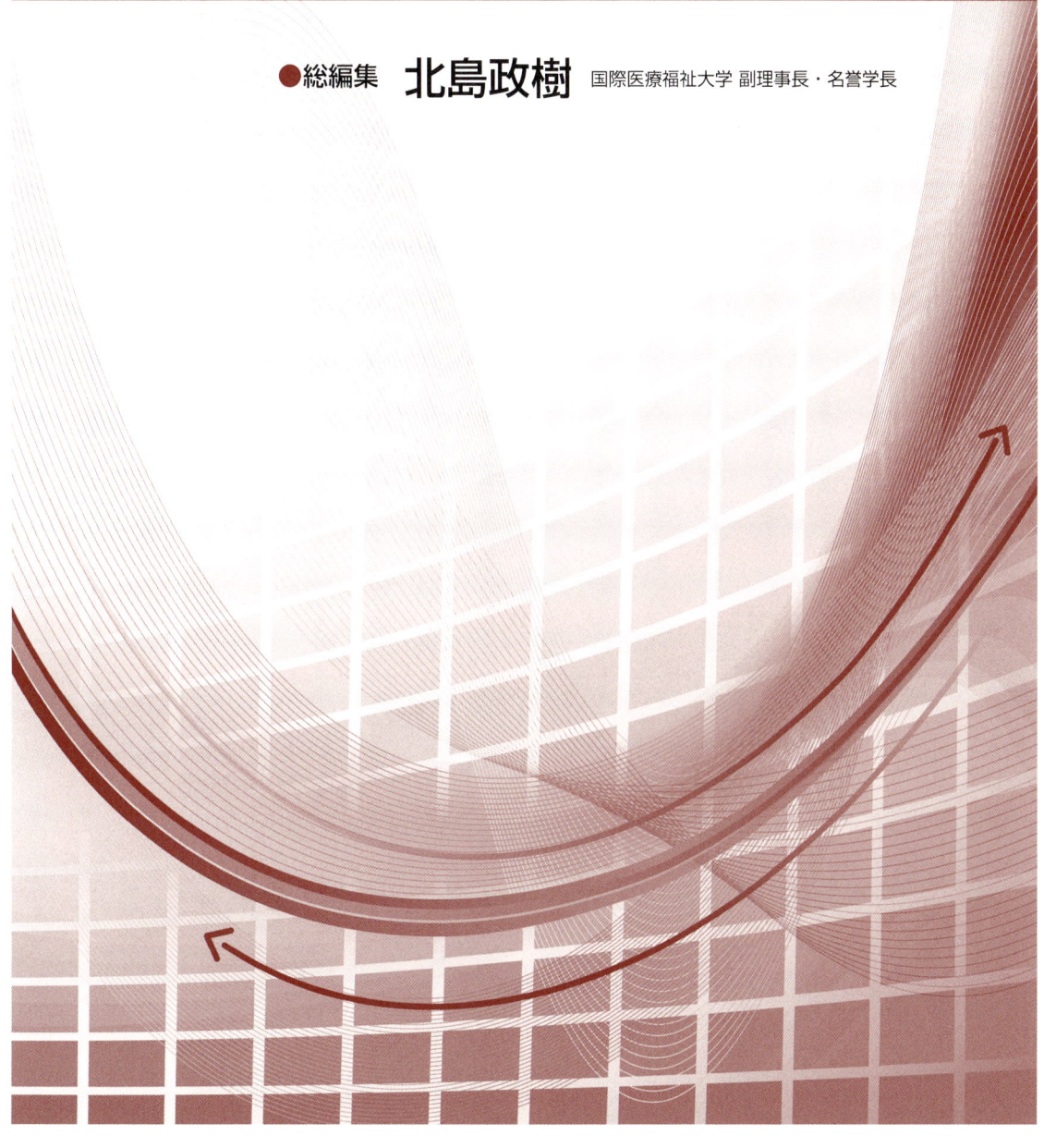

南江堂

■ 総編集
北島 政樹　国際医療福祉大学 副理事長・名誉学長

■ 編集
丸山 仁司　国際医療福祉大学 副学長
金出 英夫　国際医療福祉大学大学院 教授
武田 弘志　国際医療福祉大学 薬学部長
寺岡　慧　国際医療福祉大学 教授
杉原 素子　国際医療福祉大学 小田原保健医療学部長
天野 隆弘　国際医療福祉大学大学院 大学院長
久常 節子　元国際医療福祉大学大学院 副大学院長

■ 編集協力
関連職種連携教育教科書検討ワーキンググループ

■ 執筆者（収載順）

丸山 仁司	杉原 素子	渡辺 清明
○橋本 光康	○郷間 悦子	〆谷 直人
谷 浩明	○大内 かおり	上野 美樹
丸木 一成	○小町 祐子	森川 俊彦
藤田 郁代	天野 隆弘	山本 康弘
岩尾 總一郎	朝波 惣一郎	西堀 眞弘
荻原 喜茂	旭 満里子	○小嶋 章吾
福島 道子	荒木田 美香子	亀口 憲治
山本 澄子	長弘 千恵	相原 和子
佐原 まち子	岩崎 和代	絹木 憲司
林 和美	田原 弘幸	浅香　勉
外山 比南子	永井 良治	青柳 美樹
○加藤 尚子	菅原 洋子	○谷口 敬道
小田 正枝	城間 将江	○下井 俊典
小林 雅彦	新井田 孝裕	○遠藤 重典
満留 昭久	金場 敏憲	
武田 弘志	勝俣 健一郎	

（○はワーキンググループを示す）

（2017年1月現在）

刊行にあたって

　近年，医療福祉分野に於いては医学，看護学，薬学あるいは理学療法学など，多様なニーズに応えられる高い専門性と，それぞれの知識や技術を共有するチーム医療の理念が求められている．その背景には従来，医療と福祉分野が独自にその専門性を主導し，協働の理念が欠除していたことがある．しかし社会の高齢化が進むに従って，疾患の多様化と医療の複雑化に対応すべく，個々の職種が専門的な知識と技術の修得はもちろんの事，これらをお互いに共有し，活用する事こそこのような時代背景の中で国民が今，要望している安心と安全の医療の提供が出来るのである．

　これが現代の医療福祉のキーワードである「チーム医療およびケア」であり，この理念を学生のうちから修得させるべく，国際医療福祉大学に於いては平成11年度より学科横断チームで，在学中にこの理念を体験する先進カリキュラムによる関連職種連携教育（Interprofessional Education, IPE）を開始した．

　本書は過去13年に亘るIPE教育の実績と成果を基盤として講義と実習に基づく学習のレベルアップを図るべく，全学的規模で企画，立案した．

　まず，本書の企画のコンセプトとして保健，医療，福祉の横断的連携という視点に立って，急性期，回復期および維持期の緩やかな時間軸を設定して，医療の現場における実践例から一般の生活への移行を勘案して記述する事とした．多くの専門職種のコミュニケーション力を養うと同時に，他職種に対する理解を深め，関連職種連携のあり方を自ら考え，自ら行動・実践出来るよう構成されている．

　第1章は職種の連携が求められるその背景と概念に関する知識を中心に簡潔に纏めている．医療福祉の理念から始まり，その歴史的背景，医療情報の共有とその評価法および医療福祉制度とシステムなど多岐に亘っている．

　第2章は職種連携教育に於いて特にチーム医療やケアが必須な臨床の事例を取り上げ，医療福祉に関する知識を理解し，実習の実態を明確に学習出来るよう記述されている．

　第3章は医療福祉を支える全ての職種の業務内容とそれぞれの役割を他職種の人が理解しておく必要性のある内容を解説している．

　第4章は多くの事例を用いて連携が求められる基本概念や実施法を学ぶ「講義」の導入から，連携技能修得のための少人数グループ学習による参加型学習「問題解決型学習」が展開出来る構成にしている．

　本書は，本学が実践してきた先進的カリキュラム（講義・演習・実習）をもとに①広い視野と深い理解，②問題解決能力，③対人スキル，コミュニケーション能力を段階的に修得出来るように企画されている．将来，医療福祉の専門職を目指す学生が能動的なグループ学習と自己学習を通して，初めて論理的思考が可能となり，これを培う事に主眼をおいて企画された連携教育に必携の教科書である．したがって，近い将来，医療福祉の現場に出たときに何ら抵抗感なくごく自然とチーム医療・チームケアに貢献し得ると期待している．

　本書が高齢社会の中で本邦の医療福祉を支える慈恵の心を持った人材の育成と"共に生きる社会の実現"を目指す礎に貢献できれば，企画者の一人として望外の喜びと感じる次第である．

2013年1月

国際医療福祉大学学長
北島　政樹

目次

1章 関連職種連携の基礎

1 学習の展開 　丸山仁司，橋本光康，谷　浩明 …… 1
- **A** IPE（Interprofessional Education）とは　2
- **B** 学習の狙い　2
- **C** 学習内容　3
  1. 講義　3
  2. IPC/IPW演習　3
  3. IPC/IPW実習　3
- **D** 学習方法　4
- **E** 学習を進めるにあたっての注意事項　5
  1. 専門用語の理解　5
  2. 学習内容の記録　5
  3. 評価　6
  4. 本書の活用方法　6

2 これからの医療福祉専門職像 　丸木一成 …… 7
- **A** 専門職とは誰か　7
- **B** 今の時代の医療福祉専門職　8
- **C** 医療福祉専門職に求められるもの　11

3 関連職種連携教育の歴史的背景 　藤田郁代 …… 13
- **A** わが国における医療福祉環境の変化と関連職種連携教育　13
- **B** 英国における関連職種連携教育への取り組み　14
- **C** IPEおよびIPC/IPWの定義　15
- **D** IPEおよびIPC/IPWの理念　16

4 WHOの考え方 　岩尾總一郎 …… 18

5 ICF 　荻原喜茂 …… 21
- **A** 関連職種連携のツールとしてのICF　21
- **B** ICFの理念　21
  1. ICFの成り立ち　21
  2. ICFの特徴　22
  3. ICFの補完：ICF-CYの公表　24
- **C** 共通アセスメントツール ICF　24
  1. ICFの構成　24
  2. ICFの使用方法　24
  3. ICF概念モデル図の活用　26
  4. その他，ICFの活用に関して　26

6 情報共有と評価 ... 28

- **A** 看護領域における情報収集・評価法　福島道子　28
  - 1 患者・利用者個人の情報収集・評価法　28
  - 2 家族の情報収集・評価法　28
- **B** リハビリテーション領域における情報収集・評価法　荻原喜茂　29
- **C** バイオメカニクスの観点からの情報共有と評価　山本澄子　29
  - 1 下肢装具使用者の歩行の評価　30
  - 2 介護用ベッドの圧力分布評価　32
  - 3 移乗動作時の腰部負担の評価　32
- **D** 社会福祉領域における情報収集　佐原まち子　34
  - 1 必要な情報　34
  - 2 情報源と情報収集の方法　34
- **E** ケアマネジャーによる情報収集　林 和美　36
  - 1 ケアマネジャーと情報収集　36
  - 2 共通する情報収集方法　36
  - 3 ジェノグラムとは何か　37
  - 4 エコマップとは何か　38
  - 5 生活課題を把握する　38

7 情報共有ツールとしてのICT　外山比南子 ... 40

- **A** 医療情報システムの歴史　40
- **B** 医療情報システムの特徴と関連職種連携　40
- **C** 電子カルテとは　42

8 診療報酬と介護報酬　加藤尚子 ... 44

- **A** 公的な保険　44
- **B** 診療報酬　44
- **C** 出来高払いと包括払い　46
- **D** 介護保険　47
- **E** 一部負担と高額療養費　49

9 患者・利用者と家族　小田正枝 ... 51

- **A** 家族とは何か　51
- **B** 現代家族の特徴　51
- **C** 家族に焦点をあわせる必要性　52
- **D** 家族機能の査定（アセスメント）　52

10 地域との関わり　小林雅彦 ... 54

- **A** 社会資源　54
  - 1 社会資源にはフォーマル・サービスとインフォーマル・サポートがある　54
  - 2 社会資源の内容　54
- **B** 在宅生活を支えるフォーマル・サービス　55
  - 1 環境整備　55

　　　　2　権利擁護の制度　56
　　C　生活支援サービスの担い手　57
　　　　1　ボランティアと社会福祉協議会　57
　　　　2　町内会や自治会などの地縁組織　57
　　　　3　民生委員　57
　　　　4　NPO　58
　　　　5　患者会などの当事者組織　58

11　連携に関わる制度とサービスの概要　加藤尚子　59
　　A　「連携」の多義性　59
　　B　地域で暮らす　59
　　C　新しい地域医療計画　61
　　D　地域包括ケア　62
　　E　橋を架ける　63

12　21世紀の医学・医療のあり方　満留昭久　65
　　A　高度先進医療の進歩と医療の専門化・細分化　65
　　　　1　ゲノム医療　65
　　　　2　再生医療　65
　　　　3　生殖医療　65
　　　　4　遠隔医療　65
　　　　5　ロボット医療　66
　　B　医師主導型から患者本位の医療へ　66
　　C　医療倫理の確立　66
　　D　チーム医療の確立　66

13　チーム医療の課題と可能性　武田弘志　67
　　A　日本における社会と医療の変化　67
　　B　日本におけるチーム医療の課題　67
　　C　これからの専門職チームのあり方　68

14　関連職種連携とは　杉原素子　70
　　A　関連職種連携の利点　70
　　B　リハビリテーションの総合的体系と関連職　70
　　C　医療サービスから福祉サービスへの移行　71
　　D　地域包括支援体制と関連職種連携　72
　　E　関連職種連携の種類　73
　　F　終わりに　75

2章　関連職種連携の実践例

事例1　脳血管障害のチーム医療・ケア　郷間悦子　77
　　A　本事例の概要　77

- B 急性期の連携・協働のあり方　78
- C 回復期の連携・協働のあり方　80
- D 維持期の連携・協働のあり方　82

事例2 がんのチーム医療・ケア　大内かおり……85
- A 本事例の概要　85
- B 治療（化学放射線療法）　86
- C リハビリテーション　88
- D 退院〜社会復帰　91
- E 終末期　91

事例3 脳性麻痺児のチーム医療・ケア　小町祐子……94
- A 本事例の概要　94
- B 乳児期（出生〜1歳）　95
- C 幼児期（1〜6歳）　96
- D 学童期から青年期前期（6〜15歳）　98
- E 青年期後期，成人期に向けて　99

3章 医療福祉を支える職種の理解

- A 医師：天野隆弘　103
- B 歯科医師：朝波惣一郎　106
- C 薬剤師：旭満里子　107
- D 看護師：荒木田美香子　110
- E 保健師：長弘千恵　111
- F 助産師：岩崎和代　113
- G 理学療法士：田原弘幸・永井良治　114
- H 作業療法士：菅原洋子　116
- I 言語聴覚士：城間将江　118
- J 視能訓練士：新井田孝裕　119
- K 診療放射線技師：金場敏憲・勝俣健一郎　121
- L 臨床検査技師：渡辺清明　123
- M 臨床工学技士：〆谷直人　125
- N 管理栄養士／栄養士：上野美樹　127
- O 歯科衛生士：森川俊彦　129
- P 診療情報管理士：山本康弘　131
- Q 医療情報技師：西堀眞弘　133
- R 社会福祉士：小嶋章吾　134
- S 臨床心理士：亀口憲治　136
- T 精神保健福祉士：相原和子　137
- U 介護福祉士：絹木憲司　139
- V 介護支援専門員：林　和美　141
- W ホームヘルパー：絹木憲司　143

　　　　X　**保育士**：浅香　勉　*144*
　　　　Y　**学校教員**：青柳美樹　*145*

4章　演習・実習　谷口敬道，下井俊典，遠藤重典，小嶋章吾

① IPC/IPW演習 *147*
　　　A　問題解決型体験学習の方法について理解しよう！　*147*
　　　B　チーム内のコミュニケーション能力を高めよう！　*147*
　　　C　この演習で学ぶことを確認しよう！　*147*
　　　D　自他職種のことを知ろう！　*148*
　　　E　事例シナリオをもとにチーム内で検討する1事例を選定しよう！　*150*
　　　F　チーム内で決定した事例について，目標を設定しチーム内で共有しよう！　*159*
　　　G　取り上げた課題の解決方法と専門職種間の連携のあり方について
　　　　　ディスカッションしよう！　*166*
　　　H　グループディスカッションの結果をまとめて，報告会で発表しよう！　*167*
　　　I　発表後のリフレクションを通して「連携」の理解を深めよう！　*171*

② IPC/IPW実習 *173*
　　　A　事前演習　*173*
　　　B　本実習　*191*

索　引 *207*

イラスト　久保谷智子

1章 関連職種連携の基礎

1 学習の展開

はじめに

　医療福祉分野では，複雑で多様なニーズに対応するために，高い専門性が求められている．本書を手に取っている多くの読者は，自分の専門領域をもち，それぞれの領域について学習している方が大半であろう．専門的な知識・技術の修得はもちろんのこと，幅広い視野で俯瞰する力を養ってこそ専門性が発揮される．

　本書は保健，医療，福祉の連携という観点から，急性期，回復期，維持期の時間軸を緩やかに設定して，主に医学モデルから生活モデルへ移行する場面を中心に記述している．多くの職種が関わる中で，自他職種の理解を深め，関連職種連携のあり方を自ら考え実践できるよう，構成されている．

　第1章は"連携"が求められる背景と概念に関する知識を中心に簡潔にまとめている．専門分野の学習と重複する部分もあるが，歴史の変革を垣間見ることができる．第2章は具体的な事例をあげ，必要な医学知識，医療と福祉に関連する知識の範囲を知り，関連職種連携の実際が理解できるよう記述している．第3章では，患者や利用者に関わる多くの職種の業務内容と役割のうち他職種の方が理解しておくべき内容を解説している．第4章は多くの事例を用いて，少人数グループ学習による参加型学習（問題解決型学習）を展開できる構成にしている．

　本書を活用した学習者は，1）広い視野と深い理解，2）問題解決能力，3）対人スキル，コミュニケーション能力を段階的に養うことができるようになっている．これらの能力はとくに参加型学習において自ら行動してこそ得られるものであり，将来，医療福祉の現場に出た時に，チーム医療・チームケアに貢献できるようになることが期待できる．

　本書は病期に特化したチーム医療・チームケアについての詳細は省略している．どのような場面でもチームの一員として関わりをもてる能力を培い，共に生きる社会の実現を目指すための基礎を固めることを目標に構成されている．

学習をはじめる前に

　まず，一般に医療福祉職に求められる共通の基本的学習内容について確認しよう．概念的には，

①疾病・症状の治療を目的とする医療施設から，生活支援を目的とする福祉施設までを通じた流れ
②幼児から高齢者までのライフサイクル
③発達障害，知的障害，身体障害，老年期障害など多岐にわたる疾病と障害
④医療福祉サービスを支える多くの専門職との連携

などである．これらを理解し，それぞれの場に求められる実践能力を身につけることを意図して講義・演習・実習（実践）が構成される．あわせて，心理学，社会学，倫理学，関連法令，調査方法，管理学，医療福祉の経済学，コンピュータ技術なども学習することが一般的であろう．本書は④医療福祉サービスを支える多くの専門職との連携に重点を置いたものであるが，関連する参考書とともに利用することを念頭に記述されている．

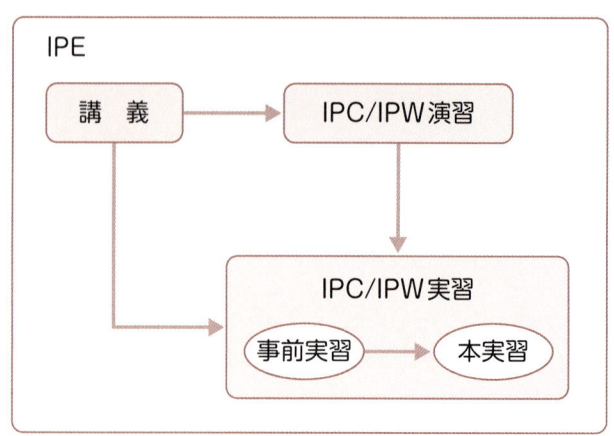

図1-1 IPEを学ぶステップ

A IPE（Interprofessional Education）とは

IPE：Interprofessional Education
IPC：Interprofessional Collaboration
IPW：Interprofessional Work
CAIPE：U.K.Center for the Advancement of Interprofessional Education

本書では，IPEは「IPC/IPW演習」と「IPC/IPW実習」とで構成し，その関係を図1-1のように捉えている．

IPEはCAIPE（英国専門職連携教育推進センター）によって，以下のように定義されている．

'Interprofessional Education' which occurs when two or more professionals learn with, from and about each other in order to improve collaboration and the quality of care.

「IPEとは，複数の領域の専門職者が連携およびケアの質を改善するために，共に学び，互いから学び，互いについて学び合う過程」

IPC/IPWとは，複数の領域の専門職が各々の技術と役割をもとに患者・利用者の方と一緒になって共通の目標を目指す行動である．わが国で実践されているチーム医療，チームケア，チームアプローチなど医療福祉職の連携協働は，これに該当する．専門職の協働は双方向プロセスであり，各職種が共通の認識をもち，お互いにその多様性と差異を尊敬し合い，信頼関係が構築されてこそIPC/IPWが可能となる．このような活動を実践しそれを深化させるための教育がIPEである．IPEはIPC/IPWを実践するための必須ステップともいえる（詳細は❸関連職種連携教育の歴史的背景参照）．

B 学習の狙い

学習者は，患者や利用者の切実なニーズに応える現場を知ることから始まり，実践を通して学ぶべきことを理解し，必要な知識・技術・価値観・態度を身につける必要がある．また，人を中心とした医療福祉の連携と協働に基づく総合的なサービス提供の担い手としての存在意義を明確にしたうえで，専門職優位の考え方から患者・利用者中心の考え方へ，そして目標達成を重要視した問題解決型への転換をはかり，地域社会への貢献などを実現するための方法を学ぶ．

学習者は学習過程において，患者・利用者が暮らしや人生の中でもっている価値観や規範を尊重できるようになること，専門領域と多領域に関する理解を深め，総合的で幅広い知識と技術を身につけそれらを応用して連携・協働する力を身につけること，トータルなサービスを提供できる力を身につけることがIPEの大きな狙いである．

C 学習内容

　IPEは，前述したように各専門領域の学習とともに，医療および福祉現場におけるIPC/IPWの必然性・重要性を学ぶことに重点を置いたもので，学習者は各専門職種の役割と責任，コミュニケーション，チームワーク，チームへの関わりの省察と相互学習，患者中心の協働の演習や実践を通して，連携技法などを修得する．これを学ぶためのステップは他の多くの科目と同様，講義・演習・実習（実践）が基本スタイルであり，知識や理論を修得するための講義と，知識および技術とその実践方法を修得するための演習・実習（実践）がある．

　これらの学習は，各教育機関の方針により内容や時間数などが考慮され，段階的・継続的な学習活動ができるようになっている．

　各学習ステップの具体的な目標を示す．なお，本書では各職種の共通言語としてICF（国際生活機能分類）を導入している（**5** ICF参照）．

ICF：International Classification of Functioning, Disability and Health

❶ 講義（受動型学習）

目　標
- 医療福祉における連携の理念と原則が理解できる（患者・利用者中心の思考）
- 自他職種の役割と業務が理解できる
- 関連する職種の専門性と関連性が理解できる（さまざまな背景と関連づけられた知識の修得）
- 連携に必要とされる「共通言語」としてのICFの概念が理解できる
- 患者や利用者の心理，社会，倫理などの多面的アプローチについて理解できる

内　容
- 医療福祉における連携について，協働できる知識・技術・価値観をIPC/IPWの実践例を通して学ぶ．

❷ IPC/IPW演習（PBLチュートリアル項参照）

目　標
- 問題発見・解決能力が修得できる
- ICFを活用した情報共有と学習者同士の対人スキルやコミュニケーション能力を向上させることができる
- 患者・利用者中心の思考による多面的アプローチおよび社会的問題に対する洞察力を培うことができる
- 自他職種の役割と業務を相互に理解し，説明できる
- 協働できる知識・技術・価値観・態度が修得できる
- 自己主導型学習を習慣づけることができる
- 科学的根拠に基づく論理的な考え方と問題解決力が修得できる
- プレゼンテーション技能が修得できる

内　容
- シナリオ事例に基づく演習：学習者は多職種の少人数グループ（原則1名/職種）を編成し，提示されたシナリオ事例をもとにIPC/IPWに関する課題を発見し，学習者間で情報を共有する．自己学習とグループディスカッションにてその問題解決方法を検討する．

❸ IPC/IPW実習（実践場での実習）

目　標
- IPC/IPWの実際を体験しチームケアを学ぶ
- 患者・利用者の切実なニーズに応える現場を知り，理解することができる
- 患者・利用者の価値観・規範を尊重した問題発見と問題解決に向けた実践（広い視野と深い理解）を行うことができる
- 情報収集・情報共有能力を向上させることができる

- 患者・利用者・専門職への対人スキル，コミュニケーションスキル，協調性，リーダーシップ，チームマネジメントのスキルアップをはかることができる
- 自他職種の役割と業務および社会資源の活用を理解し，説明できる
- 学習過程・活動の省察と自己評価およびその記録を行うことができる
- プレゼンテーション技能を修得できる

内　容
- 多職種の少人数グループでチームを編成し，チーム単位で学習する．各学習者は，自他職種の機能と役割を十分理解したうえで，同一の患者・利用者に対してそれぞれの専門的観点からアセスメントを実施し，アセスメントサマリーの作成とともにそれらの情報を統合してQOL向上を目指したサービス計画を立案する．各過程での到達目標の達成と具体的かつ現実的な成果の自己評価を行い，それをまとめる．

D 学習方法

　従来の医学・医療福祉分野の教育は講義主体の受動型学習が中心であり，医療福祉職に必要な問題解決能力，能動的な自己主導型学習の習慣づけ，コミュニケーション能力などの修得は困難であった．また，実習を行ってもこれらを補うことは容易ではなく，実習もしばしば受動的に指示された作業を行うことが多い．そのため，IPEでは講義に加え，次のような代表的な学習方法を導入して従来型の学習の欠点を補い，各々の目標達成を目指している．ここでは，IPC/IPW演習・実習で用いる学習方法を説明する．

● PBLチュートリアル
（チュートリアル問題解決型学習）

PBL：problem-based learning

　一般的に問題解決型学習PBLは，自己学習を促すとともに，小グループでのディスカッションを通じてさまざまな能力を高めるための教育方法であり，学習者が問題に遭遇することから始まる，学習者中心の系統的な情報収集プロセスにつながるような学習方法である．近年の教育・学習環境は，さまざまなメディアを通して迅速かつ多量の情報交換・共有が可能な時代となっている．時代のニーズとして「現場で問題点を抽出する能力，より質の高い情報を検索する能力，多量の情報を吟味する能力，現場対応能力などをどのように修得するか」が大きな課題である．それを引き出すための有効な手段としてPBLがあり，IPEに適しているとされる．

　医学および医療福祉学分野では，PBLチュートリアル（チュートリアル問題解決型学習）がよく用いられる．PBLチュートリアルとは，5～8人程度の小グループにチューター tutor（ファシリテーター facilitatorともいう）といわれる教員（学習支援者，学習促進者）1名が加わり，提示された事例シナリオなどのケースから，小グループ討議により問題点を見出し，自己主導型学習（自己学習）を組み合わせて，問題解決を行う学習方法である．学習手順を図1-2に示した．学習者は，自主的に討議を進め，目標を共有し自己学習の内容を決めて最終的に患者・対象者の問題解決（治療，ケア）のためのグループの合意形成を行うところまで実施する．また，最後にグループの討議・学習内容を省察しそれをまとめて発表する．学習過程における各段階での具体的な目標はチューターから示される場合が多いが，グループ活動の中で学習者が各々目標を設定する場合もある．ディスカッションでは，正解がない課題について話し合うことが多く，創造的・柔軟な思考と論理的・合理的思考で自由，活発に発言し，自分の意見が理解されるように話すことが大切である．また，メンバー1人ひとりがお互いを認め合い，他人の意見に耳を傾けることも大切である．なお，チューターは学習者に学んでほしいことに「気づいて」もらうために，グループ活動やディスカッションなどでは学生の意見を否定せず，講義をしたり自分の意見を押しつけたりはしないことになっている．

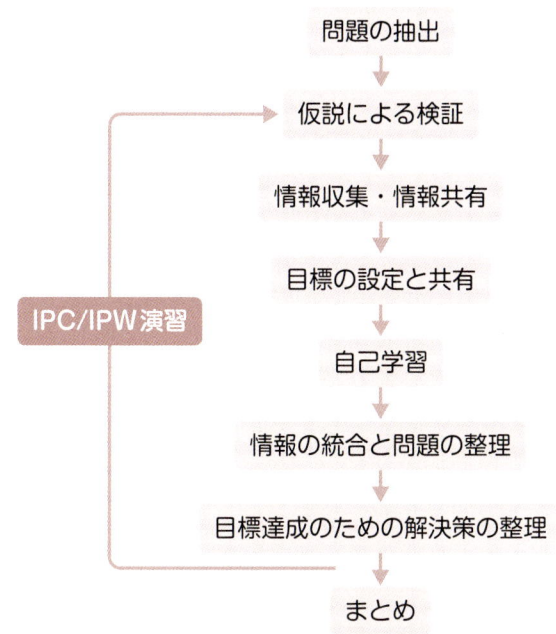

図1-2 PBLチュートリアル

PBLチュートリアルの特徴

　この学習法の特徴は，自己主導型学習スキルの発達とともに，学習過程において自分の推論過程を意識的に吟味し振り返る反省的な思考（省察，リフレクション）や行動の決定に焦点を定める思考を繰り返すことによって，①複数の視点から注意深く検討する態度が身につく，②具体的な状況で問題解決の方法を検討することによって，現実の対応技法を学ぶ，③問題解決のステップを学び徐々にパターン化した思考過程を育むことができる点にある．学習者同士が積極的にコミュニケーションをはかりながらお互いに評価し切磋琢磨することで，対人スキル，コミュニケーションスキル，チームワークのより一層の向上が可能となり，チームで問題解決にあたるIPC/IPWの学習に有用な方法である．

E　学習を進めるにあたっての注意事項

❶ 専門用語の理解

　特定の分野で使用される専門用語は，使う人がお互いにその定義を正しく理解できていると，複雑な状態をひとことで表現することができ，正確な情報を効率的にすばやく伝達することができる．

　一方，専門用語を知らない場合や，同じ専門用語でも使用者の理解の程度や職種ごとの使われる文脈によって微妙に異なる意味で使われるなど，情報伝達が十分できないことがある．ときにいくつかの意味を併存させた専門用語は，すばやく正確な情報を伝達するどころか混乱を招く要因となることがある．

　多くの場合，多職種との協働は専門用語だけでは表現できないことを理解し，適切な用語が使用できるよう訓練することが大切である．また，理解の不十分な用語は定義を覚えるだけではなく，グループディスカッションなど他者との会話の中で言葉として使用し理解していくことが望ましい．

❷ 学習内容の記録

　各学習過程での振り返りを通じて自己学習した内容，討論して深めた内容などをファイリングあるいは記録する．どのような学びがあったのかを証拠資料として残すことが重要であ

る．後々，思考過程を辿っていくことによって気づきが得られ，自己成長を実感することができる．

❸ 評　価

学習成果のまとめ方はここでは省略するが，学習者は，講義受講後やIPC/IPW演習・実習を終えた段階で自己評価を行うことが大切である．Cに示した具体的な行動目標などの達成度や思考過程を中心に評価を行う．グループ活動では，チューターを含めたグループの一員としての評価とグループ全体の評価も欠かせない．

❹ 本書の活用方法

第1章から第3章は専門基礎分野や教養分野の学習とともに講義形式で学ぶ部分である．最低限の学習範囲と深さを示しているが，必要に応じて積極的に学ぶことが重要である．第4章のIPC/IPW演習ではICFによる評価およびサービス計画の立案までをグループ学習にて実施するものである．段階的な学びが得られるよう構成されているので活用していただきたい．

1章　関連職種連携の基礎

2　これからの医療福祉専門職像

■A　専門職とは誰か

　医療福祉の専門職を目指して勉強しているあなたは「医療福祉」という分野のことではなくて「専門職」について，考えたことはあるだろうか．

　文字通り「専門的な職業」と思うかもしれない．これだけ高度に技術が発達した社会では，たいていの職業は専門的な知識や技術を必要とする．素人には手が出せない複雑な仕事を苦もなくさばく，特定の技能に習熟した人たちはたくさんいるが，彼らのことは専門職とは呼ばない．では不況に強い有資格者のことだろうか．確かに世の中にはたくさんの資格があるが，「資格＝専門職」ではない．俗にプロと呼ばれる人たちもいる．NHKのテレビ番組「プロフェッショナル　仕事の流儀」を見たことがあるだろうか．神の手をもつ外科医から，デザイナーやすし職人，大工の棟梁まで，多彩なカリスマが登場して熱く仕事の流儀を語る，感動のドキュメンタリー番組だ．ゲストはさまざまな分野の第一線で活躍する，誰もが認めるその道のプロだ．しかし，彼らの全員が専門職にあてはまるわけではない．

　いったい専門職とはどのような人のことをいうのか．元祖は中世ヨーロッパまでさかのぼる．古典的な専門職とは，法律家，聖職者，医師のことを示した言葉という．彼らは，その社会にとって正常であるもの，適切であるもの，望ましいものを定義する役割を担った（イリッチ 1996）．人々のかけがえのない財産や信仰そして命を守り，その運命に関わる決定をする大切な仕事だ．重い責任と権限をもち，一般の人々の信頼も得ていたはずだ．それから数百年，現代にいたって社会が複雑になるにつれ，専門職の数も増えていった．今ではいろいろな職業が専門職に名乗りを上げているが，その重要性は変わっていない．

Ivan Illich

●現代の専門職

　では現代の専門職とは誰だろうか．まず専門職になるには厳しい条件がある．学者・研究者によってさまざまな条件をあげているが，最大公約数をまとめてみると，専門職の条件は，①長期間の訓練・教育を受けて専門的な知識技術を身につけていること②奉仕や貢献，援助への強い気持ちをもっていること③自律性があること，の3点だろう．

①長期間の訓練を受けて専門的な知識技術を身につけていること
　　専門職になるためには，特別な教育機関で長期の教育を受けなければならない．その教育機関の教員は同じ専門職の人たちである．閉鎖的で密度の高い空間と時間を仲間と共有しながら，体系的な専門知識とそれを具体化するための技術を学ぶ．教育終了後は，国または職能団体によって資格と免許が与えられ，中でも国家資格は法律に守られてなんらかの独占的権利を得る．
②奉仕や貢献，援助への強い気持ちをもっていること
　　経済活動に従事しているとはいえ，専門職はお金に惑わされてはいけない．職務への忠誠心と誠実さをもって，愛他的精神で行動する．
③自律性があること
　　経済的に自立して一人前になるという「自立」ではない．「自らを律する」という意味の自律である．専門職は仕事を行ううえで他からの命令や干渉を受けない．仕事

> の内容と条件と，自分のすべきことを自ら決めて実行する．当然その責任は自分が負わなければならない．

あなたが目指す医療福祉の仕事は，以上の条件を満たしているだろうか．もちろん職種によって業態は異なり，医師や弁護士のようなメジャーな専門職から，医師の指示で行う業務や専門性がごく限られた職種までさまざまである．専門職種を階層化して分類しようという研究もある．しかし，どの職種がどこにランクインしてどこまでが専門職かという議論は，ここではあまり重要ではない．かけがえのないものを守る仕事であって，奉仕の精神に支えられており，自律性を高め専門性を高めるために日々邁進している職業集団である点で，医療福祉の仕事はいずれも専門職の条件を満たしている．

専門職とは誰かと聞かれたら，それは将来のあなたのことだ．

専門職にとっての職場

あなたが将来働く職場にも，専門職組織ならではの特徴がある．例えば病院は，異なる資格と教育課程を経た多彩な専門職が構成員の多数を占めており，いわゆる一般企業とは異なる人事管理上の難しさがある．一般企業のサラリーマンであればおそらく，会社への忠誠心を強くもっているだろう．上司から高い評価を得ようと努力し，会社の売り上げに貢献しようと日夜働く，組織志向の強い人たちだろう．ところが，病院の専門職は，組織のルールよりも専門職としての規範に従う傾向がみられる．組織内部の出世よりも，学会活動や専門職集団の活動を重視しているかもしれない．

一般企業へのいわゆる「就活」は，仕事を選ぶというより，会社を選ぶ「就社」の傾向が強いが，医療福祉の専門職の場合は，本来の意味での「就職」である．

就社ではなく就職なので，組織への忠誠心を育みにくい傾向がある．煩わしい上司やなんらかの行き詰まりを感じると転職を考える．自分の専門性を磨いて世間を渡って行くこと自体は悪くはないが，現代社会において大半の専門職は，民間，官庁，NPOを問わずなんらかの組織に属して活動している．組織に適合できず，人間関係でトラブルばかり起こしていては，せっかくの成果を世に問うこともできない．立場によってはよき組織人として，優秀な管理者であることを求められている．自分の技を磨くだけではなく，チームを動かす技，組織を動かす技も磨いてほしい．

では，どれだけの種類のどれだけの人たちが，どんな場所で，医療福祉の専門職として働いているのだろうか．

B 今の時代の医療福祉専門職

全国の病院や診療所で働く医療福祉専門職を調査した「病院報告」によると，調査の対象となる職種は約30種，うち国家資格が必要な専門職だけで26職種もある．

国家資格といっても，法律で有資格者だけがその業務を許されている**「業務独占」**と無資格者が勝手に名称を名乗ることを禁じた**「名称独占」**の2種類がある．医師，歯科医師，薬剤師は業務独占の代表例である．東日本大震災の被災地でボランティア医師を名乗り，無資格で診療行為をしていた者が逮捕されたが，違反者には厳しい罰則が科せられる．看護師は傷病者らへの「診療の補助」の業務独占が規定されているが，医療の高度化にともない，診療放射線技師，臨床検査技師，理学療法士，作業療法士，言語聴覚士，視能訓練士，など，職種ごとに固有の診療補助業務を規定した，新しい医療専門職が登場するようになった．業務独占の医療専門職は名称独占でもあり，福祉系の社会福祉士，精神保健福祉士，介護福祉士は名称独占資格である．

医療福祉専門職の数

2010年の「病院報告」によると，全国の医療機関では，常勤に換算（以下同）して，約

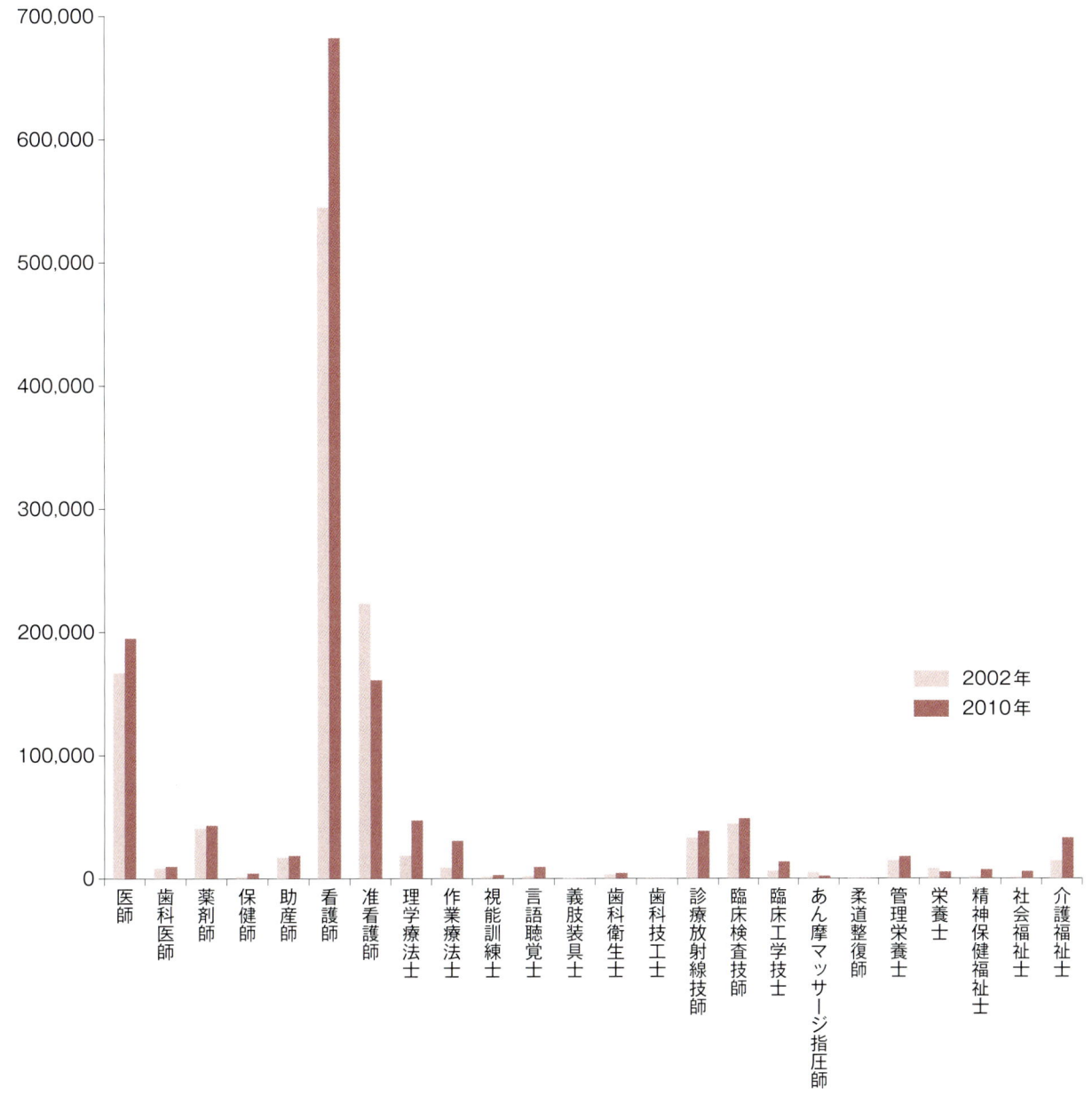

図 1-3　病院で働く専門職数
（厚生労働省：病院報告）
注：従事者数は常勤換算

　186万8千人が働いている．職種によりかなりばらつきがあり，最も多いのが看護師で68万人，准看護師16万人とあわせると全体の45％を占める．医師19万5千人，歯科医師1万人，リハビリテーション専門職では，理学療法士4万7千人，作業療法士3万人，言語聴覚士1万人，視能訓練士3千人の計9万人，診療放射線技師3万9千人，臨床検査技師4万9千人，福祉専門職では，社会福祉士6千人，精神保健福祉士7千人，介護福祉士3万3千人の計4万6千人，医療事務職は17万6千人にのぼる．これを，病院のベッド数100床当たりに換算すると，医師12.3人，薬剤師2.7人，看護師が42.8人，准看護師10.1人，理学療法士3人，作業療法士1.9人，診療放射線技師2.4人，事務職員11.1人となり，合計117.2人になる．全国の1ベッド当たり約1.17人の医療従事者が働いていることになる．

　8年前と比べてみるとどうなるだろう．全国の病院数は減少しているにもかかわらず，医療の高度化，急増する高齢患者へのケアの必要性などから，総数で23万人，割合にして14％も増えている．この間の各専門職の伸び率を一覧にしたのが図1-3だ．一番は看護師で15万人（27％）増，不足といわれる医師も2万1千人（12％）増である．グラフではあま

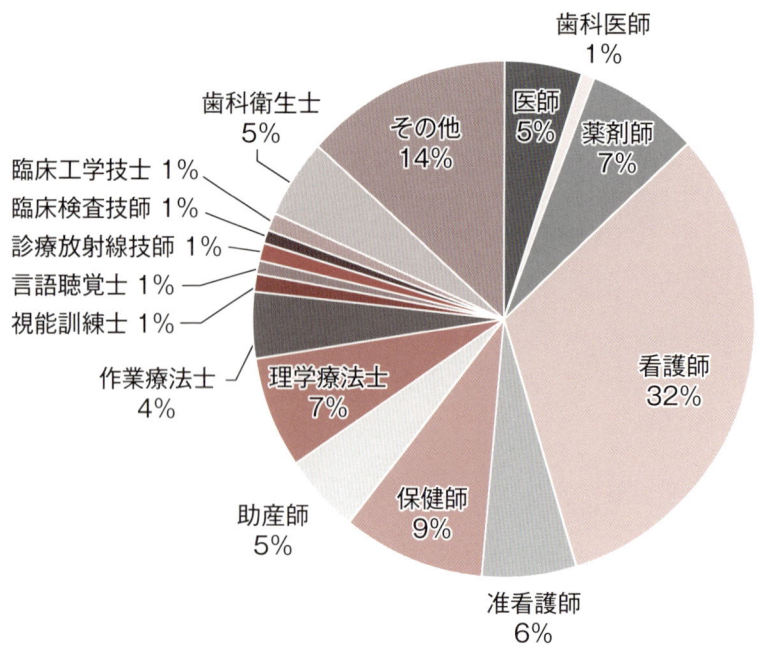

図1-4　医療専門職養成施設の入学定員数
(2011/2012年「国民衛生の動向」から著者作成)　N＝184,446人

り目立たないが，理学療法士が2.2倍，作業療法士が2.6倍，言語聴覚士が2.9倍と，リハビリテーションの普及とともに大幅に増えていることがわかる．診療所（歯科を含む）で働く専門職らを含めると，従事者総数は，全国で286万7千人に上る．

では，医療専門職は全国で毎年何人ぐらい生まれているのだろうか．その前提となる専門職の養成機関施設の定員と構成を示したのが図1-4だ．免許職種21種の教育施設には，毎年18万人が入学している．合格率は職種で差があるが，17万人を超える医療専門職が誕生している．

福祉・介護職はどうだろうか．2010年の国家試験の合格者数でみると，最も多いのが介護福祉士で7万4千人，社会福祉士が1万2千人，精神保健福祉士4千人の合計9万人，介護支援専門員2万9千人，保育士5千人をあわせると約12万4千人がこの年に新たに生まれている．

医療福祉専門職の勤務先

医師，看護師，薬剤師はどんな勤務先で働いているだろうか．図1-5をみると，医師は病院と診療所で95％を占め，看護師も同様に86％を占める．薬剤師は薬局が51％と多く，病院・診療所が19％となっている．福祉専門職の勤務先は病院ばかりではない．社会福祉士，精神保健福祉士，介護福祉士の免許登録者数は109万人にものぼり，全国の社会福祉施設，介護保険施設，行政機関，在宅サービスと幅広い分野で活躍している．

では，産業界の全体の中で，医療福祉職はどんな位置を占め，どんな特徴があるだろうか．総務省の2010年度の労働力調査によると，「医療・福祉」分野の就業者は653万人，全体の約1割で，前年度に比べ32万人も増えている．逆に「製造業」と「建設業」で43万人も減少しているのをみると，不況に強いことがわかる．次いで資格取得者の割合が他業種に比べて大きいことだ．全産業平均は15％だが，病院勤務職の資格取得率は71％と最も高い．さらに女性の割合が多いことがあげられる．全産業平均が42％の中，医療業71％，介護福祉職79％と女性の進出が目立っている．資格があれば，男女で賃金の差がないことも魅力の1つかもしれない．

医療福祉の専門職が支える「医療・福祉」の業界は，少子高齢時代における唯一の成長産業と考えられる．今後人口が減少する成熟社会のわが国において，団塊の世代が前期高齢

団塊の世代

戦後の第1次ベビーブーム時代(1947〜1949年)に生まれた世代を指す．この時代の出生数は年間270万人，3年間で806万人．作家堺屋太一の命名といわれ，同名小説でも知られる．日本の経済大国化を担った世代だが，2015年に前期高齢者，2025年に後期高齢者となる．年金，医療，福祉・介護の社会保障給付費は2012年に109兆円，今後さらに膨らむ一方で，給付と負担のあり方が問われている．

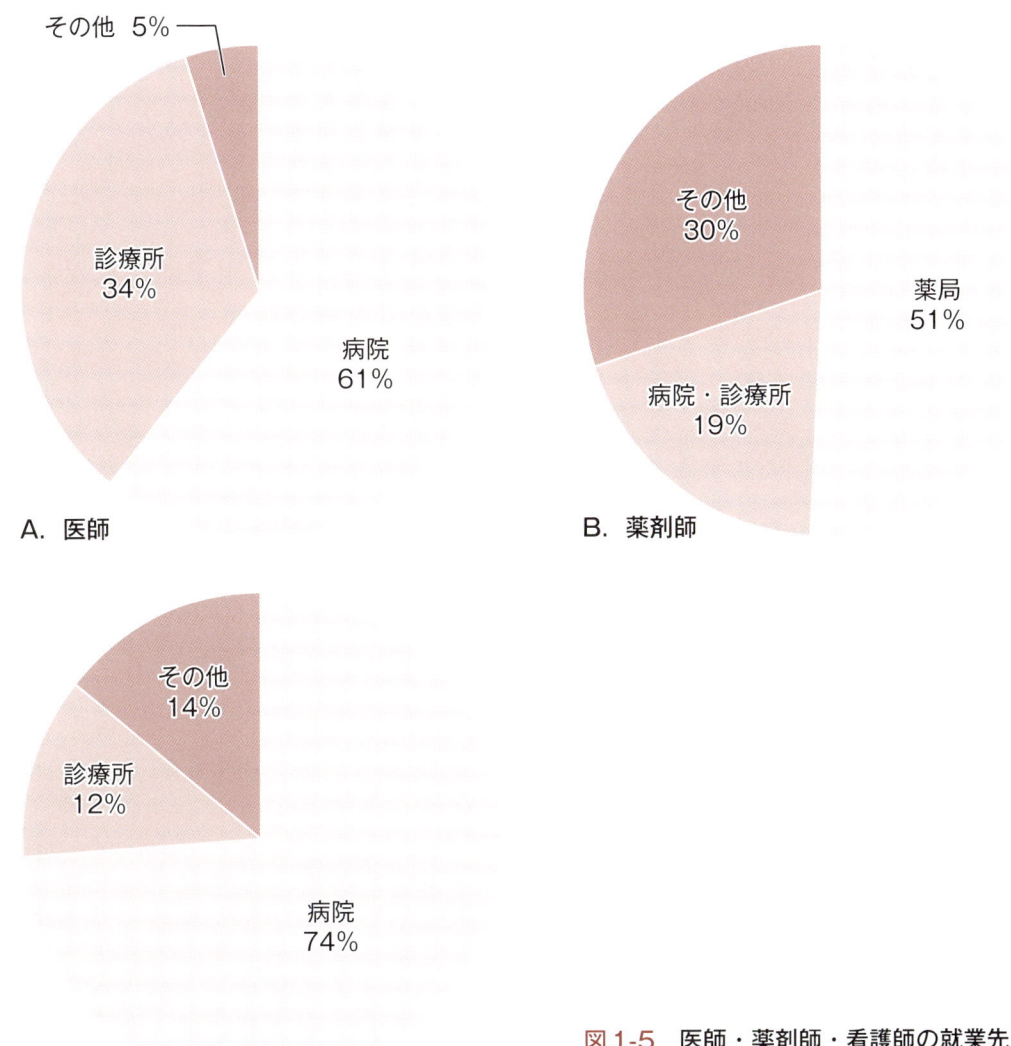

図1-5 医師・薬剤師・看護師の就業先
（厚生労働省資料より著者作図）

A．医師
B．薬剤師
C．看護師

となる2015年は，認知症高齢者数345万人，高齢者の1人暮らし世帯570万世帯，年間死亡者数140万人にのぼると予想される高齢多死時代の幕開けの年でもある．そのような時代で求められるのは医療福祉の人材である．過去8年間で病院の就業者が14％も増えていることに表れている．

2011年1月の内閣府の社会意識に関する世論調査報告書によると，現在のわが国の状況について良い方向に向かっていると思われるのはどんな分野か聞いたところ，「科学技術」27％に次いで「医療・福祉」22％が続いている．20代女性と70代男性で，医療福祉分野をあげた人の割合が多かったという．医療福祉の専門職は，まさしく時代の要請を受けた職業といえるだろう．では現代の医療福祉の専門職には，どんなことが求められているのだろうか．

C 医療福祉専門職に求められるもの

21世紀初頭の今，わが国は**ケアの時代**に入ったともいえる．日本人の平均寿命が50歳を超えたのは1947年，第2次世界大戦後のことである．飢饉で人が餓えなくなったのも戦後になってからだという．それから70年弱でわが国の平均寿命は30歳以上も伸び，平均寿命でも健康寿命でも，世界一を達成した．喜ぶべきことだが，その一方では，65歳以上の高齢者は2020年には人口の30％近くになると見られ，1人暮らしの高齢者も増えていく．2060年には，高齢者1人を1.3人の現役世代が支える**肩車社会**が到来するといわれる．病む人も，障害をもつ人も，健常な人も，互いに互いを尊敬し合いながら「共に生きる社会」を築く必

要に迫られている．

　ちなみに医療福祉の専門職を目指すあなたは，まさしくケアの当事者である．現役の間はケアの担い手として高齢者を支え，自分がリタイアする際には人類未踏の高齢化がピークを迎え，当の高齢者の1人としてケアの対象になっている．

　ケアの時代における医療福祉の専門職は，今まで以上に重要な役割を担うことになる．医療福祉分野の知識や技術は飛躍的に発展し，各専門職種は情報化と高度化への対応を迫られる．各職種が専門性を高め，自律性を高めるほど，専門職と専門職の間の溝が深くなる恐れがある．多様化する利用者のニーズに応えるためには，数々の専門職同士が互いを理解し，連携することが必須となる．せっかくの高度な専門知識や技術も，各職種が連携し，協力しあって働かなければ患者・利用者のもとに届かない．

● 医療福祉専門職のあり方

　今さらそんなことは強調する必要はないのかもしれない．ケアの現場において，専門職のエキスパートたちは日々当然のように専門職連携を実践している．医療福祉専門職であることは，関連職種連携を実践することと同義である．しかし，誰もがこのような実践力をはじめから備えているわけではない．専門職がこの力を身につけるためには数々の課題をクリアしなければならない．

Donald A. Schön

　「専門職は生涯学び続ける．そして，内省する」．ショーン（2007）の「内省的実践者」という専門職のあり方を示す言葉だ．専門職は，働きながら葛藤を繰り返す中で，問題点を自ら見出し，解決し，そして振り返る．このプロセスを内省的実践という．内省とは耳慣れない言葉だが，連携教育において**リフレクション**という言葉がよく使われる．ケアの現場では「振り返り」という言葉に近い．

　学校で習った科学的根拠に基づく理論が，必ずしもケアの現場では通用しないこともある．多職種がチームを組み協働する関連職種連携の実践には正解はなく，その時その状況で最良の判断を積み重ねていくしかない．内省的実践者は，自前の専門知識や技術だけに頼るのではなく，自己との対話を繰り返すことで，解決のための実践の理論を練り上げていく．もちろん，1人で反省することは誰にでもできる．しかし，毎日反省ばかりしていると，自問自答の悪循環に陥りかねない．そんな時は，1人で悩むよりも仲間に助けてもらった方が早い．チームの仲間との対話を通して，自分自身を距離を置いて眺めることができる．仲間同士の異なる専門性や異なる価値観を重ね合わせることで，1人では見えなかった可能性が見えてくるだろう．

　東日本大震災では，たくさんのかけがえのないものが海に流されてしまった．その陰で，医療福祉の専門職や多くのボランティアが活躍し，全国の人々の温かい支援の輪も広がった．人と人の絆の大切さを改めて教えてくれた．ケアの基本は，相手とつながることである．仲間とともに知恵と工夫を出して，新たな実践の理論を構築していく医療福祉の専門職連携の試みは，「共に生きる社会」を創造する大きな力になると思われる．

● 参考文献

1）イヴァン・イリッチ（著），金子嗣郎（訳）：脱病院化社会—医療の限界，晶文社，1998
2）田尾雅夫（著）：組織の心理学，有斐閣，1999
3）ドナルド・ショーン（著），佐藤学他（訳）：専門家の知恵—反省的実践家は行為しながら考える，ゆみる出版，2001

1章 関連職種連携の基礎

3 関連職種連携教育の歴史的背景

　医療福祉の現場において質の高いサービスを効果的かつ効率的に提供するには，専門職の連携が重要なことは従来から認識されていたが，その知識・技術の学習が養成教育課程の中に組み込まれるようになったのは最近のことである．これまで関連職種連携の技能は資格を取得したのちにそれぞれの現場で身につけることが多かったが，このような教育のあり方は大きく変わってきており，今日では在学中から関連職種連携に関する知識・技術・価値観について学び，その基本的技能を身につけてから現場に出ることが重視されるようになった．このような変化の背景には医療福祉技術の高度化と専門分化，医療福祉環境の変化，ニーズの多様化などがある．

　本節では，関連職種連携教育が重視されるようになった過程を，わが国および早期からこの教育に取り組んできた英国を中心にみていくことにする．

A　わが国における医療福祉環境の変化と関連職種連携教育

　わが国の社会保障は第2次世界大戦後の復興から今日にいたるまで，人々が健康で安定した生活を営めるよう制度の構築と見直しを繰り返してきた．その歴史を振り返り，関連職種連携の必要性がどのようにして高まり，関連職種連携教育が実施されるようになったかを概観しよう．

　わが国の医療制度の根幹をなす「国民皆保険」は戦後の混乱から15年が経過した1961年に高度経済成長という時代背景の中で実現し，すべての人々が医療保険の保障を受けられるようになった．これにともない医療の需要が急速に高まり，医師養成の拡充など医療環境の整備が進んだ．また核家族化による1人暮らしの高齢者の増加や寝たきり高齢者などへの対応として，1963年に「老人福祉法」が制定され，高齢者への福祉サービスと保健指導が充実した．

　科学技術の飛躍的な進歩は医療の高度化，専門分化を促した．医学では専門医制度が導入されるようになり，1962年に日本麻酔科学会の「指導医」制度が発足した．また医療の高度化・専門分化および医療需要の増大は多様な医療専門職の登場を促すこととなった．具体的には1965年にリハビリテーション専門職として理学療法士・作業療法士の資格が創設され，また検査業務の高度化に対応し診療放射線技師（1968年）と臨床検査技師（1970年）の資格制度が整備された．視能訓練士（1971年）や管理栄養士（1962年）の資格制度が創設されたのもこの時期である．このように1960年代から医療現場には新しい専門職が続々と登場し，高度な医療を提供するには専門職が連携して協働することが必要となってきた．

高齢化と連携

　関連職種連携は医療分野に留まらず，福祉や介護の分野においても必須なものとなったが，これには人口の少子高齢化と疾病構造の変化が深く関係していた．わが国の65歳以上の高齢者人口は1950年には総人口の5％に満たなかったが，1970年には7.1％となり「高齢化社会」の仲間入りをした．その後，人口の高齢化は諸外国に類を見ないスピードで進み，1994年には14％を超え，いわゆる「高齢社会」に突入した．その一方で出生率は1989年に1.57となり，少子高齢化がもたらす問題への対応が大きな社会的課題となってきた．

　人口の高齢化と個人の生活スタイルの変容は疾病構造の変化を引き起こし，心疾患，高血圧，脳血管疾患，糖尿病など生活習慣病が増加してきた．またこれまで成長を続けてきたわ

> **高齢化率**
> 65歳以上の人口が総人口に占める割合

が国の経済は2度のオイルショック（1973年，1979年）を経て安定成長へと移行することとなった．このような環境変化の中で高齢者の健康や社会的入院などの問題に対応するため1982年に「老人保健法」が制定され（1986年に改正），高齢者の医療費一部負担，老人保健施設の創設，地域における機能訓練や訪問指導などが導入された．また地域における福祉・介護サービスの充実を促進するため1987年に「社会福祉士及び介護福祉士法」が制定された．

> 社会的入院
> 医療の必要性が低いにもかかわらず入院を続けている状態

制度の変革と関連職種連携

　高齢者の保健福祉サービスの充実に向けて，1989年にゴールドプラン（高齢者保健福祉推進10か年戦略），1994年に新ゴールドプランが策定され，2000年には介護保険制度が導入された．介護保険制度は核家族化が進行する一方で寝たきり高齢者や認知症高齢者が増加し，高齢者の介護が大きな社会的問題となる中で創設された．介護保険制度においてはこれまで福祉と医療に分かれていた高齢者サービスが統合して提供できるようになり，利用者のニーズに対応したケアプランを作成し連絡調整を行う専門職として介護支援専門員（ケアマネジャー）が新たに配置されることになった．介護保険制度の導入によって医療分野と福祉分野の専門職が連携してサービスを提供する必要性が一層高まったといえる．

> ゴールドプラン（高齢者保健福祉推進10か年戦略）
> 1989年に高齢者の保健福祉サービスの充実を目的として策定された10年間の基盤整備計画．1994年に見直され，「新ゴールドプラン」が策定された．これによりホームヘルパー，デイサービス，ショートステイ，老人保健施設，特別養護老人ホームなどの大幅な拡充が目標となった．

　医療分野では急性期，回復期，維持期といった病期による施設の機能分担が進み，維持期のケアやリハビリテーションは主に介護保険で提供されるようになった．これにより各期の専門的サービスを一貫して提供するには施設間のサービス連携すなわち複数の施設が連携して切れ目なくサービスを提供することが求められるようになった．このように医療福祉環境が大きく変化する中でサービスの充実を目指し，1997年に言語聴覚士と精神保健福祉士の資格が創設されることになった．

　医療福祉の現場において関連職種連携の重要性が高まる中で，教育現場においては関連職種連携技能の修得が大きな課題となってきた．そこでいくつかの養成校では関連職種連携教育への取り組みが始まり，学習プログラムの開発がなされるようになった．また2008年には日本保健医療福祉連携教育学会，JAIPEが発足し，医療福祉における関連職種連携教育を推進する活動に着手した．チーム医療については，2011年に厚生労働省より「チーム医療の推進について」と題する報告書が出され，チーム医療の充実と各専門職の専門性の向上・役割の拡大に関する提言がなされた．今日では関連職種連携と関連職種連携教育は医療福祉を支えるキーワードの1つとなっている．

> JAIPE : Japanese Association for Interprofessional Education

B 英国における関連職種連携教育への取り組み

> NHS : National Health Service

　英国では第2次世界大戦後の1948年に国民保健サービスNHSが創設され，国民のすべてが予防，疾病治療，リハビリテーションなどの医療を原則として無料で受けられるようになったが，その財源は税金で，管理者は政府であった．一方，福祉サービスや公衆衛生については同年に国民援助法 National Assistance Actが同年制定されたが，その管理は地方自治体が担うこととなった．このように英国では保健医療サービスと福祉サービスの管理者が異なるため，当初から両者の連携が必要なことは認識されていたが，実際にはサービスの重複や不整合，待機期間の延長，地域間・利用者間の不公平などの問題が生じ，連携はうまく機能していなかった．

　このような事態の改善に向けて各種の取り組みがなされ，その一環として関連職種連携および関連職種連携教育が取り上げられてきた．具体的には1999年に制定された保健法 Health Actなどによって保健医療と福祉の連携が強化され，予算編成やサービス提供が共同で実施できるようになった．また2000年に出されたNHSプラン The NHS Planでは医療機関の拡充，専門職の増員，待機時間の短縮などの行動目標が設定されると同時に，医療と福祉の専門職が連携してアセスメント，退院計画作成，在宅ケアなどを実施することとなった．2001年には「共に働き，共に学ぶ Working together, learning together」と題する政府文書が出され，専門職を目指すすべての学生が資格取得前の在学中に関連職種連携教育を

受けることができるよう教育環境を整えるべきとの提言がなされた．これによって今日，英国では医療福祉専門職を養成するほとんどの高等教育機関において関連職種連携教育が実施されるようになった．

英国では政策によって関連職種連携教育が推進されたばかりではなく，民間においてもこの問題に積極的に取り組む動きがあった．英国における関連職種連携教育の黎明期は1960年代であるが，その動きが近年において活発化した背景には度重なる制度変革を経て専門職が連携の必要性を強く意識したこと，関連職種連携の不在により医療過誤による死亡事件や児童虐待による殺人事件が生じたことへの反省などがある．特筆すべきは関連職種連携教育を推進する民間の非営利団体として1987年に**英国専門職連携教育推進センター** CAIPEが設立されたことである．CAIPEは専門職および施設間の連携を促進するため英国内に留まらず，世界各国の関連職種連携教育を支援する国際拠点として幅広い活動を展開している．

CAIPE：U.K. Center for the Advancement of Interprofessional Education

C　IPEおよびIPC/IPWの定義

関連職種連携教育は異なる領域の専門職が協働するうえで必要な能力を身につけることを目的としており，英語ではInterprofessional Education, IPEと表現される．'Professional'は「特定の知識・技術をもつ専門職」を指し，'Inter —'は「相互」を意味する．ここで'Inter —'と'Multi —'の違いに目を向けることにしよう．'Inter —'が「相互の関係性」を示すのに対し，'Multi —'は「多数」を意味する．'Multi-displicinaly'「諸専門分野の，学際的な」として多数の学問領域の者が集まっただけでは連携は成立せず，領域の異なる専門職が相互に作用し合うことによって連携は実現する．したがってIPEにおいては'Inter —'と'Professional'を結合した「専門職間の相互作用」という概念が重要なのである．

CAIPE（2002）はIPEについて「複数の領域の専門職が協働とケアの質を高めるために共に学び，互いから学び，互いについて学び合う過程」と定義している．またカナダで専門職連携を推進しているCICHはIPEを「領域間教育を通して健康とケアに関わる専門職が他の専門職と働くうえで必要な知識，技術，価値観を身につけるため，領域内または領域を超えて共に学ぶこと」と定義している．このようにIPEは，医療福祉の専門職が他の領域の専門職と協働する際に必要な知識・技術・価値観を，領域を超えて共に学び合うことといえる．

CICH：Canadian Interprofessional Health Collaborative

わが国では医療福祉の専門職は国家資格となっているものが多いが，まだ制度化されていない職種も存在する．IPEは資格制度の有無を問わず，すべての専門職を対象としている．またIPEは資格を取得する前の養成教育においてのみならず，資格を取得した後の生涯教育においても継続的に実施されるものである．

IPCとIPW

IPEに関連したことばに，Interprofessional Collaboration, IPCとInterprofessional Work, IPWがある．いずれも医療福祉の現場で複数の領域の専門職が利用者が抱える問題を解決するために共通の目標を設定し，専門性を発揮しつつ協働することを意味する．IPC/IPWでは医師がチームリーダーを務めることが多いが，専門職は相互に平等な関係性を保ち，自由に意見交換をすることが期待される．

医療福祉の役割分担および医療福祉施設の機能分化が進み，専門職のマンパワー不足が深刻化している現在，IPC/IPWは質の高いサービスを効果的，効率的に提供するうえで不可欠であるが，現場ではそれが必ずしもうまく機能しているとはいえない．CAIPEを創設したBarrは「関連職種連携は自然に発生するものではなく，育てる必要がある」と述べている（2009）．IPC/IPWを実践できるようになるにはIPEによる意識的な学習が必要といえよう．

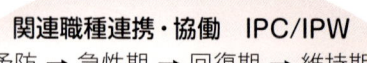
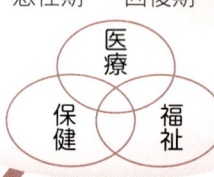

図1-6 IPEとIPC/IPWの関係

D IPEおよびIPC/IPWの理念

　医療では「チーム医療」という用語がよく用いられるが，これは一般に病気や障害の診断・治療に関するチームアプローチを指す．チーム医療はIPC/IPWの重要な構成要素であるが，全てではない．IPC/IPWは医療福祉の領域内でまたは領域を超えて実践されるものであり，健康増進，予防，病気の診断と治癒，障害の回復，活動の向上，社会参加，高齢者の介護，児童養護，地域ケアなどに関係する多様な職種連携を含む．その目指すところは病気や障害の治癒・回復に加えて，病気や障害があっても自分らしく生きること，すなわちQOLの向上にある（図1-6）．

　関連職種連携は予防，急性期，回復期，維持期のプロセスにおいて横断的，縦断的に多様な形態で実践される．主な形態は**施設内の関連職種連携**，**施設間のサービス連携**，**地域における連携**である．施設内の関連職種連携としては診断チーム，治療チーム，リハビリテーションチーム，介護福祉チームなどがある．施設間のサービス連携は複数の施設の専門職が医療および福祉のサービスを連携して総合的または連続的に提供するものである．地域における連携とは，専門職，当事者グループ，ボランティア，地域住民などが利用者を中心に住みやすいコミュニティーを作り上げることに関わる連携である．

　関連職種連携は病気や障害がある人もない人も，高齢者も若年者も**共に生きる社会**を支える基盤の1つであり，今日の医療福祉の現場では不可欠のものとなっているが，その実践については「言うは易く行うは難し」である．その原因として考えられるのは専門職の縄張り意識，自分の分野の権益へのこだわり，コミュニケーション不足，縦割りの養成教育などであり，関連職種連携を実質化するには，これらの問題を克服することが求められる．

　関連職種連携がうまく機能するには，次の点が重要となる．

①チーム意識をもって患者中心の思考をする．
②全人的観点から共通の目標を設定する．
③職種による手法の違いや短所は柔軟に受けとめ，他職種の役割を理解・尊重し，互いに補い合う．
④コミュニケーションをよくとり，情報を共有する．
⑤専門職間でトラブルが生じた場合，患者とその家族の利益を最優先して調整を行う問題解決能力をもつ．
⑥各職種が高度の専門的技能をもつ．

　専門職とは，自分野の専門的知識・技術のレベルが高いだけでなく，他分野の専門職と連携して協働する能力を身につけた者をいう．IPEはこのような専門職になるためのステップの1つである．

参考文献
1）埼玉県立大学（編）：IPWを学ぶ―利用者中心の保健医療福祉連携，中央法規，2009
2）厚生労働省：チーム医療の推進について（チーム医療の推進に関する検討会報告書），2010
3）大嶋伸雄，高屋敷明由美，藤井博之：英国における保健医療福祉専門職連携教育（IPE）の発展と現状．リハビリテーション連携科学 18（1）：16-26，2007

1章 関連職種連携の基礎

4 WHOの考え方

WHO：World Health Organization

　WHO（世界保健機関）は，国際連合の専門機関の1つであり，国際的な保健・医療に関わる健康問題に取り組み，国際協力の推進をはかっている．WHOは，1948年4月7日に設立され，「すべての人々が可能な最高の健康水準に到達すること」（憲章第1条）を目的に掲げている．2014年現在194の国と地域が加盟しており，日本は1951年に加盟した．本部はスイスのジュネーブにあり，世界を6地域に分割している．わが国は西太平洋地域に所属し，この地域の事務局はフィリピンのマニラに設置されている．

　WHOはその憲章前文の中で，"Health is a state of complete physical, mental and social well-being and not merely the absence of disease or infirmity."「健康とは，単に病気あるいは虚弱ではないということではなく，身体的・精神的・社会的に完全な状態にあることをいう．」と定義してきた（昭和26年官報掲載訳）．前述した憲章第1条とともに，今日到達し得る最高水準の健康を享受することは，一切の差別なく，すべての人類に与えられた基本的人権の1つであるということと，国民の健康に対しては各国政府が責任をもっていることを，国際的に確認したものである．

　「21世紀すべての人に健康を」という目的を掲げ，WHOは1978年，旧ソ連のアルマ・アタにおいてプライマリケアに関する国際宣言を発表した．これは，チーム医療の重要性についてWHOが初めて言及したものであり，この宣言の中で，プライマリケアは地域の信頼できる保健医療職チームによって成り立つことが述べられている．これを受け，1988年，「健康のために協働していくには共に学ぶことが重要」という関連職種連携教育におけるチームアプローチについての報告書がまとめられた．

● 関連職種連携が求められる背景

　21世紀に入り，医療関係職種の地域偏在が問題になっている．富裕国が少子高齢化と慢性退行性疾患の増加に直面し，これに対処できる先進医療技術の専門的労働力，そして，高齢者ケアの増加に対する家族の介護を代替する労働力が必要となった．富裕国ではこれらに従事する医療従事者の数を増やさず，より貧しい地域からの医療従事者を流入させており，途上国，とくにサハラ以南のアフリカ諸国から植民地時代の旧宗主国に流失する医療関係職の増加が顕著になった（図1-7）．

　2006年，WHOは初めてこの問題を取り上げ，世界的にみて430万人の医師，看護師，助産師その他の医療関係者が不足しているという年次報告'Working for Health Together'を発表する．同年の第59回WHO総会でこの問題が取り上げられ，「医療関係職の流失，減少はWHOが多く関与する国連ミレニアム開発目標MDGsの達成に大きく影響するので，早急な対策を望む」という決議が採択された．

MDGs：Millennium Development Goals

　これを受け，2007年に関連職種連携教育と協働（Interprofessional Education and Collaborative Practice）に関する調査検討会が立ち上がり，1988年にまとめられた関連職種連携教育に関する報告書のレビュー，現在行われているIPEと協働の実態調査，保健医療人材の評価などについて検討した．WHOの考えるIPEの意義は，将来保健医療分野で働くことになる人材が職場での即戦力として育つということであり，そのようなチームが望ましい保健医療サービスを提供できることになるからだ．

　2010年にまとめた報告書には以下のことが述べられている（図1-8）．

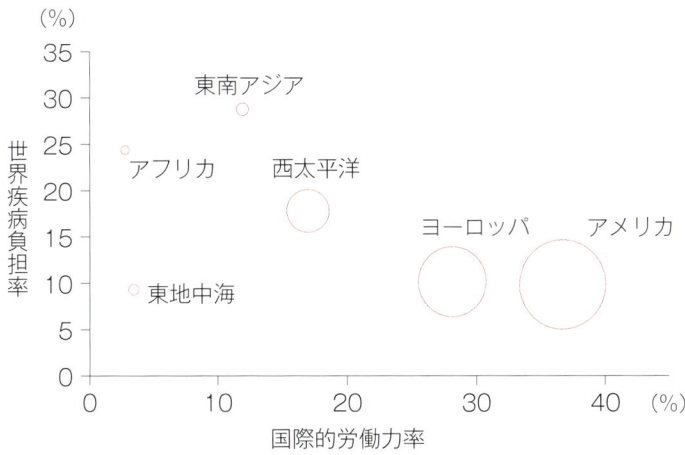

図1-7 世界の医療費と疾病負担率

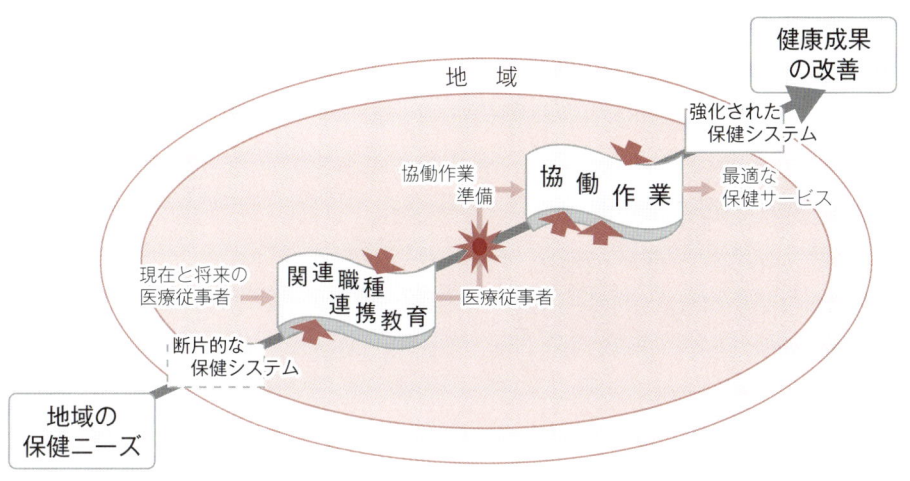

図1-8 地域における健康教育システム

①IPEと関連職種連携は，世界規模で起きている医療従事者の労働人口問題を解決するうえで，重要な役割をもつ革新的な戦略である．
②複数の異なる保健医療分野の学生がお互いに学び合うことでIPEが始まり，これが効果的な連携を可能にし，結果としてよりよい医療が提供できるようになる．
③IPEは，連携し，地域の医療ニーズにより応えることができる．医療従事者を育成するうえで必要なものである．

　なお，報告に先立ち，世界42ヵ国で行われているIPEの現状について2008年に調査したところ，多くの国々でIPEが実施されており，受講者の出自は医学，助産，看護，社会福祉など多岐にわたっていた（図1-9）．授業は必修であり，対面授業形式，大学レベルの高等教育科目になっていた．一方，教授陣は大学教員，IPE委員会で選抜された教育チーム，それぞれの専門家などであるが，まだ十分に組織的な活動にはいたっていないところが多く，教育期間も短期のものが多かった（図1-10）．
　WHOの目指すIPEは，医療サービスが行き届かない地域におけるプライマリヘルスケア人材としてのチーム人材開発であり，発展途上国における助産／看護スタッフを支えるチームとして今後も位置づけられる．

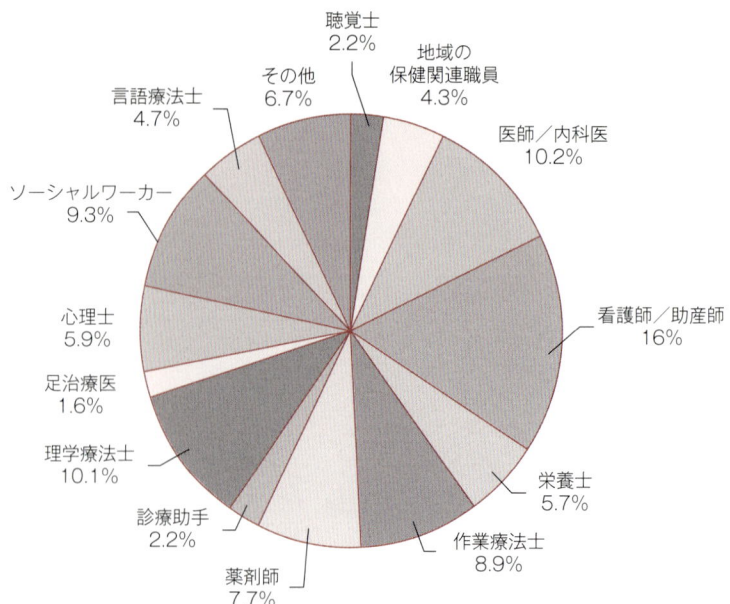

図1-9 連携教育受講者の属性

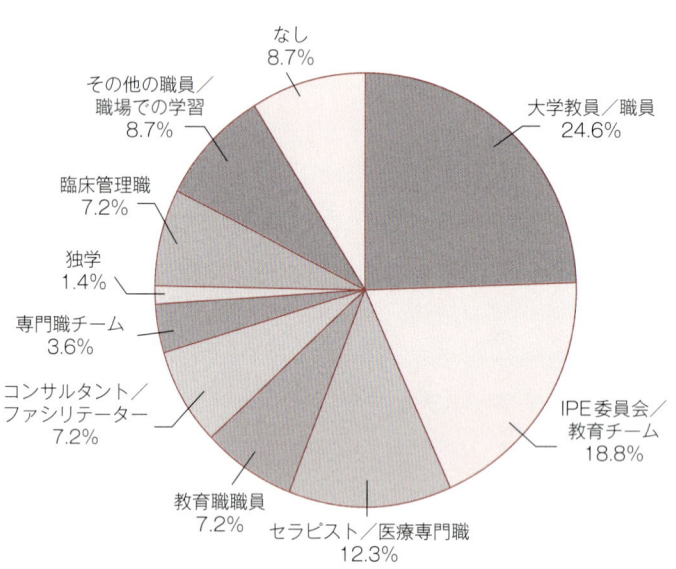

図1-10 連携教育講師の属性

参考文献

1) World Health Organization (1978). Alma-Ata 1978：Primary Health Care. Report of the International Conference on Primary Health Care. 6-12 September 1978. Alma-Ata, USSR. Geneva：World Health Organization.
2) World Health Organization (1988). Learning Together to Work Together for Health. Report of a WHO Study Group on Multiprofessional Education for Health Personnel：The Team Approach. Technical Report Series 769：1-72. Geneva：World Health Organization.
3) World Health Organization. World Health Report 2006：Working Together for Health. Geneva：World Health Organization；2006.
4) World Health Organization. WHA59.23：Rapid Scaling Up of Health Workforce Production. Fifty-Ninth World Health Assembly. A59/23, 37-38. Geneva：World Health Organization；2006.
5) World Health Organization. Framework for action on interprofessional education and collaborative practice (WHO/HRH/HPN/10.3)；2010

1章 関連職種連携の基礎

5 ICF

A 関連職種連携のツールとしてのICF

　各専門職はその養成教育課程において，それぞれの職種がよって立つ用語をもって知識や技術を教授され，それを修得していくことになる．その知識・技術は，数年後に1人の専門職として現場に立ち，その役割を果たしていくために必要な基礎的な事項である．ここで修得される内容は，例えば解剖学のように他職種と共有可能なものもあるが，多くの場合その職種独自の考え方と実践の積み重ねに基づくものが組み込まれている．

　この独自の知識・技術が，その職種の専門性として表明されるものである．しかしながら，対人支援の場合，支援を必要とする人が抱える課題は多様であり，一職種の専門的知識・技術のみでの対応にはおのずと限界がある．この限界を自明のもとして認識することと，自職種の視点のみでは必要とされる支援のうちの一部しか関与できないことを示すところから，関連職種連携が始動する．しかし実際には，共通の言葉をもたないまま各職種が局所的視野で動いている現実にしばしば直面する．

　結局のところ，関連する職種チームに必要な構成員はそろっているにもかかわらず，なんらチームワークとなっていないままに，時間が過ぎていくことになり，その悪影響は支援を必要とする本人ならびに家族にすべて降りかかることになる．

　このような状況を打破し，チームを機能させるためには，共通の目標を設定するための共通言語が必要となる．関わる職種すべてが支援を必要とする人を同じように理解し，共通の目標を志向できるようにするために提案されたツールがICFなのである．こうして目標を設定することで，達成に向けて各専門職がその専門性を発揮することが可能となる．

B ICFの理念

　国際生活機能分類（ICF）は，2001年5月に開催されたWHO第54回総会で採択された人間の生活機能と障害の国際分類であり，わが国でも医療福祉教育の領域における専門職間の連携や協働のための共通用語としての有用性を高めている．

　ちなみに，WHOはICFの目的について，以下の4つをあげている．

> ①健康状況と健康関連状況，結果，決定因子を理解し，研究するための科学的基盤の提供．
> ②健康状況と健康関連状況とを表現するための共通言語を確立し，それによって，障害のある人々を含む，保健医療従事者，研究者，政策立案者，一般市民などのさまざまな利用者間のコミュニケーションを改善すること．
> ③各国，各種の専門保健分野，各種サービス，時期の違いを超えたデータの比較．
> ④健康情報システムに用いられる体系的コード化用分類リストの提供．

ICF：International Classification of Functioning, Disability and Health

　ここでは，ICFの基本的な考え方を示すとともに，2006年にWHOが正式承認し，2007年に公表された国際生活機能分類—児童版（ICF-CY）についても概観する．

1 ICFの成り立ち

　ICFは，図1-11に示したようにWHOの世界保健機関国際分類ファミリー（WHO-FIC）に位置づけられており，ICFならびにICF-CYと相互補完の関係にある国際疾病分類（ICD）と同じく，世界各国共通の概念で用いることのできる分類として位置づけられている．

ICF-CY：International Classification of Functioning, Disability and Health-Children & Youth version
WHO-FIC：World Health Organization Family of International Classifications
ICD：International Statistical Classification of Diseases and Related Health Problems

関連分類	中心分類	派生分類
・プライマリケアに対する国際分類（ICPC） ・外因に対する国際分類（ICECI） ・解剖，治療の見地から見た科学物質分類システム（ATC）／1日使用薬剤容量（DDD） ・障害者のためのテクニカルエイドの分類（ISO9999）	国際疾病分類（ICD） 国際生活機能分類（ICF） 医行為の分類（ICHI）（作成中）	・国際疾病分類腫瘍学第3版（ICD-O-3） ・ICD-10精神及び行動の障害に関する分類 ・国際疾病分類歯科学及び口腔科学への適用第3版（ICD-DA） ・国際疾病分類－神経疾患への適用（ICD-10-NA） ・国際生活機能分類－小児青年版（仮称）（ICF-CY）

図1-11　世界保健機関国際分類ファミリー
World Health Organization Family of International Classifications（WHO-FIC）

1980年
「国際障害分類」（ICIDH）

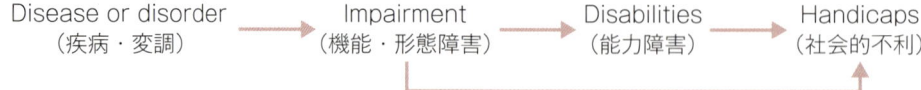

Disease or disorder（疾病・変調）→ Impairment（機能・形態障害）→ Disabilities（能力障害）→ Handicaps（社会的不利）

図1-12　「国際障害分類」の概念モデル

ICIDH：International Classification of Impairments, Disabilities and Handicaps

　障害に関する分類がWHOによって初めて示されたのは，1980年の国際障害分類（ICIDH）であり，図1-12に示したICIDHの概念モデルが各国で使用されることとなった．しかしながら，図でみる限りにおいては，疾病または変調→機能障害→能力障害→社会的不利という一方向性の矢印で示されていたため，疾病または変調あるいは機能障害が能力障害と社会的不利をもたらす直接的な原因であると捉えかねないものであり，その点の不備も含めてさまざまな問題点が指摘されることとなった．

　その問題点を解決するために，WHOは1993年から改定作業を開始し，1997年にICIDHの改定案である国際障害分類2（ICIDH-2）を提案した（図1-13）．図中の表現をみると，ICIDHで用いられていた「能力障害 Disabilities」が「活動 Activities」に，「社会的不利 Handicaps」が「参加 Participation」に変更されている．なお，ここで示された"生活機能（functioning）"は心身機能・構造，活動，参加のすべてを含む包括用語，"障害（disability）"は機能障害（構造障害を含む），活動制限，参加制約のすべてを含む包括用語，として用いられている．

ICIDH-2：International Classification of Impairments, Activities and Participation：A Manual of Dimensions of Disablement and Functioning

　さらに，図1-14に示した最終案であるICFが2001年5月に開催されたWHO第54回総会に上程され，WHO国際障害分類の改定版として採択された．

　わが国では2001年6月に厚生労働省内に検討会（「国際障害者分類の仮訳作成のための検討会」）が設置され，2002年1月仮訳の完成と同年2～3月にかけての関連学術団体，国立研究所など，専門職団体，障害者当事者団体などからの幅広い意見聴取を経て，2002年7月に国際生活機能分類（ICF）日本語版が完成した．

❷ ICFの特徴

　2002年8月5日，厚生労働省社会・援護局障害保健福祉部がICFの日本語訳である「国際生活機能分類 ―国際障害分類改訂版―」を厚生労働省ホームページ上で公表し，ICFの特徴について，「これまでのWHO国際障害分類（ICIDH）がマイナス面を分類するという考え方が中心であったのに対し，ICFは，生活機能というプラス面からみるように視点を転換し，さらに環境因子などの観点を加えたことである．」と記載している．

1997年
「国際障害分類2」(ICIDH-2)

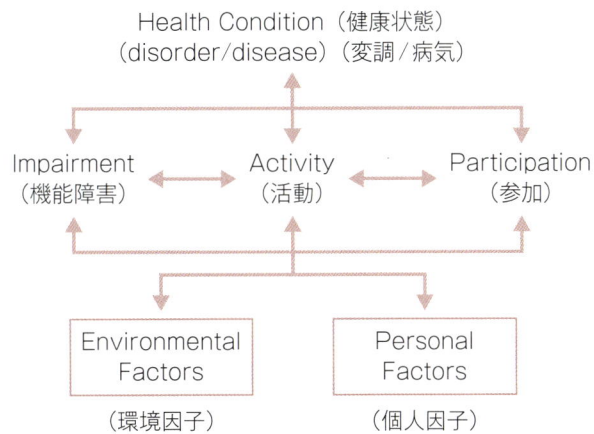

図1-13 「国際障害分類2」の概念モデル

1999年
「国際生活機能分類」(ICF)

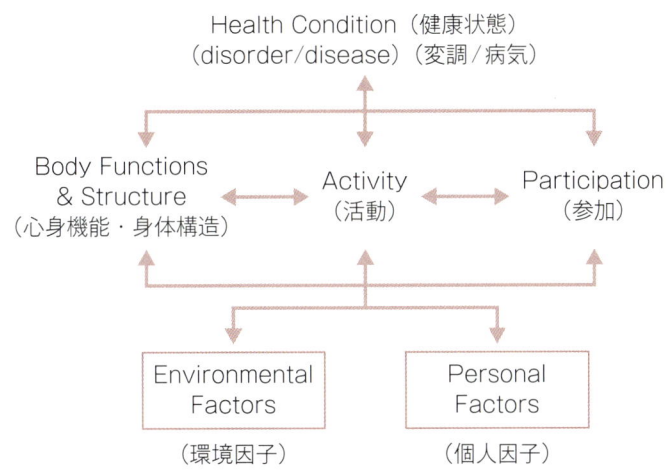

図1-14 「国際生活機能分類」の概念モデル

また，ICFの活用によってもたらされるものについて，次の3点を指摘しており，その目指すところが"共通の言葉を用いることで得られる共通の枠組みと理解"であることがわかる．

ICFの活用によってもたらされるもの

障害や疾病をもった人やその家族，また，そうした人にサービスを提供する保健・医療・福祉などの幅広い分野の従事者がICFを用いることにより，障害や疾病の状態についての共通理解をもつことができる．

①さまざまな障害者に向けたサービスを提供する施設や機関などで行われるサービスの計画や評価，記録などのために実際的な手段を提供することができる．
②障害者に関するさまざまな調査や統計について比較検討する標準的な枠組みを提供する．

図1-14に示したICFの概念モデルにおいて，環境因子などの観点を加えたことがICFの特徴であるとともに，"構成要素間の相互作用"という表現と両方向の矢印表記そのものに

もICFの特徴があるといえよう．

また，ICFは障害の有無にかかわらず人が生きていくことの全体像を捉える枠組み，いわゆる「生物・心理・社会的モデル（bio-psycho-social model）」であることも大きな特徴である．

❸ ICFの補完：ICF-CYの公表

ICF-CYは，WHOが小児青少年期における生活機能の特性を考慮し，ICFを補完する目的で2006年に正式承認し，2007年に公表した分類である．日本語版は2009年に刊行された．

ICF-CYの位置づけと主な内容は，(1) ICFの派生分類であり，18歳未満の新生児・児童・青少年を対象とする，(2) ICFと整合性をもち，分類構造，カテゴリーを同じにする，(3) WHO-FICの1つであり，児童・青少年の保健領域および保健関連領域の情報についてICD-10と他の派生分類・関連分類と共に用いるべきものである，などとされているが，ICF本体との一番の違いは，評価点を拡張して発達的側面を含めたこと，児童・青少年期に特有の項目が追加されていることである．

日本語版が刊行されて以来，わが国の特別支援教育の現場や研究者などがICF-CYの適用の試みを続けている現状であり，個別指導計画などとICF-CYとの相互補完性をどのようにつなぎ合わせていくかが当面の課題となっている．

なお，ICF-CYに関連する情報については，ICF-CY Japan Networkのホームページが参考になる（http://www.icfcy-jpn.org/wp/）．

C 共通アセスメントツール ICF

❶ ICFの構成

表1-1には構成要素の定義，**表1-2**に第1レベル（大分類）までの分類を示したが，ICF全体では総数34の第1レベル（大分類），総数362の第2レベル（中分類），総数1424の詳細分類（小分類），で構成されている．

❷ ICFの使用方法（コーディングなど）

上田は，ICFを実際に使用するにあたって，ICFの構成要素間の関係性を整理するうえで，①から③の順でコーディングしていくことを勧めている．

> ①「活動と参加」から始める
>   （ⅰ）まず大分類（第1レベルまでの分類）をチェックする
>   （ⅱ）次にもっと細かくみて具体的に記載する
>   （ⅲ）評価点を付ける
> ②（「活動と参加」に対する）「健康状態」，「環境因子」，「個人因子」の影響をみる
> ③心身機能・身体構造は活動・参加との関連でみる

上田が示したコーディングの順序は，ICFの概念モデル図を目の前に置き，まずは①活動と参加から始める，つまり，その人の日常生活の状態を把握するところから始めることによって，心身機能・身体構造の過大視あるいは環境要因の過大視の偏りを防ぎ，各要素の相対的独立性と各要素間の相互作用を全体の枠の中で捉えることを可能にしている．

まずは，「活動と参加」に焦点を定めて，（ⅰ）大分類（第1レベルまでの分類）をチェックする．例えば身体障害のある方には，「活動と参加」の「第1章 学習と知識の応用」からではなく，「第5章 セルフケア」から始める（**表1-2**）．（ⅱ）次に，より詳細な事項を具体的に記載する：大分類（第1レベルまでの分類）のチェックで「問題あり」となった章については，第2レベル（中分類）をチェックし，さらに詳細分類（小分類）が設定されていれば，その内容をチェックする．（ⅲ）チェックしたものについて，**表1-3**のような評価点を付ける．ただし，評価点は現段階では標準化されたものではないために，その点の検討が課題とされている．

表1-1 構成要素の定義

健康との関連において
　心身機能（body functions）とは，身体系の生理的機能（心理機能を含む）である．
　身体構造（body structures）とは，器官・肢体とその構成部分などの，身体の解剖学的部分である．
　機能障害（impairments）とは，著しい変異や喪失などといった，心身機能または身体構造上の問題である．
　活動（activity）とは，課題や行為の個人による遂行のことである．
　参加（participation）とは，生活・人生場面（life situation）への関わりのことである．
　活動制限（activity limitations）とは，個人が活動を行うときに生じる難しさのことである．
　参加制限（participation restrictions）とは，個人がなんらかの生活・人生場面に関わる時に経験する難しさのことである．
　環境因子（environmental factors）とは，人々が生活し，人生を送っている物的な環境や社会的環境，人々の社会的な態度による環境を構成する因子のことである．

表1-2 ICFの第1レベル（大分類）までの分類

心身機能 body functions	第1章 精神機能　mental functions
	第2章 感覚機能と痛み　sensory functions and pain
	第3章 音声と発話の機能　sensory functions and pain
	第4章 心血管系・血液系・免疫系・呼吸器系の機能　Functions of the cardiovascular, haematological, immunological and respiratory systems
	第5章 消化器系・代謝系・内分泌系の機能　functions of the digestive, metabolic and endocrine systems
	第6章 尿路性器系および生殖系の機能　genitourinary and reproductive functions
	第7章 神経筋骨格と運動に関連する機能　neuromusculoskeletal and movement-related functions
	第8章 皮膚および関連する構造の機能　functions of the skin and related structures
身体構造 body structures	第1章 神経系の構造　structures of the nervous system
	第2章 目・耳および関連部位の構造　the eye, ear and related structures
	第3章 音声と発話に関わる構造　structures involved invoice and speech
	第4章 血管系・免疫系・呼吸器系の構造　structures of the cardiovascular, immunological and respiratory systems
	第5章 消化器系・代謝系・内分泌系に関連した構造　structures related to the digestive, metabolic and endocrine systems
	第6章 尿路性器系および生殖系に関連した構造　structures related to the genitourinary and reproductive systems
	第7章 運動に関連した構造　structures related to movement
	第8章 皮膚および関連部位の構造　skin and related structures
活動と参加 activities and participation	第1章 学習と知識の応用　learning and applying knowledge
	第2章 一般的な課題と要求　general tasks and demands
	第3章 コミュニケーション　communication
	第4章 運動・移動　mobility
	第5章 セルフケア　self-care
	第6章 家庭生活　domestic life
	第7章 対人関係　interpersonal interactions and relationships
	第8章 主要な生活領域　major life areas
	第9章 コミュニティライフ・社会生活・市民生活　community, social and civic life
環境因子 environmental factors	第1章 生産品と用具　products and technology
	第2章 自然環境と人間がもたらした環境変化　natural environment and human-made changes to environmen
	第3章 支援と関係　support and relationships
	第4章 態度　attitudes
	第5章 サービス・制度・政策　services, systems and policies

表1-3　ICFコードの評価点

×××.0 問題なし（なし，存在しない，無視できる……）
×××.1 軽度の問題（わずかな，低い……）
×××.2 中等度の問題（中程度の，かなりの……）
×××.3 重度の問題（高度の，極度の……）
×××.4 完全な問題（全くの……）
×××.8 詳細不明
×××.9 非該当

（×××はコード番号）

なお，「活動と参加」については，実行状況（performance：個人が現在の環境のもとで行っている活動／参加）と能力（capacity：ある課題や行為を遂行する個人の能力，例えば評価テスト場面でみせる本人の最大限の力，など）の両者に対して表のように一括して評価点を付けることになっている．両者の評価点が同じ状態である場合もあるし，また，異なる場合もある．異なる場合には，その差がどのような原因によるものかも把握していく．

次に，評価点で表された「活動と参加」の状態に対する，「健康状態」，「環境因子」，「個人因子」がどのように影響しているかを確認するが，「環境因子」については促進因子（プラス）として影響を及ぼしているのか，阻害因子（マイナス）として影響を及ぼしているのかをみることになる．

最後に，「健康状態」，「環境因子」，「個人因子」の影響が考慮された「活動と参加」の状態と「心身機能・身体構造」の状態の関連性をみて，全体像の把握を試みることになる．

❸ ICF概念モデル図の活用

ICFの概念モデル図を用いた整理の方法については，現状把握と目標設定のために上田が提案した「ICF整理シート」（仮称）に準拠した整理が試みられている．

図1-15にはその試みの一例として川崎市高齢社会福祉総合センターが作成した情報整理シートを示した（www.kourei-c.jp/core_sys/images/others/pdf/sheet.doc）．この図は高齢者を支援するケアマネジャーがICFを活用するために示されたものではあるが，各要素を記載するにあたっての説明を読むと，ICFの基本的な考え方そのものを理解することができる．

❹ その他，ICFの活用に関して

海外での動きとして，ICF Research Branch（www.icf-research-branch.org）がICF Core Setと呼ばれる疾患ごとに評価項目数を調整した評価方法を発信している．評価項目数を調整する視点は，ICFそのものが生活機能全体を捉えようとするために，項目が多岐にわたり評価作業が複雑になるため，その点を解消しようとする試みである．

ちなみに，2012年3月現在で発信されている疾患ごとのコアセットは，神経疾患（多発性硬化症，外傷性脳損傷，脊髄損傷など），循環器・呼吸器疾患（脳卒中，肥満，糖尿病，閉塞性肺疾患，虚血性心疾患），悪性疾患，精神疾患（双極性障害，うつ病），筋骨格系疾患（骨粗鬆症，関節リウマチ，変形性関節症，全身性の慢性疼痛，腰背部痛）などが示されている．このような試みは，ICFを活用する方法としてわが国でも有用なものとなると考える．

参考文献

1) 障害者福祉研究会（編）：国際生活機能分類（ICF）―国際障害分類改定版，中央法規，2002
2) 厚生労働省大臣官房統計情報部編著：ICF-CY 国際生活機能分類-児童版，厚生統計協会，2009
3) 独立行政法人国立特殊教育総合研究所，WHO（世界保健機関）（編著）：ICF（国際生活機能分類）活用の試み―障害のある子どもの支援を中心に，ジアース教育新社，2005
4) 上田敏（著）：ICFの理解と活用―人が「生きること」「生きることの困難（障害）」をどうとらえるか，きょうされん，2005

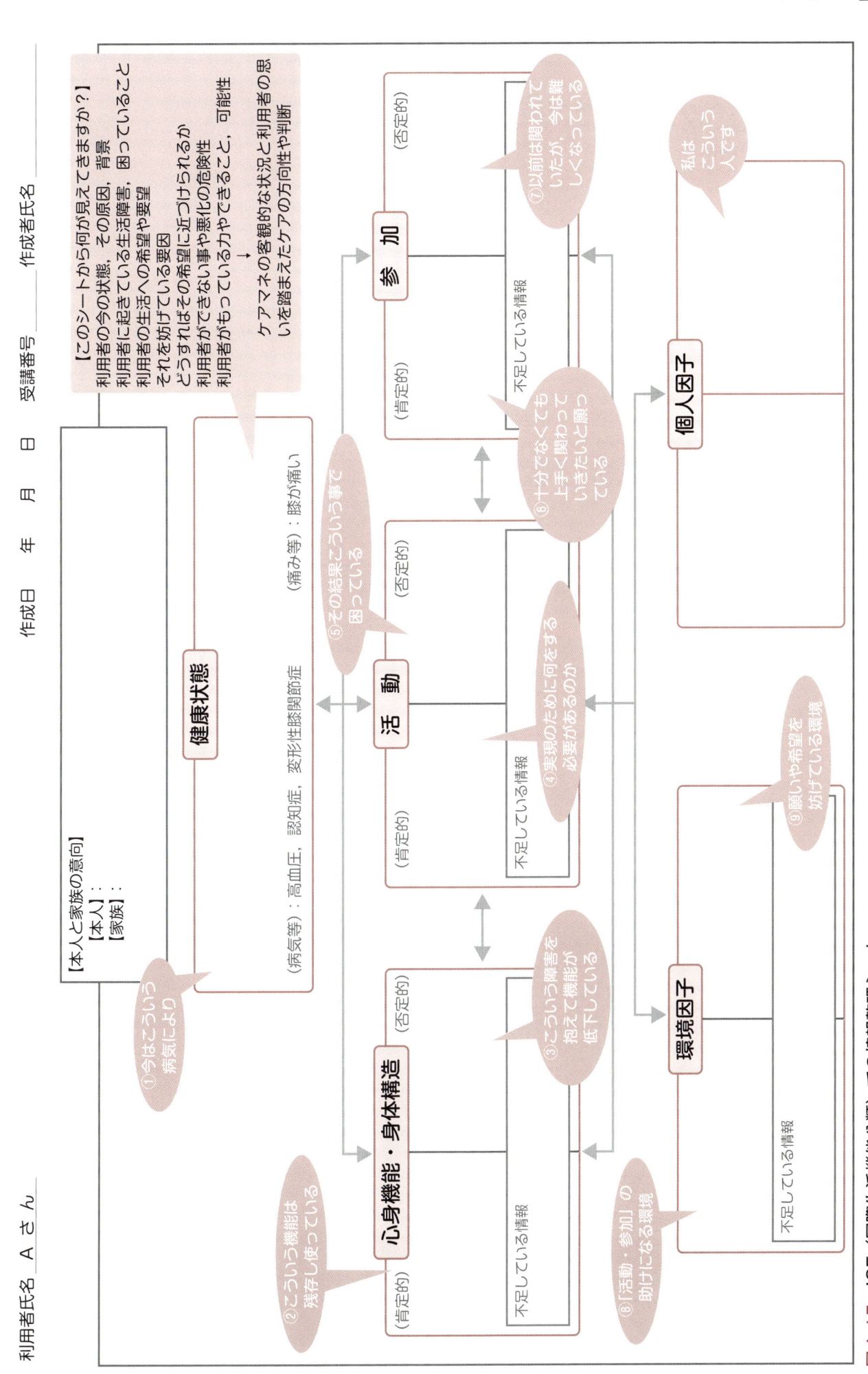

図1-15 ICF（国際生活機能分類）での情報整理シート

1章 関連職種連携の基礎

6 情報共有と評価

　近年，医学の進歩，高齢化の進行などに加えて患者・利用者の社会的・心理的な観点からの，生活への十分な配慮が求められており，チーム医療・チームケアの推進は必須である．
　これらを推進し質的な改善をはかるためには①コミュニケーション②情報の共有化③チームマネジメントの視点が必要である．とくに多職種による情報共有は，さまざまな視点と基準から客観的評価を行うことができ，それによって多くの課題への対応が可能となる．
　一般的な情報共有手段として①多職種がカンファレンスなどにおいて情報交換と議論・調整を行い，情報を共有する方法②定型化した書式や電子カルテなどを通じて情報を共有する方法があり，施設の特性や各職種の配置などに応じた方法で実施されている．今後，他施設との情報共有を含めた運用方法についても検討がなされるであろう．本項では，ICF以外のいくつかの基本的な情報共有方法と評価について述べる．

■A　看護領域における情報収集・評価法

❶ 患者・利用者個人の情報収集・評価法

　看護学において患者・利用者個人の情報収集・評価法は，多くの看護理論家によって提案されている．それらは，各人の看護理論に基づいて開発されたものである．
　本項では，世界の看護界で広く使われているヘンダーソンの情報収集・評価法を紹介しよう．ヘンダーソンは，患者の呼吸や飲食など14の基本的ニーズを満たし，その人が自立した日常生活行動をとることができるようになることを看護のゴールと考えている．
　ヘンダーソンの看護理論に基づく評価法は，まず，表1-4の「基本的看護の構成要素」の要素ごとに患者の情報を収集して分析する．この際，各要素は「常在条件」と「病理的状態」に影響を受けているので，「この患者はどのような常在条件・病理的状態にあるのか」という視点から情報収集・分析をしていく．そして，各要素の分析結果について，原因・結果などの関連づけを行い，看護ニーズを見出していく．

Virginia A. Henderson

❷ 家族の情報収集・評価法

　患者の家族は，患者を看護するうえで重要な援助対象である．その理由は，1つ目には，患者をはじめとする個人の健康問題は家族の生活に影響し，家族の生活は個人の健康問題に影響するからである．例えば，一家の柱である父親が糖尿病で入院したとしよう．家族の経済問題が生じて，母親が働き始めることがあろう．また，食事管理を担うことを期待された妻がなかなかその方法を理解できないとすれば，糖尿病のコントロールはうまくいかない．2つ目には，家族という集団が病んでおり，その顕在として個人の健康問題がある場合も多いからである．例えば，家族の葛藤関係がありその表現として子どもが摂食障害になったりする例が考えられる．また近年，社会問題となっている子どもの虐待は，家族全体に働きかけていく必要がある．
　家族の情報収集・評価法は看護学からもいくつか提案されているが，本稿では家族ケア研究会の表1-5「家族の健康問題に対する生活力量アセスメント指標」を紹介する．この表の使い方は，小項目を参考にしながら中項目に従って情報収集し，各項目ごとに分析・解釈して結果を導き，最後に各項目の結果間の関連から家族のケアニーズを見出していく．
　なお，この指標に基づいたアセスメントスケールが開発されているので参考にしていただきたい．

表1-4 情報収集のためのヘンダーソンの3つの視点とその内容

1. 基本的看護の構成要素	2. 基本的欲求に影響を及ぼす常在条件	3. 基本的欲求を変容させる病理的状態（特定の疾病とは対照的）
以下のような機能に関して患者を助け，かつ患者がそれらを行えるような状況を用意する 1. 正常に呼吸する 2. 適切に飲食する 3. あらゆる排泄経路から排泄する 4. 身体の位置を動かし，またよい姿勢を保持する（歩く，すわる，寝る．これらのうちのあるものを他のものへ換える） 5. 睡眠と休息をとる 6. 適切な衣類を選び，着脱する 7. 衣類の調節と環境の調整により，体温を生理的範囲内に維持する 8. 身体を清潔に保ち，身だしなみを整え，皮膚を保護する 9. 環境のさまざまな危険因子を避け，また他人を傷害しないようにする 10. 自分の感情，欲求，恐怖あるいは"気分"を表現して他者とコミュニケーションをもつ 11. 自分の信仰に従って礼拝する 12. 達成感をもたらすような仕事をする 13. 遊び，あるいはさまざまな種類のレクリエーションに参加する 14. "正常"な発達および健康を導くような学習をし，発見をし，あるいは好奇心を満足させる	1. 年齢：新生児，小児，青年，成人，中年，老年，臨終 2. 気質，感情の状態，一過性の気分： 　(a) "ふつう"あるいは 　(b) 多幸的で活動過多 　(c) 不安，恐怖，動揺あるいはヒステリーあるいは 　(d) ゆううつで活動低下 3. 社会的ないし文化的状態：適当に友人がおり，また社会的地位も得ていて家族にもめぐまれている場合，比較的孤独な場合，適応不全，貧困 4. 身体的ならびに知的能力 　(a) 標準体重 　(b) 低体重 　(c) 過体重 　(d) ふつうの知力 　(e) ふつう以下の知力 　(f) 天才的 　(g) 聴覚，視覚，平衡覚，触覚が正常 　(h) 特定の感覚の喪失 　(i) 正常な運動能力 　(j) 運動能力の喪失	1. 飢餓状態，致命的嘔吐，下痢を含む水および電解質の著しい平衡障害 2. 急性酸素欠乏状態 3. ショック（"虚脱"と失血を含む） 4. 意識障害―気絶，昏睡，せん妄 5. 異常な体温をもたらすような温熱環境にさらされる 6. 急性発熱状態（あらゆる原因のもの） 7. 局所的外傷，創傷および／あるいは感染 8. 伝染性疾患状態 9. 手術前状態 10. 手術後状態 11. 疾病による，あるいは治療上指示された動けない状態 12. 持続性ないし難治性の疼痛

(ヴァージニア・ヘンダーソン（著），湯槇ます，小玉香津子（訳）：看護の基本となるもの，p.25，日本看護協会出版会，2006より転載)

B リハビリテーション領域における情報収集・評価法

医療領域でのリハビリテーションに関する情報収集・評価法で関連職種が共有する実例には，一般病院での診療報酬において厚生労働省が書式様式例として公表している「リハビリテーション総合実施計画書」がある．図1-16にその書式を示したが，ICFの用語が用いられており，それに基づいて対象者のリハビリテーションの計画が立案されるようになっている．1人の患者に対して，主治医，リハビリテーション担当医，PT（理学療法士），OT（作業療法士），ST（言語聴覚士），看護師，SW（社会福祉士），などが連携し，必要なリハビリテーションの評価とそれに基づく具体的アプローチを記載するものである．

この実施計画書をみれば，チームとして提供するリハビリテーションの内容が把握することができるようになっている．当然のことながら，リハビリテーションは，患者本人ならびに家族への説明と了解を得て実施するものであり，その点の記載も明記されている．

このような関連職種の連携によって作成される計画書の存在によって，チームの目標が共有され，その目標に向かって各職種の役割分担が明示され，患者本人ならびに家族に適切なリハビリテーションが提供されることになる．

C バイオメカニクスの観点からの情報共有と評価

関連職種連携が機能するためには情報の共有が不可欠であり，共通に理解できる情報が必要である．このためには主観的でない**客観的な情報**が望ましい．このような観点から，バイオメカニクス（生体力学）の知識と計測器を使用したデータによる評価は，この目的に合致

表 1-5　家族の健康問題に関する生活力量アセスメント指標（97.2.05）

大項目	中項目 項目・条件	中項目 定義	小項目（具体的な課題・条件内容）
家族生活力量 / 家族のセルフヘルスケア力	a. 健康維持力	健康生活を営むうえで必要な家族の基本的保健行動力	情報収集力，観察力，判断力，選択力，実行力，継続力
	b. 健康問題対処力	なんらかの健康問題が発生した場合，それを理解し対処しようとする家族の保健行動力	理解力，情報収集，判断力，健康問題の受けとめ方，コンプライアンス，家族内の問題共有力，結束力
	c. 介護力または養育力	他者による身辺の世話を必要とする家族員が発生した場合，それを判断し補完する家族の保健行動力	意欲，知識，技術，自由時間の獲得力，ケア対象者への愛着，ストレス対処力，介護，養育の方針
	d. 社会資源の活用力	健康課題の解決，改善および日常生活を営むうえで有用な家族資源を理解し，活用しようとする家族の保健行動力	社会資源利用の態度，社会資源への接近力，社会資源知識の獲得，人的ネットワークの拡大力
家族生活力量 / 家族の日常生活維持力	e. 家事運営力	日常生活を営むうえで必要な炊事掃除などの家事を運営する力	炊事，買い物，洗濯，掃除の遂行力
	f. 役割再配分・補完力	役割変化の必要が生じた場合，それを理解し，各機能を保持しようとする家族の柔軟な役割交代や相互に補完する力	役割分担力，役割再配分力，役割継続力
	g. 関係調整・統合力	家族員の自立，自由を確保しながら，家族の凝集性を高め，柔軟に家族関係の調整を行い，家族としてまとまろうとする力	親密性，凝集性，コミュニケーション，キーパーソン，家族成員の自立・自由
	h. 住環境調整力	安全・便利・快適な家屋やその周辺の環境を整備する力	衛生性，快適性，安全性，利便性
	i. 経済・家計管理力	生活の基盤となる収入を得て，計画的に消費しようとする家族の経済運営力	収入源，出納バランス，消費パターン
家族生活力量に影響する条件	j. ライフサイクル	家族の成立から解体までの段階的生活周期	ライフステージ，発達課題，家族の生活史
	k. 社会資源	家族のニーズを充足するために利用している，または利用可能な制度，集団や，個人が有する知識・技能，施設，設備，資金，物品	活用している社会資源 / 活用可能な社会資源
	l. 自然・社会環境	家族を取り巻く自然・社会環境のうち健康問題と関係しやすい環境	家屋の特徴，立地条件，交通手段，地域社会の人間関係・慣習・価値観

1　家族の生活力量は各成員の生活力量と条件が家族の生活量に関与して統合されて構成される
2　家族の生活力量は各成員の生活力量の単なる緩和ではなく相互のダイナミクスを含んだ総合力である

（家族ケア研究会（編）：家族生活力量モデル―アセスメントスケールの活用法，p.7, 医学書院，2002 より転載）

した共通言語の1つである．とくに患者・利用者が**福祉用具**を使用する場合に，用具を含めた状態を計測器を用いて評価することは，用具のよりよい適合を目指すうえで重要な情報を提供することができる．ここでは3種の福祉用具を例にあげて，計測器を使用した評価の実際を示す．

❶ 下肢装具使用者の歩行の評価

　脳血管障害後遺症による片麻痺者は全国に約135万人いるといわれ，寝たきりの最大原因となっている．片麻痺者の多くには歩行障害があり，歩行の安全のために下肢装具を用いることが多い．図1-17aは現在最も多く使用されている靴べら型の装具である．この装具では歩行時の安定性を重視するために足首の動きを止めるものが多い．装具を使用することによって歩行が安定するが，足首を止める構造のために不自然な動きが生じやすい．これに対して，図1-17b右は近年開発された装具で，歩行中の足首まわりの筋の働きを油圧ダンパーの力によって補助するものである．これらの装具を使用した片麻痺者の歩行を人の動きを計測する3次元動作計測装置を使用して計測・比較した．図1-18に1名の片麻痺者の装具なし，靴べら型装具，油圧装具による歩行中の姿勢を比較して示す．油圧装具では歩行中

リハビリテーション総合実施計画書

計画評価実施日　　年　月　日

患者氏名	男・女	生年月日（明・大・昭・平）　年　月　日（　歳）			利き手	右・右（矯正）・左
主治医	リハ担当医	PT	OT	ST	看護	SW等
原因疾患（発症・受傷日）	合併疾患・コントロール状態（高血圧，心疾患，糖尿病等）	廃用症候群　□軽度 □中等度 □重度 □起立性低血圧 □静脈血栓			リハビリテーション歴	

日常生活自立度：J1, J2, A1, A2, B1, B2, C1, C2　認知症である老人の日常生活自立度判定基準：Ⅰ，Ⅱa，Ⅱb，Ⅲa，Ⅲb，Ⅳ，M

評価項目・内容（コロン（：）の後に具体的内容を記入）

心身機能・構造
- □意識障害：(3-3-9：　　)
- □認知症：
- □知的障害：
- □精神障害：
- □中枢性麻痺
- （ステージ・グレード）右上肢：　右手指：　右下肢：
- 左上肢：　左手指：　左下肢：
- □筋力低下（部位，MMT：　　）
- □不随意運動・協調運動障害：
- □知覚障害（□視覚，□表在覚，□深部覚，□その他：　　）
- □音声・発話障害（□構音障害，□失語症）（種類：　　）
- □失行・失認：
- □摂食機能障害：
- □排泄機能障害：
- □呼吸・循環機能障害：
- □拘縮：
- □褥瘡：
- □疼痛：

基本動作
- 立位保持（装具：　　）　□手放し，□つかまり，□不可
- 平行棒内歩行（装具：　　）　□独立，□一部介助，□全介助
- 訓練室内歩行（装具：　　）　□独立，□一部介助，□全介助

活動

自立度 ＼ ADL・ASL等	日常生活（病棟）実行状況：「している"活動"」自立	監視	一部介助	全介助	非実施	使用用具 杖・装具／姿勢・実行場所 介助内容 等	訓練時能力：「できる"活動"」独立	監視	一部介助	全介助	非実施	使用用具 杖・装具／姿勢・実行場所 介助内容 等
屋外歩行						杖・装具：						杖・装具：
階段昇降						杖・装具：						杖・装具：
廊下歩行						杖・装具：						杖・装具：
病棟トイレへの歩行						杖・装具：						杖・装具：
〃　への車椅子駆動（昼）						装具：						装具：
車椅子・ベッド間移乗						装具：						装具：
椅子座位保持						装具：						装具：
ベッド起き上がり												
食事						用具：						用具：
排尿（昼）						便器：						便器：
排尿（夜）						便器：						便器：
整容						移動方法・姿勢：						移動方法・姿勢：
更衣						姿勢：						姿勢：
装具・靴の着脱						姿勢：						姿勢：
入浴						浴槽：						浴槽：
コミュニケーション												

活動度　日中臥床：□無，□有（時間帯：　　　理由　　）
日中座位：□椅子（背もたれなし），□椅子（背もたれあり），□椅子（背もたれ，肘うけあり），□車椅子，□ベッド上，□ギャッチアップ

参加
- 職業（□無職，□病欠中，□休職中，□発症後退職，□退職予定　　）（職種・業種・仕事内容：　　）
- 経済状況（　　）
- 社会参加（内容・頻度等）
- 余暇活動（内容・頻度等）

心理
- 障害の受容（□ショック期，□否認期，□怒り・恨み期，□悲観・抑うつ期，□解決への努力期，□受容期）
- 機能障害改善への固執（□強い，□中程度，□普通，□弱い）
- 依存欲求（□強い，□中程度，□普通，□弱い）
- 独立欲求（□強い，□中程度，□普通，□弱い）

環境
- 同居家族：
- 親族関係：
- 家屋：
- 家屋周囲：
- 交通手段：

第三者の不利
- 発病による家族の変化
- □社会生活：
- □健康上の問題の発生：
- □心理的問題の発生：

基本方針	本人の希望
	家族の希望
リスク・疾病管理（含：過用・誤用）	
リハビリテーション終了の目安・時期	外泊訓練の計画

	目標（到達時期）	具体的アプローチ
参加〔主目標〕	退院先　□自宅 □親族宅 □医療機関 □その他： 復職　□現職復帰 □転職 □不可 □その他： （仕事内容：　　） 通勤方法の変更　□無 □有： 家庭内役割： 社会活動： 趣味：	
活動（すべて実行状況）	自宅内歩行　□不可 □自立 □介助： （装具・杖等：　　） 屋外歩行　□不可 □自立 □介助： （装具・杖等：　　） 交通機関利用　□不可 □自立 □介助： （種類：　　） 車椅子　□不要 □電動 □手動（使用場所：　　） （駆動　□自立 □介助）（移乗　□自立 □介助：　　） 排泄　□自立：形態 □洋式 □和式 □立ち便器 □その他 □介助： 食事　□箸自立 □フォーク等自立 □介助： 整容　□自立 □介助： 更衣　□自立 □介助： 入浴　□自宅浴槽自立 □介助： 家事　□全部実施 □非実施 □一部実施： 書字　□自立 □利き手交換後自立 □その他： コミュニケーション　□問題なし □問題有り：	
心身機能・構造	基本動作（訓練室歩行等） 要素的機能（拘縮・麻痺等）	
心理	機能障害改善への固執からの脱却：	
環境	自宅改造　□不要 □要： 福祉機器　□不要 □要： 社会保障サービス　□不要 □身障手帳 □障害年金 □その他： 介護保険サービス　□不要 □要：	
第三者の不利	退院後の主介護者　□不要 □要： 家族構成の変化　□不要 □要： 家族内役割の変化　□不要 □要： 家族の社会活動変化　□不要 □要：	

退院後又は終了後のリハビリテーション計画（種類・頻度・期間）	備考

本人・家族への説明　年　月　日	本人サイン		家族サイン		説明者サイン	

（別紙1－3）
（リハビリテーション実施計画書及びリハビリテーション総合実施計画書記入上の注意）
1. 日常生活自立度の欄については，「障害老人の日常生活自立度（寝たきり度）判定基準」の活用について（平成3年11月18日　老健第102－2号）厚生労働省大臣官房老人保健福祉部長通知によるランクJ1,J2,A1,A2,B1,B2,C1又はC2に該当するものであること。
2. 認知症である老人の日常生活自立度判定基準の欄については，「認知症である老人の日常生活自立度判定基準」の活用について（平成5年10月26日　老健第135号）厚生省老人保健福祉局長通知によるランクⅠ，Ⅱa，Ⅱb，Ⅲa，Ⅲb，Ⅳ又はMに該当するものであること。
3. 日常生活（病棟）実行状況：「している"活動"」の欄については，自宅又は病棟等における実生活で実行している状況についてであること。
4. 訓練時能力：「できる"活動"」の欄については，機能訓練室又は病棟等における訓練・評価時に行なうことができる能力についてであること。

図1-16　リハビリテーション総合実施計画書

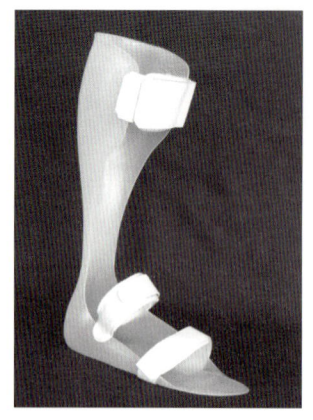

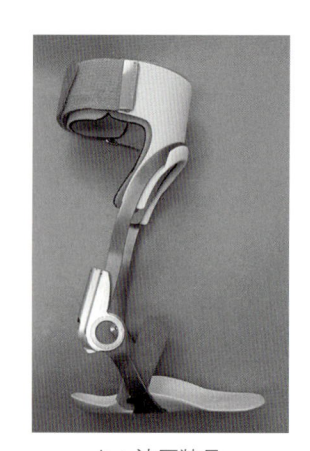

a：靴べら型装具　　　　　　　b：油圧装具
図1-17　歩行補助のための下肢装具

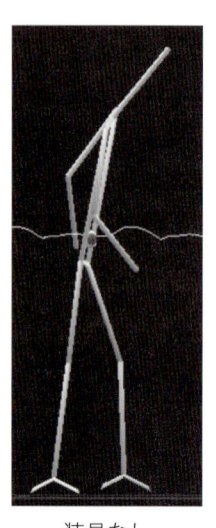

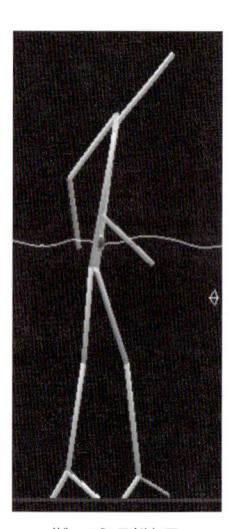

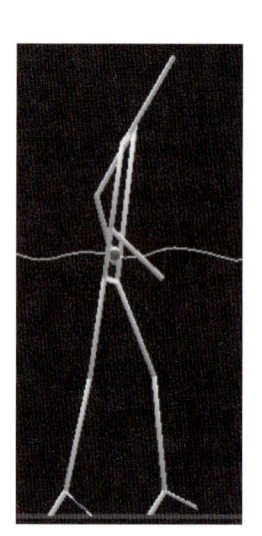

装具なし　　　　靴べら型装具　　　　油圧装具

図1-18　片麻痺者の歩行　3次元動作計測の結果
油圧装具では，装具なし，靴べら式装具と比較して歩幅が大きく，体が起きていることがわかる．

の体幹前傾が少なく，歩幅も長くなっていることがわかる．歩行速度は装具なし0.26 m/s，靴べら型装具0.49 m/s，油圧装具0.51 m/sであった．

❷ 介護用ベッドの圧力分布評価

　高齢社会の到来にともなって多くの福祉用具が使用されるようになり，福祉用具の多くは介護保険によるレンタルで使用される場合が多い．2010年の厚生労働省の統計によると，レンタルされる福祉用具のうち，特殊寝台（介護用ベッド）が最も多く35％を占めている．介護用ベッドの特徴は，寝た状態で上体を持ち上げる背上げ機構や膝上げ機構を有し，ベッド全体の高さ調節ができることなどである．しかし，寝た状態から背上げをする際にベッド上での身体のずれが生じ，不自然な姿勢になることが指摘されている．背上げ後の姿勢の例を図1-19に示す．aはベッドの足側に近い場所に寝て背上げを行った場合，bは頭側に近い場所に寝て背上げを行った場合である．寝る位置によって背上げ時の姿勢が異なることがわかる．図1-20はこの時の身体とベッド間の圧力分布を計測した結果であり，圧力が加わる接触面積が大きいほど支持性が高いことを示している．圧力分布の結果より，頭側に寝る方が支持性が高いことがわかる．

❸ 移乗動作時の腰部負担の評価

　看護，介護の現場では，ベッドから車いす，車いすからトイレなど対象者を移乗させる際

a. 足側　　　　　　　　　　　　　　　b. 頭側

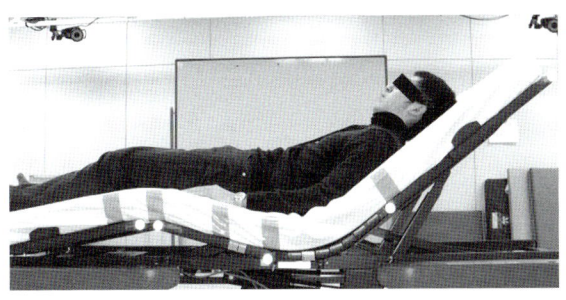

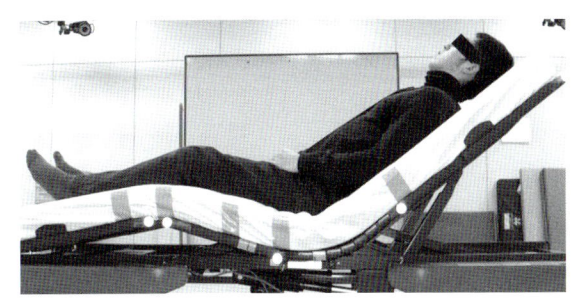

図 1-19　介護用ベッドの背上げ姿勢
提供：窪田　聡先生

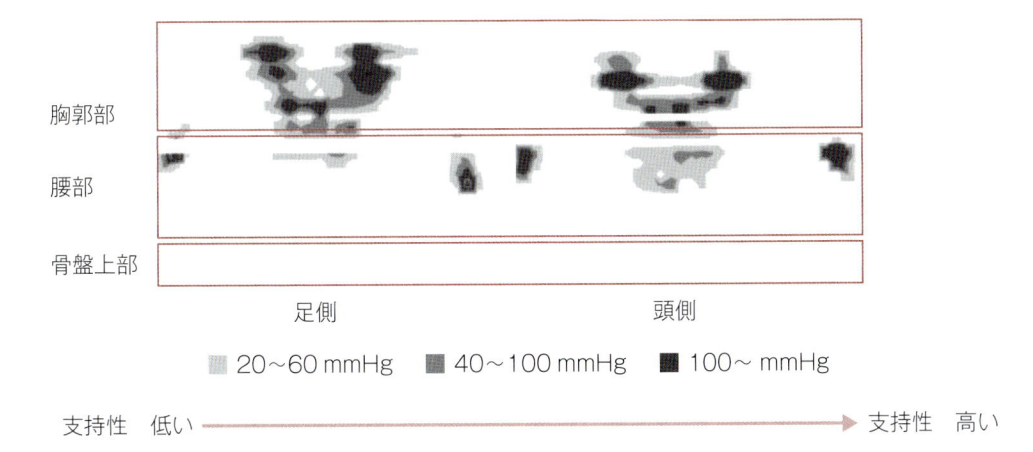

支持性　低い　　　　　　　　→　　　　　　　　支持性　高い

図 1-20　介護用ベッド背上げ時の圧力分布計測結果
提供：窪田　聡先生

トランスファーボード

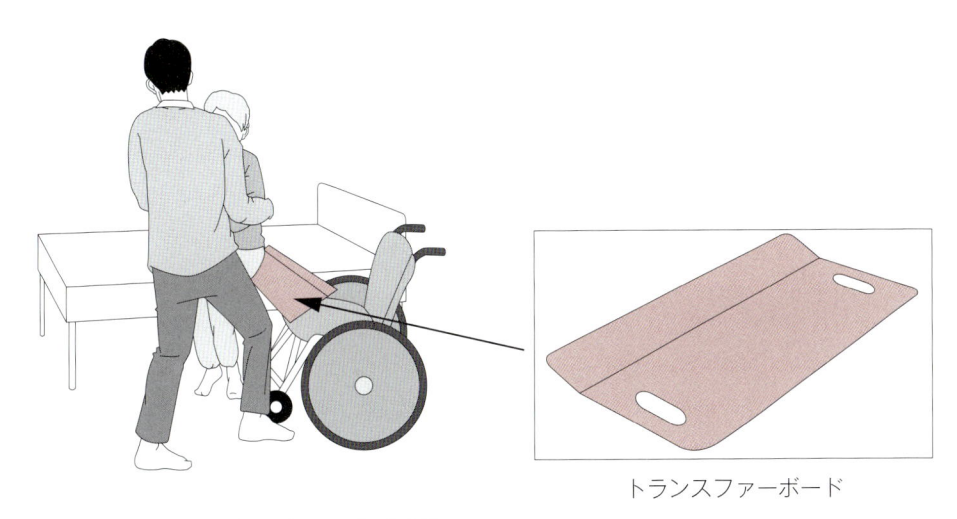

図 1-21　ベッドから車いすへの移乗動作
提供：勝平純司先生

に，対象者の体を持ち上げることが多く行われている．この動作は介助者の腰部に多くの負担がかかり，介護従事者の約7割が腰痛もちであるといわれている．移乗時の腰部負担を軽減するためにさまざまな道具が開発されている．図1-21に示すトランスファーボードでは，ボードの上で対象者の臀部を滑らせて移乗することで身体を持ち上げずに移乗することができる．ボード使用の有無による腰部にかかる負担を3次元動作分析装置を使用して計測比較した．腰部負担を示す椎間板圧縮力を計算で求めた結果，持ち上げる移乗では約540 kgfであり，この値は米国労働安全衛生研究所（NIOSH）による許容値340 kgfを大きく上回って

いた．トランスファーボードを使用した移乗ではこの値が約240 kgfとなり，ボードの使用によって腰部負担が大幅に軽減されることが明らかになった（提供：勝平純司先生）．

D 社会福祉領域における情報収集

❶ 必要な情報 社会福祉領域では，以下の情報が必要になることが多い．

○本人の基本情報（年齢・性別・住所・保険区分）
　①家族の状況（同居者の有無・年齢）
　②住宅環境
　③親族とのつながり
　④職業（仕事の種類や内容・勤続年数）
　⑤友人や同僚の存在
　⑥近隣住民とのつながり
　⑦趣味や楽しみなこと
　⑧経済情報（収入の状況・民間保険の加入・年金）
　⑨その他
○社会的な資源に関する情報（病院・介護保険施設・役所・保健所・地域包括支援センター・訪問看護ステーション・ケアマネなど，これまでに相談したことのある関係機関）

相談の前に，その人の基本情報を院内で事前に把握できる時には，ある程度把握しておくことも必要である．なぜなら，それぞれの専門職のところで同じ質問に何度も回答することは，患者・利用者にとって苦痛だからである．

社会福祉の相談支援においては，問題を抱える人の生活全体の状況が見えるよう，上記の様に情報を広く集める．とくに重要なのは，相談者（患者）のこれまでの生活における問題解決の方法を教わるということである．問題解決が必要な課題は人生にはたくさんあるため，福祉に関する相談が必要となるまでに，どの様な行動をしてきたか，これまではどの様にして自分の問題を解決してきたのか，どの様な協力者がいたのかなどについて，聴取する．

福祉専門職がすべての問題を患者・家族に代わり解決するのではなく，本人が自ら解決できるように支援することが，社会福祉援助の目的なのである（図1-22）．

❷ 情報源と情報収集の方法

情報には，①相談者との面接から得られる情報，②他職種から得られる情報と，③社会資源に関する情報（後述）がある．情報収集もすでに援助の1つであるため，情報を収集するには注意を要する．以下に，情報源ごとの情報収集における注意点をあげる．

> ①初めて会う相談者（患者・利用者やその家族）とよい関係を築き，問題解決に必要な情報を，相手に負担のない形で収集する．社会福祉援助での基本原則，バイスティックの7原則（表1-6）を意識しながら，効果的な質問方法を使って面接を進める．
> ②他職種からの情報収集は，そのケースの必要に応じて実施する．そのとき他職種それぞれの専門性を理解しておくことが効果的な情報収集へとつながる（表1-7）．他職種から依頼を受けた場合は，依頼目的についても正確に理解しておくことが重要である．
> ③社会資源に関する情報の収集は，相談者の問題解決のために行うが，多職種のスタッフに対する情報提供も重要である．社会資源情報は日々更新されていくことが多いため，正確な最新情報を常に多職種で共有することが，患者・利用者に最善の医療・福祉を提供することにつながる．ここでいう社会資源とは，公的制度だけではなく，人や物も含めた，A・Aや断酒会などの自助グループ，患者会，互助会，民間福祉サービスなど，生活の周りにあるあらゆるものを指す．必要な時にタイミングよく活用できるよう，収集した情報の管理（ファイリング）も重要である（図1-23）．

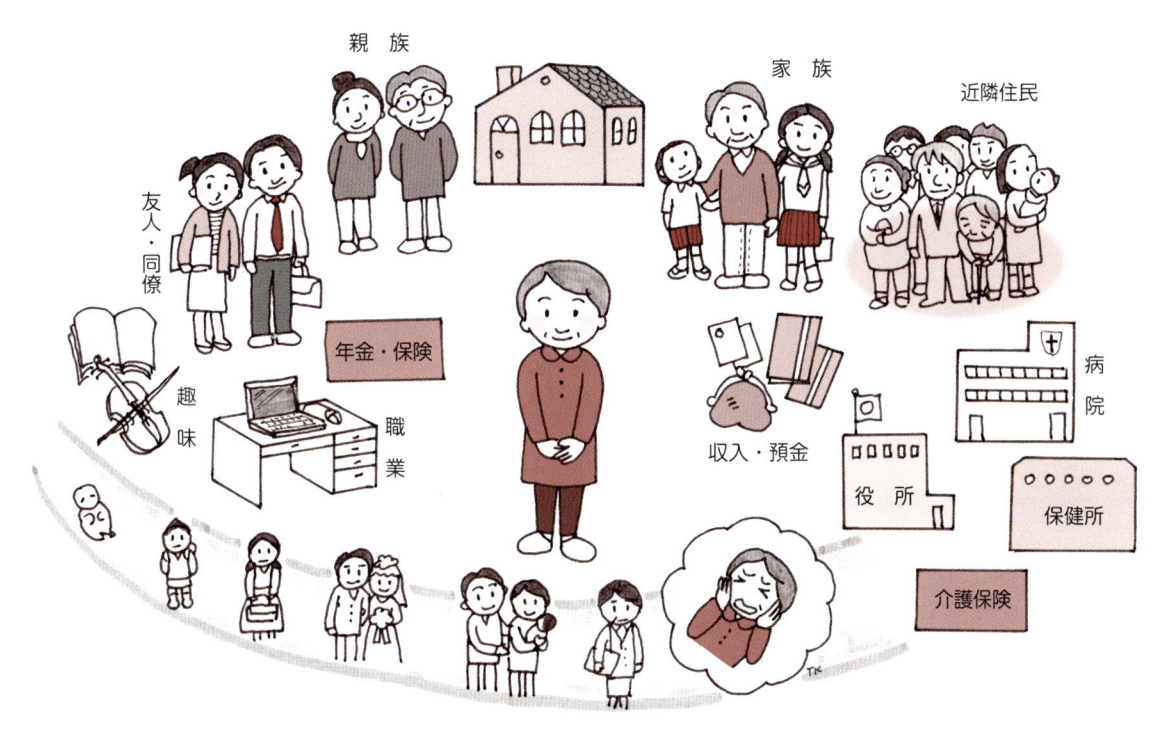

図1-22　Aさんのこれまでの生活の歴史

表1-6　バイスティックの7原則

原則1	個別化の原則（クライエントを個別の存在として捉える）
原則2	意図的な感情表出の原則（クライエントの感情表出を大切にし保証する）
原則3	統制された情緒的関与の原則（援助者は自分の感情を自覚しクライエントと関わる）
原則4	受容の原則（クライエントを受け止める）
原則5	非審判的態度の原則（クライエントを一方的に非難しない態度）
原則6	自己決定の原則（クライエントが自己決定できるよう促し尊重する）
原則7	秘密保持の原則（秘密を保持できる環境であることの信頼感を得る）

表1-7　情報収集のチェック・ポイント

初回面接前には以下の項目から必要に応じて情報収集を行う．必ずしも，すべてのことを確認する必要はない．

医　師——病歴（カルテから確認可能）
　　　　　病状，予後，治療の方針，入院見込み機関
　　　　　退院する時の精神・身体状態，再入院の可能性
　　　　　患者・家族への病状の説明——誰に，どのように説明したか
　　　　　説明時の患者・家族のようす（反応）
看護師——看護の方針
　　　　　病棟でのADL
　　　　　家族に対する評価
　　　　　患者の行動：一般的な疾病の患者として合理的な範囲内の行動か．それ以上の反応が出現しているか．これを確認しておくと，疾病上の問題以上の問題を抱えているかどうかを予測できる．
PT，OT，ST——
　　　　　ADLの程度，障害の程度とそれが，社会生活上どうハンディとなるか．
　　　　　訓練の様子
ソーシャルワーカーへの依頼者——
　　　　　ソーシャルワーカーへの依頼理由
　　　　　ソーシャルワーカーのことを患者にはどのように紹介したか

（大本和子他（著）：新版 ソーシャルワークの業務マニュアル——実践に役立つエッセンスとノウハウ，川島書店，2004より一部改変の上転載）

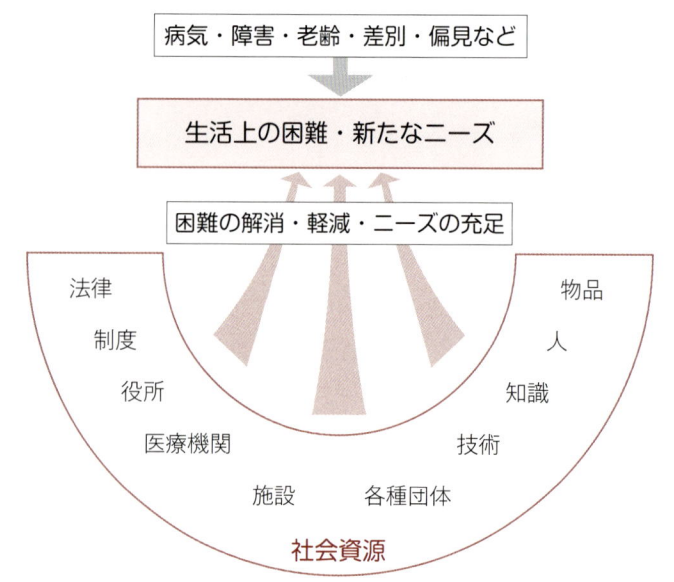

図1-23　社会資源
(桑名忠夫, 奥川幸子 (編): 保健医療, 福祉の制度とサービスの実際, メジカルビュー社, 1995より転載)

E　ケアマネジャーによる情報収集

1　ケアマネジャーと情報収集

ケアマネジャー（介護支援専門員）の支援は，できるだけ居宅において自立した日常生活を支援するために一連のケアマネジメントを実施することが求められる．具体的には**居宅サービス計画**原案を作成するとともに，サービス提供に向けての**担当者会議**を主宰し，本人承諾のもとに多職種，多機関による支援を**調整**することになる．

この「居宅サービス計画」作成にあたっては，本人宅を訪問し，本人はもちろん家族などと面接して課題分析（アセスメント）を実施することが居宅介護支援事業所運営基準で定められている．さらに「課題分析標準項目」が示されており，最低限度のものではあるが情報収集や評価について，収集すべき項目が定められている（**表1-8**）．また実際には，この「課題分析標準項目」も含めたアセスメントツールとして「MDS-HC」方式や「居宅サービスガイドライン」方式，「日本社会福祉士会」方式，「日本訪問看護振興財団」方式といったツールも開発され，ケアマネジャーの養成研修などでも紹介されている．

さらに指定居宅介護支援事業所（ケアマネジャーのいる事業所）には，重要事項説明書や掲示などにおいて，事業所が使用するアセスメント方式について明示することが義務づけられている．

このようにケアマネジャーは，解決すべき日常生活上の課題（**生活課題**，ニーズ）を正確に把握するために情報収集することが重要である．

2　共通する情報収集方法

さまざまなアセスメントツールが存在する中，ケアマネジャーに共通している考え方がある．それは生活課題がどのように発生するかというメカニズムから捉えようとするものである．つまり生活課題は，利用者の「身体機能的状況」ならびに「精神・心理的状況」という側面と，「社会・環境的状況」とが相互に影響し合って発生するものであるとの共通認識である．

前述した「課題分析標準項目」においても，「生活状況」「主訴」「社会との関わり」「介護力」「居住環境」といった「社会・環境的状況」についての項目があることからも理解することができる．そのために多くのケアマネジャーは，**ジェノグラム**や**エコマップ**といった情報収集ツールをよく活用することになる．

表1-8 課題分析標準項目
基本情報に関する項目

No.	標準項目名	項目の主な内容（例）
1	基本情報（受付，利用者等基本情報）	居住サービス作成についての利用者受付情報（受付日時，受付対応者，受付方法等），利用者の基本情報（氏名，性別，生年月日，住所・電話番号等の連絡先），利用者以外の家族等の基本情報について記載する項目
2	生活情報	利用者の現在の生活状況，生活歴等について記載する項目
3	利用者の被保険者情報	利用者の被保険者情報（介護保険，医療保険，生活保護，身体障害者手帳の有無等）について記載する項目
4	現在利用しているサービスの状況	介護保険給付の内外を問わず，利用者が現在受けているサービスの状況について記載する項目
5	障害老人の日常生活自立度	障害老人の日常生活自立度について記載する項目
6	認知症である老人の日常生活自立度	認知症である老人の日常生活自立度について記載する項目
7	主訴	利用者及びその家族の主訴や要望について記載する項目
8	認定情報	利用者の認定結果（要介護状態区分，審査会の意見，支給限度額等）について記載する項目
9	課題分析（アセスメント）理由	当該課題分析（アセスメント）の理由（初回，定期，退院退所時等）について記載する項目

課題分析（アセスメント）に関する項目

No.	標準項目名	項目の主な内容（例）
10	健康状態	利用者の健康状態（既往歴，主傷病，症状，痛み等）について記載する項目
11	ADL	ADL（寝返り，起きあがり，移乗，歩行，着衣，入浴，排泄等）に関する項目
12	IADL	IADL（調理，掃除，買物，金銭管理，服薬状況等）に関する項目
13	認知	日常の意思決定を行うための認知能力の程度に関する項目
14	コミュニケーション能力	意思の伝達，視力，聴力等のコミュニケーションに関する項目
15	社会との関わり	社会との関わり（社会的活動への参加意欲，社会との関わりの変化，喪失感や孤独感等）に関する項目
16	排尿・排便	失禁の状況，排尿排便後の後始末，コントロール方法，頻度等に関する項目
17	じょく瘡・皮膚の問題	じょく瘡の程度，皮膚の清潔状況等に関する項目
18	口腔衛生	歯・口腔内の状態や口腔衛生に関する項目
19	食事摂取	食事摂取（栄養，食事回数，水分量等）に関する項目
20	問題行動	問題行動（暴言暴行，徘徊，介護の抵抗，収集癖，火の不始末，不潔行為，暴飲暴食等）に関する項目
21	介護力	利用者の介護力（介護者の有無，介護者の介護意志，介護負担，主な介護者に関する情報等）に関する項目
22	居住環境	住宅改修の必要性，危険個所等の現在の居住環境について記載する項目
23	特別な状況	特別な状況（虐待，ターミナルケア等）に関する項目

（「介護サービス計画書の様式及び課題分析標準項目について」［平成11年11月12日老企第29号厚生省老人保健福祉局企画課長通知］）

❸ ジェノグラムとは何か（図1-24）

　ジェノグラム（genogram）とは，3世代以上の家族員（血縁でなくとも同居家族との関係が深い人を含む）の人間関係を図式化したものである．基本的に男性は□，女性は○で表すなど一定のルールがあり，結婚・離婚，死亡など家族関係を把握するうえで文字による記述を補完し，そのほかにも別居，同居，遠距離居住，個人間の関係の良し悪しなどを挿入するなど作成者によってさまざまな工夫が凝らされている．このジェノグラムはエコマップと併用して頻繁に用いられる，代表的なアセスメントツールである．

Aさんのジェノグラム

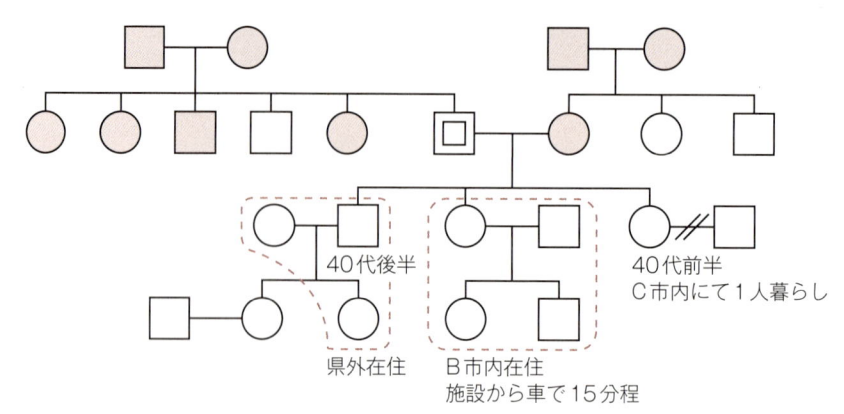

図1-24　ジェノグラム

Aさんのエコマップ

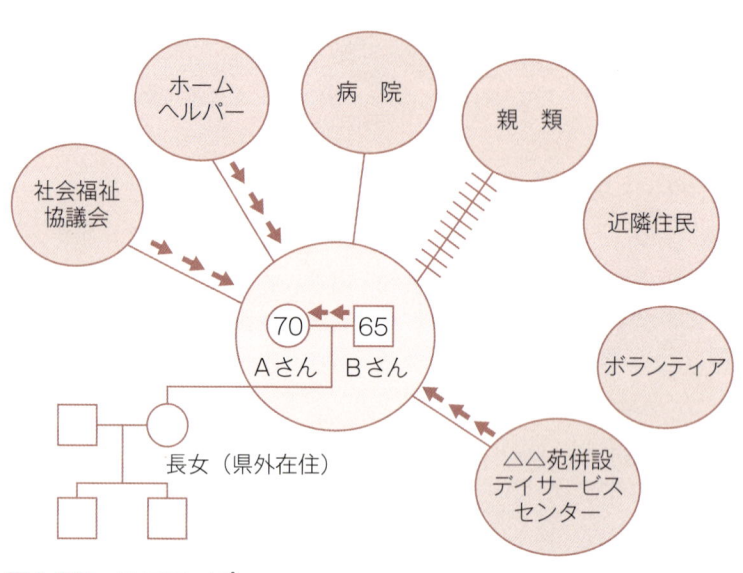

図1-25　エコマップ

❹ エコマップとは何か（図1-25）

　エコマップ（eco map）とは，「社会関係地図」「生態地図」とも呼ばれる．記録用紙の中央に本人や家族の状況を書き，その本人・家族を取り巻くさまざまな社会環境との関係性や作用する力などを，線の種類や矢印の方向などで表すことで，その家族や個人のエコシステム，サポート・ネットワーク，ストレス領域などをアセスメントするマッピング技法である．利用者から得られる情報に基づいて援助者が作成する場合と，利用者と共同で作成する場合がある．

❺ 生活課題を把握する

　ケアマネジャーは，利用者の「身体機能的状況」ならびに「精神・心理的状況」という側面と「社会・環境的状況」について情報収集するとともに，最も大切なのは「主訴」を中心にして，「生活課題」を科学的に分析することである．

　具体的なニーズ表現の例として，「〇〇が△△なので，□□できないので××したい」という表記の場合，〇〇や△△にあたる部分をアセスメントによって情報収集し，利用者の発言（主訴）を含めて分析し，□□や××という生活課題を導くことが，ケアマネジャーが行う「生活課題を捉えた評価」ということになる．

　このように情報収集を適切に行い，その相互の関係性によって生活課題を導き出すプロセ

スは，利用者の自立した日常生活への支援の基本となることになる最も重要なプロセスである．

参考文献
1) 秋葉公子他（著）：看護過程を使ったヘンダーソン看護論の実践，第8版，ヌーヴェルヒロカワ，2007
2) 渡邊トシ子（編）：ヘンダーソン・ゴードンの考えに基づく実践看護アセスメント―同一事例による比較，ヌーヴェルヒロカワ，2011
3) 法橋尚宏（著）：新しい家族看護学―理論・実践・研究，メヂカルフレンド社，2010
4) 山本澄子他（著）：ボディダイナミクス入門―片麻痺者の歩行と短下肢装具，医歯薬出版，2005
5) 勝平純司他（著）：介助にいかすバイオメカニクス，医学書院，2011
6) F・P.バイステック（著），尾崎新（訳）：ケースワークの原則―援助関係を形成する技法，新訳改訂版，誠信書房，2006

1章　関連職種連携の基礎

7 情報共有ツールとしてのICT

医療従事者が協力して，患者を中心とした医療を行っていくうえで重要なキーの1つに，情報をいかに共有していくかということがある．共有する情報には，医師が書く診療録・指示書，看護記録，検査結果報告書，リハビリテーション記録，紹介状，入院診療計画書などがあり，診療の過程で共有すべき多くの記録や計画書・予定表が作成されていく．その中から関連する職種にとって，いつ，どの情報を共有していかなければならないか，的確な判断が必要とされ，それを身につけるとともに，できるだけ容易に情報共有を可能にする技術やツールをもつことも必要である．このツールとして情報の電子化と可視化を可能とする情報通信技術（ICT）がある．

医療情報の電子化は，21世紀のはじめ頃からすすめられてきた国の政策も味方して，徐々に広がりつつある．また，インターネットの利用，電子メールの活用など日常生活の中にICTが活用されるようになってきたことも，大きな推進力になっている．

ICT：Information Communication Technology

A　医療情報システムの歴史

医療施設などで業務に使用する情報システムを総称して，医療情報システムという．医療情報システムは，コンピュータの利点を活かして業務を支援するために開発されてきたので，診療報酬を計算する医事会計システムや，検査データを対象とする臨床検査部門システムなどから開発が進んできた．医事会計システムは1960年代の後半から開発され，50年近い歴史をもっている．1970年に入って，検査データを対象とするシステムが使われるようになってきた．1980年代後半になって，医師が処方や検査指示を出す，いわゆる，オーダエントリシステムが登場した．また，画像を電子的に保存・管理し，参照できる医用画像管理システム（PACS）もこの頃から利用されるようになってきた．

医療情報システム実用化の歴史は，コンピュータ進歩の歴史と重なっており，両者が前後しながら発展してきたと言っても過言ではない（表1-9）．

PACS：Picture Archiving and Communication System

コンピュータの歴史

コンピュータは1940年代から登場し，当初は真空管をいくつも使った部屋いっぱいの大きさを占めるものであった．主に科学計算をするために開発され，当初は，計算内容によってハードウェア構成を変えなくてはいけないものだった．そこに，プログラム（ソフトウェア）によって計算内容を変更できる，現在最もよく用いられているノイマン型コンピュータが登場し，今日の発展につながっている．医療機器，中でもX線CT，MRIなどコンピュータを駆使した画像診断装置が開発された1970年代からコンピュータ性能の進歩は著しく，当初は1枚のCT画像を作成するのに1昼夜かかっていたものが数年後には，リアルタイムで作成できるようになって，実用化した．医療情報システムも全く同じように，コンピュータ演算速度の高速化と記憶領域の大容量化によって，医療現場で使用できるようになってきた．また，医療情報システムにおいては，**マン・マシン・インターフェイス**の進歩による操作性の向上も重要であった．

マン・マシン・インターフェイス
機械（コンピュータ）と操作する人が情報をやりとりするための手段やソフトウェアをいう．例えば人がコンピュータに指示する手段には，キーボード，マウス，タッチパネル，マイクなどがあり，コンピュータが結果を示す手段としてディスプレイ，スピーカーなどがある．

B　医療情報システムの特徴と関連職種連携

医療情報システムは，図1-26に示すように，各部門の業務を支援する部門システムと部門間で共有するシステムから構成される．部門システムには，医事会計システム，臨床検査

7 情報共有ツールとしてのICT

表1-9 医療情報システムとコンピュータの歴史

年	医療情報システム	コンピュータ
1945年		ノイマン型コンピュータ（電子式, 2進数, デジタル, プログラム内蔵方式, 逐次処理）
1968年	医事会計システム（東京慈恵会医科大学）HITAC 8400（日立）	大型, 汎用機, スーパーコンピュータなど
1972年	臨床検査システム（東京逓信病院）	業務用としてミニコン, ワークステーションを利用
1975～79年	オーダエントリシステム（駒込病院）	
1980～1990年	オーダエントリシステムの普及	パソコンの登場
1999年	電子保存の容認（厚生省）	
2006年～	電子カルテの普及	

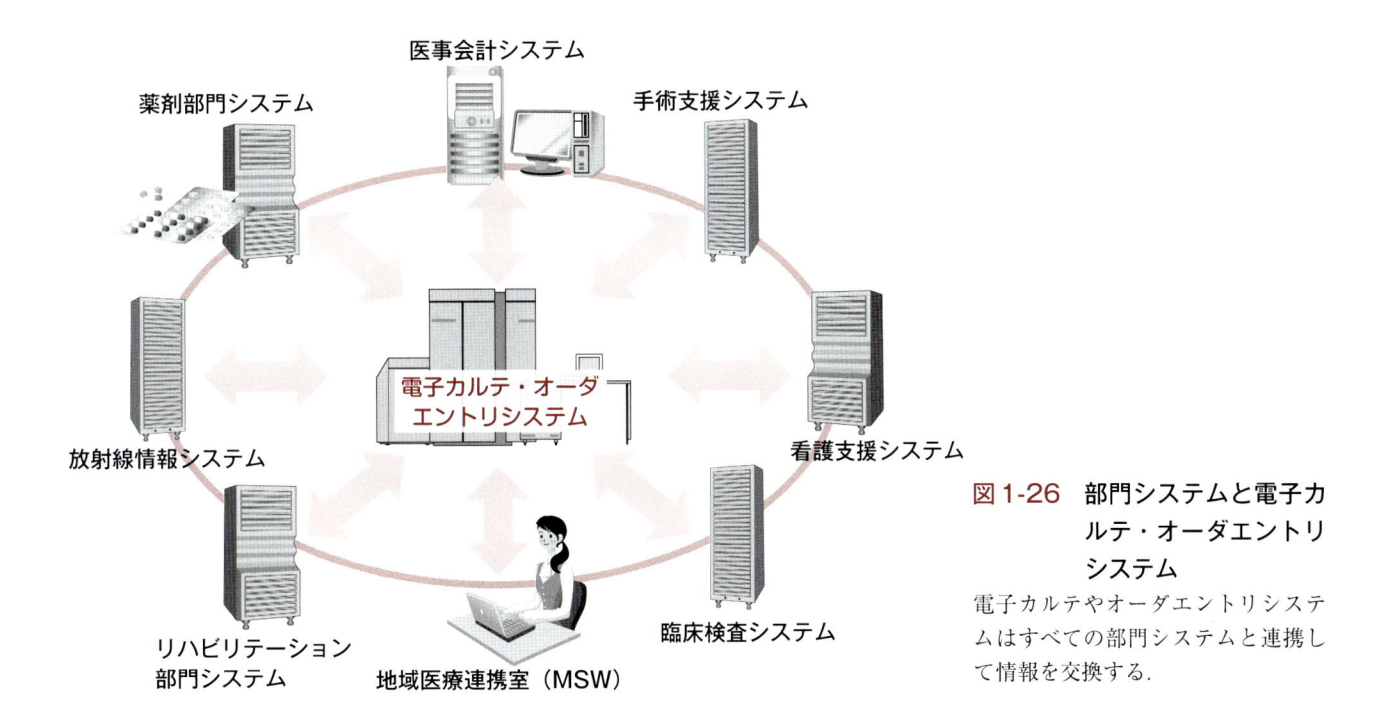

図1-26 部門システムと電子カルテ・オーダエントリシステム
電子カルテやオーダエントリシステムはすべての部門システムと連携して情報を交換する.

システム，放射線情報システム，薬剤部門システム，看護支援システム，リハビリ部門システムなど，施設のそれぞれの部門業務に対応して導入が進んでいる．一方共通のシステムには，オーダーエントリーシステム，電子カルテシステムなどがあり，すべての部署にその端末を置いて使用する．また，各部門システムとつながって，例えば医師が出した検査や投薬の指示はオーダーエントリーシステムから各部門システムへ情報が伝達され，その結果は部門システムから発信して，オーダーエントリーシステムや電子カルテで参照・引用できるようになっている．したがって，**図1-26**に示した双方向の矢印は，向きによって流れる情報が異なっている．

各部門の業務は高度に専門的になっていることから，部門システムもそれぞれ専門の業者が開発し，オーダーエントリーシステムや電子カルテシステムと接続することによって，シームレスに使用できるようになっている．しかし，各部門システムを好き勝手に構築しているとお互いに接続する方式が多種多様になり，場合によっては接続できないことも考えられる．そこで，大切なことはデータの形式やデータ交換方式の標準化を行うことである．標準化とは，共通の言葉をもつことであり，標準化することにより，システム間の連携が容易になって，施設間でもデータ交換が可能になる．現在標準化され広く使用しているものに

表1-10 標準化

項目	標準化	使用するシステム
病名	国際疾病分類（ICD）コード	電子カルテ，医事会計システム，診療情報管理システム
診断画像	DICOM	PACS
統一商品コード	JANコード	薬剤部門システム，医療機材管理システム
医薬品	HOTコード	薬剤部門システム
診療点数対象項目	レセ電算コード	医事会計システム
臨床検査マスター	JLAC10	臨床検査システム

は，標準病名（国際疾病分類コード：ICD-10）や医用画像に用いられているDICOMがある（表1-10）．

C 電子カルテとは

電子カルテとは，単純には，医師の診療録（カルテ）を電子化したものを言うが，最近では，診療記録をすべて電子化して蓄積管理し，医師が指示を行えるシステムのことを指すことが多い．図1-26に示したように，すべての部門システムの情報を参照するツールにもなっている．電子カルテは開発したメーカやベンダーによってその機能や操作性が異なる．しかし，医療においては，医師の書く診療録や医療スタッフの記録に対して法律に基づいて国の指針が示されており，電子カルテはそれを満たすことが求められている．医療情報の電子保存に対しては真正性，見読性，保存性の3要件を満たすことが，厚生労働省が出した「医療情報システム安全管理ガイドライン」に示されている．真正性とは，故意または過失による虚偽入力，書換え，消去および混同を防止すること，作成の責任の所在を明確にすること，をいう．また見読性とは，情報の内容を必要に応じて肉眼で見読可能な状態に容易にできること，情報の内容を必要に応じてただちに書面に表示できること，をいう．保存性とは，保存すべき期間中において復元可能な状態で保存することができることである．

電子カルテに期待されている重要な機能には，安全性への寄与がある．例えば，薬剤処方時に用法や用量に間違いがあれば，それに対する警告を出すことができる．最近では，誰が，何を，どの患者に，いつ，どうしたという記録をすべてとり，その中で，医師の指示内容と異なることがあれば，警告を発する仕組みも採用されている．

参考文献
1) 医療情報学会医療情報技師育成部会（編）：医療情報サブノート，第3版，篠原出版新社，2014
2) 厚生労働省：医療情報システムの安全管理に関するガイドライン，第4.2版，2013

1章 関連職種連携の基礎

8 診療報酬と介護報酬

A 公的な保険

あなたが病気やけがをして病院で治療を受けた時，治療費は誰が負担したのだろうか．病院の窓口で払うのは一部負担金のみで，本当は治療費はとても高い．わが国でも，あなたのおじいさんおばあさん世代が若い頃までは，治療費が払えないから病院に行けないという悲しい事態が頻繁に起こっていた．そんな事態に陥るのを避けるために考え出されたのが，保険という仕組みだ．「もしもの時」に備えて一定の金額を前もって支払っておけば，いざという時に助けてもらえる．

医療が必要になった時の費用を保障するために，わが国では公的な医療保険の仕組みがある．わが国に住んでいる人はすべて，公的な医療保険に加入することが義務づけられている．どの保険に入るかは勤めている職場もしくは住んでいる地域で自動的に決まり，選択の余地はない．この仕組みのことを国民皆保険と呼ぶ．

人生を長年サバイバルすれば，病気けが以外にもいろいろなリスクに出会うだろう．本章では医療保険と介護保険しか説明できないが，自分の力ではコントロールできない「もしもの時」，高齢や障害で働けなくなったり，失業したり，仕事が原因で健康を害した時などにも，生活のためのお金やサービスを提供する仕組みとして，わが国では公的な保険制度が整備されている．

> **国民皆保険**
> 全国民を義務的に医療保険に加入させる公的な社会保険としての仕組み．わが国の医療保障の大きな特徴で，1961年に確立した．

保険＝相互扶助

保険とは，リスクを避けるための1つの方法であり，リスクを多人数で分散させて1人当たりの負担を小さくしようとする相互扶助の仕組みである．つまり加入者同士の助け合いであるから，保険に加入した人は保険料を払わなければならない．とはいえ，学生のあなたはまだ，保険料を払った経験はないと思う．医療保険の場合，健康保険では扶養家族は支払いを免れているし，国民健康保険では世帯主がまとめて支払っている．介護保険の場合は，保険料を払うのは40歳になってからだ．直近では，20歳になったら国民年金保険の加入手続きがあるが，学生の間は保険料支払いを待ってもらい，卒業後にその分を払うことができる．

B 診療報酬

もちろん，医療保険を使わずに治療することもできる．その時の治療は医師と患者との個別契約ということになり，費用は全額患者が支払う．これを自由診療という．手塚治虫の漫画「ブラック・ジャック」の主人公が行っている診療だ．ブラック・ジャックは高額な治療代を吹っかけて依頼人を絶句させるが，そもそも普通の医師が普通に治療をしても治療費は高くつく．

これに対して公的な医療保険を使った治療を保険診療という．この時は治療費の一部を自己負担するだけで，必要な治療を受けることができる．国民皆保険の下，わが国の医療施設で提供される医療サービスの大部分は保険診療になっている．

> **自由診療と保険診療**
> 公的保険が適用される診療を保険診療といい，保険が適用されない診療を自由診療という．保険外診療ということもある．保険診療と自由診療の併用を「混合診療」といい，原則として禁止されており全額自由診療となる．美容整形，自然分娩，眼鏡・補聴器，歯列矯正，健康診断などは保険適用外のため全額自己負担になる．

診療報酬の決め方

それでは保険診療の場合，治療にかかる費用の価格は誰がどのように決めているのだろうか．なんといっても公的な保険制度である．保険の加入者から集めた保険料を元手にするの

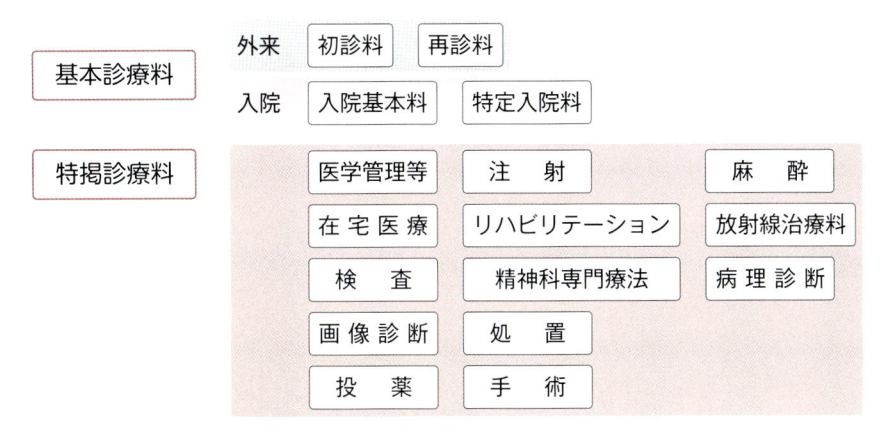

```
基本診療料    外来  初診料  再診料
             入院  入院基本料  特定入院料

特掲診療料   医学管理等  注 射       麻 酔
             在宅医療    リハビリテーション  放射線治療料
             検 査       精神科専門療法  病理診断
             画像診断    処 置
             投 薬       手 術
```

図 1-27　診療報酬点数表の構成（医科）

だから，保険者（公的保険を運営する団体），医療施設，医師，厚生労働省，患者など，利害関係者の誰が決めても文句が出る．紙面の制約上，関係者一同の議論と調整の結果，価格が決められるとだけいっておこう．

こうして決められたお金のことを，**診療報酬**という．医療施設が患者に対して保険診療を行った場合に，保険者から医療施設に支払われる料金のことだ．

診療報酬では，医師の技術料や看護料，検査やリハビリテーション料などの技術や医療サービスの値段，そして薬や医療材料などのモノの値段が細かく決められている．つまり，診療報酬は医療サービスの公定料金表である．診療行為の1つひとつに点数が決められており，1点が10円で計算されて価格が決まる．診療報酬は全国統一価格で，医療施設が勝手に金額を変えたり値引きをしたりすることはできない．

すべての点数を体系的に収録した一覧表を診療報酬点数表という．一般の医療施設で用いられる医科点数表だけでも1万項目以上の点数がつけられており，分厚い冊子になっている．保険診療では，この点数表に載っている診療行為の範囲しか認められない．たとえ学会などで有効性が認められた治療方法でも，点数表に載っていなければ保険請求ができない．つまり，診療報酬は公定料金表であるとともに，この料金が適用されるための条件を示し，保険診療の範囲と内容を表した品目表でもある．

> **診療報酬**
> 保険医療機関が保険医療サービスに対する対価として保険者から受け取る報酬のこと．医科，歯科，調剤に分かれている．慣例として2年ごとに改定される．

●診療報酬の仕組み

診療報酬点数表の仕組みは大変複雑だ．医科点数表の場合，大きく分けると基本診療料と特掲診療料で構成されている（図1-27）．基本診療料は診療の基本的な部分を評価したもので，外来の初診料と再診料，入院の入院料など，外来1回当たり，入院1日当たりの点数が決められている．特掲診療料は検査料，処置料，手術料などの指導管理や診断治療行為のことで，個々の診療行為ごとに点数が決められている．さらに，診療報酬の支払いを受けるためには医療施設が整備しなければならない診療体制の要件がさまざま設けられており，これを施設基準という．

基本診療料のうち，最も基本的な部分が入院基本料で，入院患者1日当たりの固定費である．病床の種類と医療機関の種類別に点数が細かく分かれている．さらに看護配置（患者当たりの看護師数），平均在院日数（入院から退院までの平均日数），看護師比率（看護職員に占める看護師の割合），看護必要度（重症患者の受け入れ率）などによって，点数が異なってくる．例えば一般病棟の入院基本料の場合，一番上のランクの7対1入院基本料と15対1入院基本料とを比べると，患者1人1日当たりで6,000円も差がついてしまう（表1-11）．

つまり，入院患者の在院日数が短く，看護師の数が多く，さらに患者の重症度が高ければ，入院基本料は非常に高くなる．これらの条件を満たす場合は，高度で濃密な診療を行っているとみなされるためである．

特掲診療料では，医療技術料の中のリハビリテーション料を説明しておく．リハビリテー

表1-11 一般病棟の入院基本料

看護配置	平均在院日数	看護師比率	看護必要度	基本点数
7対1	18日以内	7割以上	15%以上	1,591点
10対1	21日以内	7割以上	測定・評価	1,332点
13対1	24日以内	7割以上		1,121点
15対1	60日以内	4割以上		960点

(2014年4月現在)

ション料は，心大血管疾患，脳血管疾患，運動器，呼吸器の疾患別に，個別で20分以上訓練を行った場合を1単位として点数が決められている．疾患ごとにリハビリテーション治療日数の上限が設定されており，理学療法士などのリハビリテーションスタッフの数や訓練室の広さなどの施設基準が定められている（2014年4月現在）．

診療報酬の請求

医療施設は，保険者に医療費を請求するために，患者ごとの診療報酬を算定して，診療報酬明細書（**レセプト**）を作成する．レセプトの記載が間違っていたり内容に怪しい点があると，保険者は請求した額を支払ってくれない．レセプトはとても重要な金券であり，正しいレセプトを作成することが病院経営の基盤になる．

まず記載漏れがないこと，そして保険診療で定められた「正当な」診療行為であることが重要だ．診療報酬の請求業務は医療事務部門が担当するが，医療スタッフの協力がなければ請求漏れは防げない．つまり，医療専門職の人たちが保険診療の基本を理解していなければ，病院の健全経営はできない．診療報酬の請求ミスで病院が赤字経営に陥ってしまったら，患者に質のよい医療を提供できなくなる．それが将来あなたが勤める病院であったなら，あなたの給料の額にも響いてくる．

> **保険請求業務**
> 診療報酬の請求業務は医療事務部門が担当する．レセプトは患者ごとに1ヵ月分をまとめて作成し，毎月10日までに審査支払機関に提出する．審査支払機関での審査を経て保険者へ請求され，問題がなければ数ヵ月後に支払いが行われる．

C 出来高払いと包括払い

診療報酬の支払い方法にはさまざまなものがあるが，代表的なものを2つ取り上げる．個々の診療行為ごとに点数を積み上げていって合計額を支払う方法を，**出来高払い**という．その一方で，複数の診療行為をまとめて定額で支払う方式もあり，こちらは**包括払い**という．無理やり例えるなら，学食のランチで単品を注文するか定食を食べるかの違いだろう．

出来高払い

出来高払いは，医療提供者にやる気を起こさせる支払い方法である．医師は自らの判断で必要な治療を行うことができ，しかも，費用は全額支払ってもらえる．診療行為をたくさん行うほど，つまり働けば働くほど収入が増える．その一方で，過剰診療を招くとの批判もある．上手に診断して最低限の検査と薬で上手に治療をしても，診療報酬点数は増えないから収入が上がらない．技術やサービスの質を高めるよりも，薬や検査の回数を増やした方が収入は高くなる．

包括払い

包括払いは，出来高払いの過剰診療を抑制するために導入された方法である．実際の診療行為や使った薬や検査の内容には関係なく，「1回」の入院や「1日」の入院に対してあらかじめ決められた金額が支払われる．定額内でやり繰りしなければ赤字になるので，無駄使いがなくなると期待されている．その一方で，過少診療を招くとの批判もある．定額を超えた費用は医療施設の負担になるため，手間のかかる患者が敬遠されたり，必要な治療が差し控えられる恐れもある．

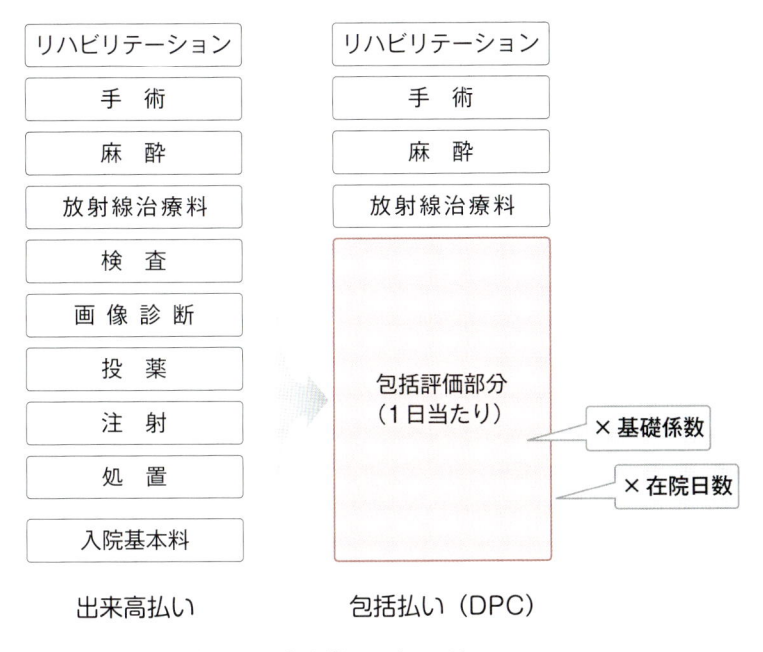

図1-28 出来高払いと包括払い（DPC）

支払い方式の変化

わが国の診療報酬体系においては，これまでは出来高払いが主流だったが，近年さまざまな形で包括払いが取り入れられている．慢性期の病院は，すでに1日当たり定額の包括払いになっている．慢性期は症状が安定し治療法もある程度標準化されているので，包括化になじみやすいと考えられている．そして急性期の病院でも包括払い制度の導入が始まった．まず大学病院に，その後，一般病院や専門病院にも広がっている．

急性期医療に包括支払い方式を導入するうえで，診断群分類包括評価（DPC）が用いられる．DPCとはケースミックス分類という分類手法の1つで，患者を病名（Diagnosis）と提供されたサービスの種類（Procedure）の組み合わせ（Combination）によって分類する方法である．本来は支払いを意味するものではないが，この診断群分類を診療報酬の区分に用いた包括払い方法のことを，今ではDPCと呼んでいる．手術や副傷病名の有無によって約2,000種類の診断群に分類され，それぞれ定額の費用が決められている．包括部分は，診断群分類ごとに定められた1日当たりの点数で，主に入院の基本的な費用に相当する．手術や麻酔，リハビリテーション料などは包括分には含まれず，出来高で計算する（図1-28）．

DPC：Diagnosis Procedure Combination

急性期の医療費の包括化が，これからの病院医療に与える影響は大きい．DPCの究極の目的は，包括化による医療情報の標準化と透明化である．DPCによってパターン化されたデータが得られるようになって初めて，病院間の比較分析や地域の医療資源分析が可能になる．この医療情報を使って，適切かつ効率的な医療提供体制を整備することが期待されている．

D 介護保険

介護保険は，介護が必要になった高齢者に介護サービスを提供するための仕組みである．世界屈指の超高齢社会に突き進むわが国で，社会全体で高齢者の介護を支えるために2000年から始まった新しい制度である．医療保険と同じく公的な保険制度だが，医療保険よりシンプルな仕組みになっている．

介護保険制度においては，市町村が保険を運営している．介護サービスは生活密着，地域密着で提供するものだから，住民に一番身近な自治体が担う方がよいという発想だ．ちなみに医療保険の方は制度が分立しており保険者もたくさんある．こちらは100年の長い歴史があり，職場や地域ごとに徐々に制度が創り上げられた長い経緯があるからだ．

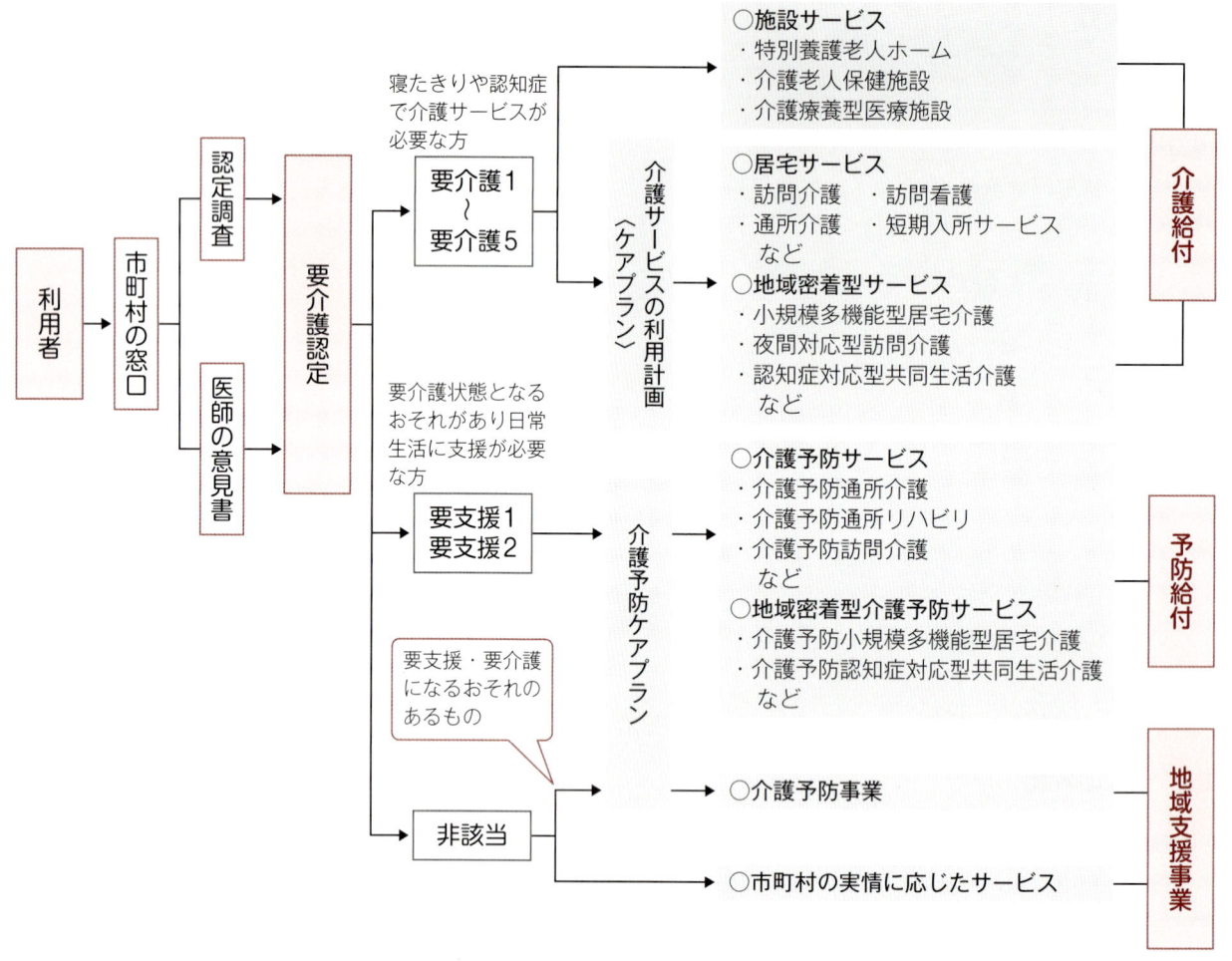

図1-29 介護保険のサービス利用の手続き
(厚生労働省:「介護保険制度の概要」)

　　介護保険の対象となるのはわが国に住む40歳以上の人すべてである．このうち65歳以上の加入者（第1号被保険者）が介護を必要とする状態（要介護状態）や日常生活に支援が必要な状態（要支援状態）になった時，介護サービスが受けられる．40歳から64歳までの加入者（第2号被保険者）は，加齢が原因の疾病により要介護状態や要支援状態になった場合に，介護サービスを受けることができる．

　　介護保険で介護サービスを受けるためには，市町村の要介護認定を受けなければならない．医療保険の場合は保険証をもって保険医療機関に行けば，いつでもどこでも誰でも医療サービスを受けることができるが，介護保険の場合はサービスを受けるためにはいろいろな条件がつく．介護サービス利用の手続きを示したのが図1-29である．要介護認定を受けると，要介護1～5，要支援1，2の7段階に判定され，要介護度によって受けられるサービスの量と内容が決まる．要介護度が上がるにつれ支給限度額も上がる．

　　介護保険で受けられる給付は，要介護の人に対する介護給付と，要支援の人に対する予防給付の2つがある．給付されるサービスは，施設サービス，居宅サービス，地域密着型サービス，居宅介護支援，介護予防支援である．施設サービスとして介護保険で入所できる施設は，特別養護老人ホーム，介護老人保健施設，介護療養型医療施設の3つである．要支援の人は施設サービスは受けられない．居宅サービスの主なものとしては，訪問サービス，通所サービスおよび短期入所サービスがある．福祉用具の購入費や住宅改修費も給付される．

介護報酬

　　介護保険で，事業者が利用者にサービスを提供した場合，事業者に支払われる料金を介護報酬という．医療保険の診療報酬に似ているが，診療報酬が全国一律1点10円なのとは異な

表1-12 施設サービスの介護報酬

	介護老人福祉施設	介護老人保健施設	介護療養型医療施設
	ユニット型介護福祉施設サービス費（Ⅰ）	ユニット型介護保健施設サービス費（Ⅰ）	ユニット型療養型介護療養施設サービス費（Ⅰ）
要介護1	659単位	789単位	782単位
要介護2	729単位	836単位	890単位
要介護3	802単位	900単位	1,123単位
要介護4	872単位	953単位	1,222単位
要介護5	941単位	1,006単位	1,312単位

2012年4月現在　1日当たりの単位　ユニット型個室の場合

り，介護報酬の場合は地域ごとの人件費や物価を反映した地域別単価となっている．介護報酬の値段は「単位」で示され1単位は約10円だが，地域によって1単位当たりの金額が異なる．

施設サービスの介護報酬は包括払いの料金設定になっており，施設の種類と要介護度で値段が決まる（表1-12）．施設は定額料金の範囲内で必要なサービスを提供しなければならない．居宅サービスの場合も，訪問サービスの介護報酬は1回当たりの単位で値段が決まり，診療報酬のような出来高払いの仕組みにはなっていない．

E 一部負担と高額療養費

医療保険では，その費用の一部を受診した患者本人が負担し，医療施設の会計窓口で支払うことになっている．これを一部負担金といい，一般の人は3割，義務教育以前の子どもと70歳から74歳までの人は2割，75歳以上の人は1割負担である．

介護保険の場合は，基本的に1割を利用者が負担することになっている．居宅サービスの場合は要介護度によって利用限度額が設定されており，限度額を超えた部分は全額が利用者の実費負担になる．

一部負担とはいっても，重い病気だったり療養が長引いたりした場合は支払いが大変になる．入院患者の1日当たり診療報酬額つまり治療費の平均は，直腸がんで約5万円，虚血性心疾患で約10万円，脳梗塞で約3万円である．1ヵ月も入院すると，治療費の総額は100万円を超え，患者は一部負担金を数十万円も支払うことになる．

治療代が払えないから病院に行けないといった事態が起こらないように，いろいろな医療費助成制度がある．医療保険の場合，自己負担が一定の金額を超えた場合には，超過金額が払い戻される高額療養費制度がある．計算式は大変ややこしいので省略するが，一般の人なら1ヵ月当たりの一部負担金は約8万円が最高額になる．

介護保険の場合は，包括払いで利用限度額も設定されているので，医療費ほど高額になる恐れはないが，サービスを受ける期間は長期になる場合が多い．こちらも医療保険と同様に，自己負担額が上限を超えたときは払い戻される仕組みがある（高額介護サービス費，高額介護予防サービス費）．

さらに，医療保険と介護保険の自己負担額を合わせた仕組みもできた．これを高度医療・高額介護合算療養費という．医療保険の高額療養費の対象になった世帯に介護保険の利用者がいる場合，両方の自己負担額を合算して，一定の限度額を超える場合には療養費が支給される．

患者利用者にとって，医療や介護サービスの費用をまかなえるかどうかはとても重要なことで，人によっては死活問題だ．医療事務職員やソーシャルワーカーの仕事だと任せきりにせず，自分の提供するケアの対価を患者利用者にきちんと説明できるように，医療・介護業界のお金の流れを理解してほしい．

参考文献

椋野美智子,田中耕太郎（著）：はじめての社会保障—福祉を学ぶ人へ，第11版，有斐閣アルマ，2014

1章　関連職種連携の基礎

9　患者・利用者と家族

　医療と福祉に関わる日々の実践の中で，患者・利用者との関わりにおいて，その「家族」について何を見ることができるだろうか．まず出発点となるのは私たちが「家族」についてどう見ているかということである．本稿では「家族」に焦点をあわせて素描する．

A　家族とは何か

　入学したばかりの大学看護学科1年生に対し「家族とは何かを考えてください」という問いを出したところ，以下のような回答があった．

> **入学したばかりの大学看護学科1年生による家族の定義**
> ・家族とは，心がいつも通じ合える集団，共に笑い，悲しみ，迷い，進んでいく．そして一緒にいるだけで幸せだと感じられる集団
> ・家族とは，どんなに辛いことでも分かち合って乗り越えていけるとても大切な存在
> ・家族とは，多くのことを学ばせてくれる存在であり，人生の教科書である
> ・家族とは，愛情が存在する親兄弟などの血縁関係と婚姻関係に基づくつながり
> ・家族とは，最も原始的な人間関係であり私たちにとって最初の社会である
> ・家族とは，血縁集団を基礎とした居住を共にすることによって1つのまとまりを形成した親族集団であり，一般的に「サザエさん」や「ちびまるこちゃん」のような円滑な家庭のイメージ
> ・家族とは，言葉で言い表すことのできないほどの大切な存在．どんなに離れていても，どんなに嫌いでも切っても切れない縁でつながっている
> ・家族とは，聖書にある"喜ぶものと一緒に喜び，泣くものと一緒に泣きなさい"のように痛みを分かち合い励まし合う存在である
> ・家族とは成長させてくれる場．それは学校や社会に出た時の基礎となるもので，家族内でそれを学んでいる．そして誰にとっても必要不可欠

　これから見て取れる点は，家族とは小集団であり，お互いに支え合い信頼し合うものであり，夫婦・親子が互いに無償の愛情を与え合い，その中で人の成長が決まる場であると肯定的なイメージで捉えられていることである．

B　現代家族の特徴

　多くの先進国で，拡大家族に代わって核家族が多くなってきたが，その核家族も危うくなってきている．戸籍上は結婚していても別居期間が長期に及ぶ家族，あるいは代理母やセックスレス夫婦など家族の捉え方が多様化する現代社会においては，家族の定義が難しくなっている．家族形態の変化とともに，価値観の多様化などが加わり，社会の中で家族の機能が変化している．急激に変化する現代社会の特徴を表1-13に示した．医療と福祉の実践の場においても，それぞれの家族の関係・機能を十分に見極めたケアが求められてくるであろう．それは出生率の低下と単親家庭や1人暮らしの人々が増加しているからである．

表 1-13　現代家族の特徴

家族の縮小化と核家族	1世帯平均構成人数は年々減少傾向が続いて，2012年には2.57人となった．単独世帯や単身世帯，核家族の割合も増加している．
家族機能の喪失	家事を代行する機関が家族機能を肩代わりしてくれる（食事，掃除，ベビーシッターなど）．また家族1人ひとりの生活行動の個性化が進んでいる．
伝統や習慣からの解放	結婚そのものが当事者の個人的責任において行われるので，家族の安定度が10年前より低くなっている．家庭内離婚も含め離婚率が上昇している．
父親と母親の同質化	父親は権威のある家庭内で君臨している父性をもった存在ではなくなってきている．父親も母親も「頼りになる」「優しい」が共通している．
女性の社会進出の増加	育児の環境整備がなされつつあり，少子高齢化が進む中で労働者として女性の存在が注目されている．

(厚生労働省：国民生活基礎調査（2013）による)

C　家族に焦点をあわせる必要性

ケアの対象を個人だけでなく，なぜ家族に焦点をあわせる必要性があるのだろうか．理由は以下のような考えがあるからである．

① ヘルスケアは個人を対象とするよりも，家族に重点を置く方が効果的である．
② 健康行動や病気行動は家族の中で学習する．
③ 家族成員の健康問題のために，家族全体が影響を受ける．
④ 家族は個人の健康に影響を及ぼす．また個人の健康や健康行動は家族に影響を及ぼす．
⑤ 家族の健康を促進／維持／再構築することは社会の存続にとって重要である．

伝統的な家族の概念が衰退したことは，医療と福祉の専門家にとって難題となっている．例えば，独身者やその集団とのコンタクトを確立しようとすることは難しい．それは専門家たちが受けた訓練のほとんどは，家族よりも個人のためだからである．

患者・利用者に治療の効果が見られない時や同じ症状を繰り返す時，あるいは教育的ケアが必要な時は，個人に対するケアでは限界があるので，家族を巻き込まないと効果を発揮できないことがある．この場合家族カンファレンスをもつことが望ましいといえる．

D　家族機能の査定（アセスメント）

家族は互いに独立した存在であり，親子・夫婦そして兄弟などによって機能している．そして親と子のような階層性と各々に期待される役割が存在する．家族を査定（アセスメント）する場合，家族構成員の1人をアセスメントするより，家族全体を見る方が家族の関係性や影響が見えてくる．家族1人の変化は1人に留まらず家族全体に影響を与えることになるからである．

医療と福祉の専門家は家族に関わる理論（システム理論・サイバネティックス理論・コミュニケーション理論，カルガリー家族アセスメントモデル・家族モデルなど）を熟知したうえで，ケアの方向性を見出すことが重要である．

家族の変化過程は家族の成長・発達と捉えることができる．個人にも成長過程における発達課題があるように，家族にも家族成員の課題達成を助ける家族全体の課題がある．タピアTapiaは家族機能の発達過程を，人間の発達段階にたとえて5段階に分類した（表1-14）．

表 1-14　家族機能の段階と介入を明確化する家族モデル

	Ⅰ 幼児期	Ⅱ 小児期	Ⅲ 青年期	Ⅳ 成人期	Ⅴ 成熟期
家族の段階	無秩序でかろうじて残存している家族／不十分な身体的・情緒的な支援／地域社会からの疎外／逸脱行動，役割の歪曲と混乱，未成熟，子どもに対する無頓着，抑圧と失敗	幼児期のレベルよりわずかに上位にある中間的な家族／経済的備蓄の変化／疎外感があるが，それ以上に信頼感が大きい／子どもは大切にされず無頓着である／防衛的であるが，わずかに支援を受け入れる意思がある．	正常な家族であるが，たくさんの葛藤と問題を抱えている／経済状態の変化／信頼感は強く援助を求め利用する力が大きい／親はさらに成熟しているが，情緒的葛藤が残っている／成功しさらに問題を解決することを求める／特定の将来を志向	家族は問題を解決し安定しており，健康的で葛藤が少ない／身体的，情緒的支援の非常に大きな提供者／親は成熟し自信をもっている／子どもの養育に対する困難は少ない／援助を求めることができ，未来志向で現在を享受する．	理想的家族／平衡維持力があり，個人と集団の目標および活動とのバランスがとれている／家族は課題と役割をうまくこなし，必要なときには適切な援助を求めることができる．
	信 頼	カウンセリング	技術の合成	予 防	な し
介 入	受容と信頼，成熟と忍耐／役割と明確化，制限の設定／継続的な人間関係と進歩の評価	信頼関係に基づき，家族を理解し，問題を明確化し援助するためカウンセリングおよび相互作用技術を用いる／医療福祉の専門職者は誠実さ純粋さ，および自己評価を活用する	情報，調整，チームワーク，教えること／特別な技術を用いて，家族が決定し，解決策を見出すのを援助する	期待される問題領域の研究／資源入手の可能性を教える／家族集団の理解を援助する	

（シスター・カリスタ・ロイ（著），松木光子（監訳）：ロイ適応看護モデル序説，第2版，へるす出版，1998より一部改変の上転載）

①幼児期の家族とは無秩序でかろうじて存在し，身体的・情緒的な支援が十分得られていない状態にある家族である．
②小児期段階の家族は，かろうじて存在している状態より少し上の中間的家族である．
③青年期段階の家族とは一般的な家族を指すが，多くの葛藤と問題を抱えた家族である．
④成人期段階の家族は，さまざまな問題を解決し，健康的で葛藤や問題が少ない家族である．
⑤成熟段階の家族は平衡維持力があり，理想的な家族である．

介入にはこれらの段階を査定し，家族の発達段階に応じたケアを行うことが求められる．

参考文献
1）石原邦雄他（編）：家族社会学の展開，培風館，1993
2）鈴木和子，渡辺裕子（著）：家族看護学—理論と実践，第3版，日本看護協会出版会，2006

1章　関連職種連携の基礎

10 地域との関わり

　私たちにとって地域とは，さまざまな人々と交わり，日々必要な物財を入手し，サービスを利用しながら，自分の生活を組み立て，営む場である．医療福祉専門職の立場から地域との関わりを考える場合，大別すると，以下の2つの役割が考えられる．

> ①患者や福祉サービス利用者など（以下「患者・利用者」）に対し良質な在宅医療や在宅介護・福祉サービスなどを提供することを通じて地域の中で暮らせるように支援すること．
> ②患者・利用者が地域で暮らすうえで必要な物財を入手したり医療・福祉サービス以外の生活に必要な各種サービスを利用できるように支援すること．

　このうち，①については他項に記述があるので，ここでは，②に焦点を絞り，地域で患者・利用者が生活するうえで必要な物財の入手やサービス利用の支援について概観する．

A　社会資源

1 社会資源にはフォーマル・サービスとインフォーマル・サポートがある

　患者・利用者が地域の中で暮らすためには，医療・福祉サービスだけでなく，生活保護や融資制度などの経済的保障，住まいの確保やバリアフリーのまちづくりなどの生活環境整備，防災や防犯対策，成年後見制度や虐待防止による権利擁護など，さまざまな公的支援策が必要とされる．同時に，住民によるボランティア活動，民生委員，NPO，当事者組織などが行う各種支援活動なども，患者・利用者が地域で生活をするうえで重要な役割を果たしている．

　これらは一括して社会資源と呼ばれるが，前者のような国や地方自治体などの公的施策による支援を**フォーマル・サービス**，後者のように制度に基づかない多様な支援を**インフォーマル・サポート**と区別する場合がある．両者は，患者・利用者の支援の場面では一体的に提供される必要があるが，フォーマル・サービスが法に基づいて全国一律の枠組みの中で提供されるのに対し，インフォーマル・サポートは地域により違いがあることから，両者を区分して整理する必要がある．

2 社会資源の内容

　生活に必要な社会資源は，患者・利用者の置かれている状況に応じて多様であり，10人いれば10通りの組み合わせができるが，2009年の地域包括ケア研究会報告では，「おおむね30分以内に駆けつけられる圏域に求められる」サービスとして次のようなサービスを提示した．

> ・居場所の提供
> ・権利擁護関連の支援（虐待防止，消費者保護，金銭管理など）
> ・生活支援サービス（見守り，緊急通報，安否確認システム，食事，移動支援，社会参加の機会提供，その他電球交換，ゴミ捨て，草むしりなどの日常生活にかかる支援）
> ・家事援助サービス（掃除，洗濯，料理）
> ・身体介護（朝晩の着替え，排泄介助，入浴介助，食事介助）
> ・ターミナルを含めた訪問診療・看護・リハビリテーション

フォーマル・サービス
制度に基づいて行われる医療福祉の専門的サービスを指す．

インフォーマル・サポート
患者・利用者をとりまく家族，友人，近隣住民，ボランティアによる支援や，NPOによる独自のサービスなどを指す．

これら6項目のうち，後半の3項目は医療福祉専門職によって提供されるサービスであることからここでは除き，地域の中で必要とされるサービスとして，前半の3項目を手がかりにしながら，地域包括ケア研究会報告の前提となっている住宅提供も加え，地域の中で共通に必要とされるサービスとそれらに対する医療福祉専門職の関わりを概観する．

B 在宅生活を支えるフォーマル・サービス

1 環境整備

病院や入所施設ではなく自宅で暮らす場合，患者・利用者の心身の状態に適した住宅や，外出の際に円滑に移動できるまちづくりが不可欠であり，そのように整備された環境は，それ自体が重要な社会資源となる．

a．住まい

一般に，将来の自宅での療養や介護を想定して家探しや新築をする人は少なく，必要に迫られて改修や手すりの取り付けなどを考えることになる．

住宅改修は，費用を負担できることと，適切な場所と仕様による改修や取り付けを行うことの2点が必要である．前者の費用の点では，介護保険制度などによる補助や生活福祉資金の融資などがあり，自治体によっては独自の補助を行っている場合もある．一方，後者の適切な改修などは，事業者の専門性に左右される．その地域に，住宅改修を適切に行える事業者がいなければ，有効な住宅改修ができないこととなり，例えば，いったん回復した機能が不適切な住宅環境によって再び低下する恐れがある．医療福祉専門職としては，改修などを適切に行える地元業者に関する情報をもっておく必要がある．

b．バリアフリーのまちづくり

建築物のバリアフリー化と障害者や高齢者などの移動の円滑化の推進は，それぞれ別の法で規定されていたが，2006（平成18）年に施行された「高齢者，障害者等の移動等の円滑化の促進に関する法律」（通称「バリアフリー新法」）は両者を1つの法律で規定した．バリアフリー新法は，建物という「点」と，その間の移動という「線」を連続して一体的にとらえ，総合的な整備の促進を意図した法律である．

例えば，「特別特定建築物」（デパート，病院，福祉施設，劇場など，多くの人が利用したり，主に高齢者，障害者などが利用する建築物）を新設する建築主に対しては一定の基準に適合した構造設備とするよう義務づけるとともに，既存の建築物に対しては同様の構造設備とすることを努力義務とした．

また，高齢者や障害者などの移動の円滑化をはかるために，公共交通機関の事業者に対して，バス停や駅などの旅客施設や，バス，電車などの車両整備の際には，バリアフリー仕様を義務づけるとともに，既存の旅客施設や車両などに対しては努力義務を課している．

自宅で暮らす患者・利用者は，ちょっとした危険性や不便を感じると外出を躊躇してしまい，そのことが人との交流も減らし，意欲を減退させ，心身機能の低下を招くことにつながる．そのため，医療福祉専門職は，その患者・利用者が暮らす地域のバリアフリーの状況についても日頃から関心をもち，情報を提供する役割が期待される．地域によっては，地方自治体や障害者団体などがバリアフリーマップを作成しており，その活用も有効である．さらに，患者・利用者の立場に立って，バリアフリー化が進むように関係機関に対して働きかける役割も医療福祉専門職に期待される．

c．災害に備える

地震，津波，台風，集中豪雨，豪雪など，わが国は災害が多発する国である．災害が起きた場合，住民全体が支援の対象になるが，患者・利用者に対しては，個別性に応じたより手厚い支援が必要となる．そこで，国では自力避難が困難な人々を「避難行動要支援者」と位置づけ，個別の避難支援対策の必要性などを提起している．

災害は，種類，程度，発生時間などが1つひとつ異なり，一律の対応策はないが，病院や福祉施設などはある程度の安全な構造と職員による支援が期待できるのに対し，在宅の患

者・利用者はそれらがなく，家族と同居していても時間帯によっては1人でいる可能性もある．したがってとくに在宅の患者・利用者では，近隣住民による支援が期待される．

災害対策基本法では，災害に備えて地域住民自身が作る自主防災組織の設置促進を各市町村長に求めており，東日本大震災以降，設置率は増加している．ただし，自主防災組織があるだけでは意味がなく，その地域で暮らす避難行動要支援者の情報が関係者や近隣住民に共有されていなければ災害発生時には役立たない．そのため，市町村のもつ避難行動要支援者の情報を関係者間でいかに共有するかが課題となっており，個人情報保護に留意しながら民生委員や自主防災組織の役員などに情報提供している自治体もある．

医療福祉専門職は，場合によっては，本人や家族の了解を得たうえで，災害時に支援が期待できる近隣住民などに必要最小限の範囲で情報提供することも，ときには必要であろう．また，病院や福祉施設などは，災害時の事業の継続計画とともに，周辺住民のために果たす役割についても平常時から検討しておく必要がある．

❷ 権利擁護の制度

a．成年後見制度

重度の認知症や知的障害がある場合，自ら適切に財産を処分したり，高額の買い物をすることは困難である．このような判断能力が低下したり喪失している成年の行う法律行為を支援する仕組みが民法などで規定されている成年後見制度である．

成年後見制度は，本人の判断能力の低下の程度に応じて，「補助」「保佐」「後見」という3つの類型があり，それぞれの類型ごとに援助する人に裁判所から与えられる権限が異なる．例えば，低下の程度が最も重い「後見」類型であれば，支援する役割をもつ成年後見人は本人に代わってほとんどすべての法律行為を行うことができるようになる．

成年後見制度は，判断能力が低下している成年の財産を保護したり活用するうえで有効な制度であるが，利用には，民法などに定められた所定の手続を行う必要がある．家庭裁判所，市町村，市町村社会福祉協議会，公証人役場などで利用相談に応じているが，一般に，法律や裁判所と聞いただけで敬遠してしまう傾向があることから，医療福祉専門職は，成年後見制度の概要を理解しておき，必要に応じて患者・利用者にわかりやすく説明したり関係機関に紹介する役割が期待される．

b．日常生活自立支援事業

社会福祉協議会（以下「社協」）が行っている日常生活自立支援事業は，成年後見制度を利用するほど判断能力は低下していないが，日常的な金銭管理などに不安がある人を対象に，預貯金の出し入れや公共料金の支払いなどを代行したり，通帳などを預かるサービスである．成年後見制度が，第三者（成年後見人など）が本人に代わって判断をする（例えば，契約をするかどうかを成年後見人が決める）のに対し，この日常生活自立支援事業は福祉サービスの1つであり，あくまでも本人の意思に沿って，必要な財産の管理や手続を代行する点に違いがある．ただし，「本人の判断に沿う」とはいっても，例えば，振り込め詐欺にあいそうになった利用者が「至急貯金を下ろしたい」と言ってきた時に，社協職員が事情を聞いて，被害を未然に防いだ例もあり，1人暮らしの高齢者の財産を保護するうえで有効な制度である．成年後見制度と同様，医療福祉専門職は概要を理解しておき，必要な説明や紹介をする役割が期待される．

c．虐待防止

福祉分野では，児童，高齢者，障害者のそれぞれに虐待防止を目的とした法が制定されており，高齢者，障害者の分野では，家族などの介護者だけでなく専門職による虐待の防止も法の目的に含まれている．医療福祉専門職としては自らが虐待防止を徹底しなければならないことは言うまでもないが，地域との関わりでいえば，例えば，オンブズマンのような形で地域住民の目を病院や施設に取り入れることは，職員の緊張感を増し，虐待防止だけでなく，サービス全般の向上にも有益である．

また，各分野の虐待防止法は，いずれも虐待の早期発見，通報，対応を定めているが，い

うまでもなく，虐待は予防が基本であり，その点から，医療福祉専門職に対しては，地域住民や患者・利用者の家族を対象にした教育や啓発，相談事業などによる支援も期待される．

C 生活支援サービスの担い手

地域包括ケアの研究会報告では，生活支援サービスの例として，「見守り，緊急通報，安否確認システム，食事，移動支援，社会参加の機会提供，その他電球交換，ゴミ捨て，草むしりなどの日常生活にかかる支援」があげられている．

これらの「日常生活にかかる支援」のほとんどは，ボランティア，地域の住民組織，民生委員，NPOなどによって提供されている．前述の分類でいえば，インフォーマル・サポートにあたるが，支援の内容は地域の実状に応じて多様であることから，ここでは，支援内容ではなく，その担い手に焦点をあわせて取り上げる．

❶ ボランティアと社会福祉協議会

ボランティアの育成や支援，災害時のボランティアのコーディネートなどを行う組織が，全市町村，都道府県に設置されている社協である．各市町村社協にはボランティアセンターが設置されており，医療福祉専門職がボランティアを依頼したい場合は社協との連携が近道となる．ただし，ボランティアは任意の活動であり，社協は「派遣」ではなく「紹介」をするに過ぎず，紹介義務があるわけではないので，必ずしも適当なボランティアの支援が得られるとは限らない．また，高度の技術や責任をともなう活動はボランティアにはなじまないことも踏まえて社協に相談することが大切である．

社協は「地域福祉の推進」を目的に設置（社会福祉法第109条）されていることから，ボランティア関連事業以外にも，前述の日常生活自立支援事業，在宅福祉・介護サービス，低所得者向けの融資，住民ボランティアによる食事サービスや高齢者のサロン活動，成年後見制度の利用支援など，さまざまな事業を行っている．医療福祉専門職としては，社協と連携を密にしておくことで，在宅生活支援に必要な情報を入手しやすくなるだろう．

❷ 町内会や自治会などの地縁組織

近隣世帯によって結成される組織が，町内会や自治会などの地縁組織（以下「町内会など」）である．法律上の根拠はなく，加入も任意ではあるが，ゴミ置き場や街路灯の管理，防犯や防火の取り組み，自主防災組織の活動，美化や環境保全など，多くの地域で住民の日常生活に関わる重要な役割を担っている．子ども会や老人クラブなどの組織もこれらの組織を基盤に結成されることが多い．高齢化の進行にともなって住民の共通課題として福祉課題を取り上げる町内会なども増えており，高齢者世帯の見守り活動や食事サービス，高齢者が集うサロン活動に取り組む町内会なども増えつつある．

盆踊りや七夕祭りなどの行事を地元の町内会などと共同で行っている病院や福祉施設もあるが，医療福祉専門職としては，日頃から地元の町内会などの関係者と「なじみの関係」を作っておくことは，患者・利用者の日常的な生活支援に協力を得る際にも有効である．

❸ 民生委員

民生委員は，厚生労働大臣の委嘱を受けて無報酬で活動する委嘱ボランティアである．地域住民の相談にのるとともに，専門機関との橋渡し，自治体の調査への協力，自治体が行う調査や広報への協力，災害時要援護者支援や高齢者世帯の安否確認，地域の各種行事や共同募金運動への協力など，活動内容は多岐にわたる．また，民生委員は児童委員でもある（児童福祉法第16条第2項）ことから，近年では，児童虐待の予防や早期対応への役割に対する期待も高まっている．

連絡先は民生委員個人になるが，例えば，「ある地域に住む患者・利用者に対する見守りのことを民生委員に相談したいが担当の民生委員がわからない」というような場合，とりあえず市町村に事情を話したうえで紹介を受けることも可能である．

なお，民生委員はボランティアであることから，専門機関のように特定の問題に対して一定の義務や責任が課せられているわけではない．一方で，民生委員法で守秘義務が課せられ

ており，公的な性格も強くもっているため，一般のボランティアには提供されない個人情報が，民生委員に対しては提供されている地域もある．

❹ NPO

NPO：Non Profit Organization

　NPOは非営利組織ともいい，わが国では，1998年に特定非営利活動促進法が施行されてからは，同法による特定非営利活動法人を表す場合が多い．他の形態の法人に比べて設立の条件を緩やかにし，小規模のボランティアグループや市民団体などが法人格を取得しやすくすることで，地域のニーズに応じた小規模な事業や先駆的事業などが活発に展開されることを期待して設けられた法人制度である．

　NPOは，ホームヘルプやデイサービスなどの一定範囲の公的な介護・福祉サービスも経営できるが，一方では，移送サービスや食事サービス，買い物支援，成年後見制度の利用支援など，生活支援全般のサービスに取り組んでいる．そのため，NPOとの連携は，患者・利用者に対する支援を手厚くしたり，より便利な生活の形成に役立つ可能性がある．NPOの設置状況や活動状況は地域差が大きいので，まず，都道府県のホームページなどで地域に関わるNPOの基本情報を確認するとよいだろう．

❺ 患者会などの当事者組織

　患者・利用者の置かれている状況に応じてさまざまな患者会や家族会組織があり，その規模も大小さまざまである．大規模あるいは広域的な団体の場合は，制度の創設や改善の運動，市民に対する啓発活動などが中心となるが，地域に密着した団体の場合，地域の生活情報の提供，ピアカウンセリング，互助的な助け合いサービスの提供など，その地域で患者・利用者が生活するうえで実際に有効な各種支援を行っている．医療福祉専門職は，これらの団体の活動を専門的知見を生かして支援する役割が期待されるとともに，新たな患者・利用者に対しては，これらの組織を紹介することで医療福祉専門職とは異なる立場からの支援を期待することができる．

1章 関連職種連携の基礎

11 連携に関わる制度とサービスの概要

A 「連携」の多義性

　医療福祉分野の「連携」は多重構造になっている．そもそも連携とは関係性を表す言葉であってモノではないから，並べたり比べたりすることができない．誰と誰がどういう力関係で，どんな状況でどれだけの頻度で関わっているのか，切り口によって関係性の枠組みは変わってくる．「連携」という同じ言葉を使っていても，別次元の問題を一緒に論じて混乱を招く事態も起こっている．

　連携の構造は，遊園地のコーヒーカップに似ている（図1-30）．関連職種連携を学んでいるあなたは，患者・利用者とともに多職種の学生チームで1つのカップに乗り込み，仲間と協働して一生懸命カップを回しているところだ．あなたが乗っているカップは円盤に乗っており，その円盤はさらに大きな円盤の一角で回転している．

　ところが医療福祉の現場では，専門職チームが目が回るほど頑張っているのに，当の患者・利用者はコーヒーカップの外に投げ出されて円盤の縁のあたりでもがいているようなことが，残念ながら起こっている．問題は実はカップの外にあり，転院先がなかったり在宅サービスがなかったりと，チームのはるか頭上の制度の問題に突き当たり，制度の山と山の深い谷間に患者・利用者が吸い込まれている，というようなことも起こっている．

　連携は多次元的に繰り広げられている．病院を例に取ると，組織内部での専門職同士の協働，異なる診療科との連携，部門間の連携，組織外部の医療機関同士の連携，福祉施設や教育機関との連携，さらに地域サービスや住民との協働へと広がり，その都度関係性の枠組みを変えてネットワークが交差していく．連携の同心円の軸がコーヒーカップ，つまり専門職のチームワークであることは間違いない．しかしその軸の周りには多彩な軌道を描くネットワークが渦巻いている．患者・利用者がその狭間に落ち込まないように，専門職間の協働を維持しつつも，外に広がるネットワークへの対応が求められている．

B 地域で暮らす

　人が生まれてから亡くなるまでの一生を辿って，病気や障害，老化など，生活を不安定にさせる要因が生じた時に，どのような医療福祉の施策があるかを示したのが図1-31である．病気やけがをした場合に，誰もが安心して治療することのできる医療保障の制度と，高齢者や障害者が円滑に社会生活を営むことができるように，在宅や施設において各種のサービ

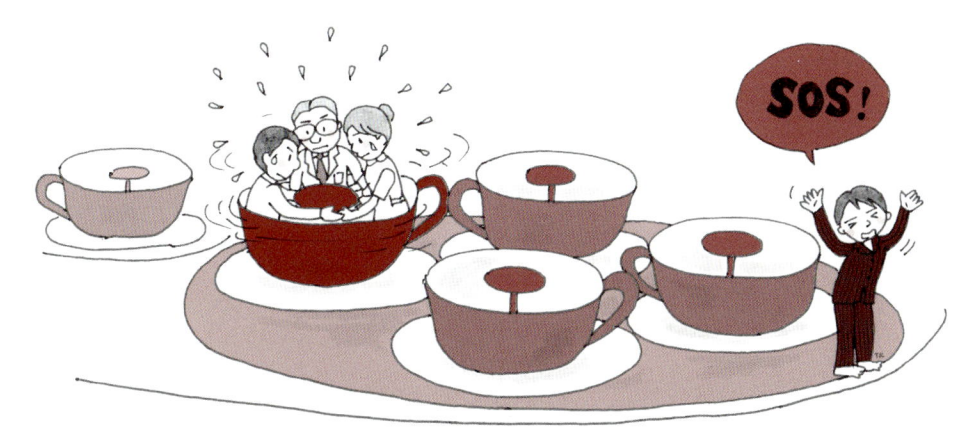

図1-30　「連携」は多次元構造

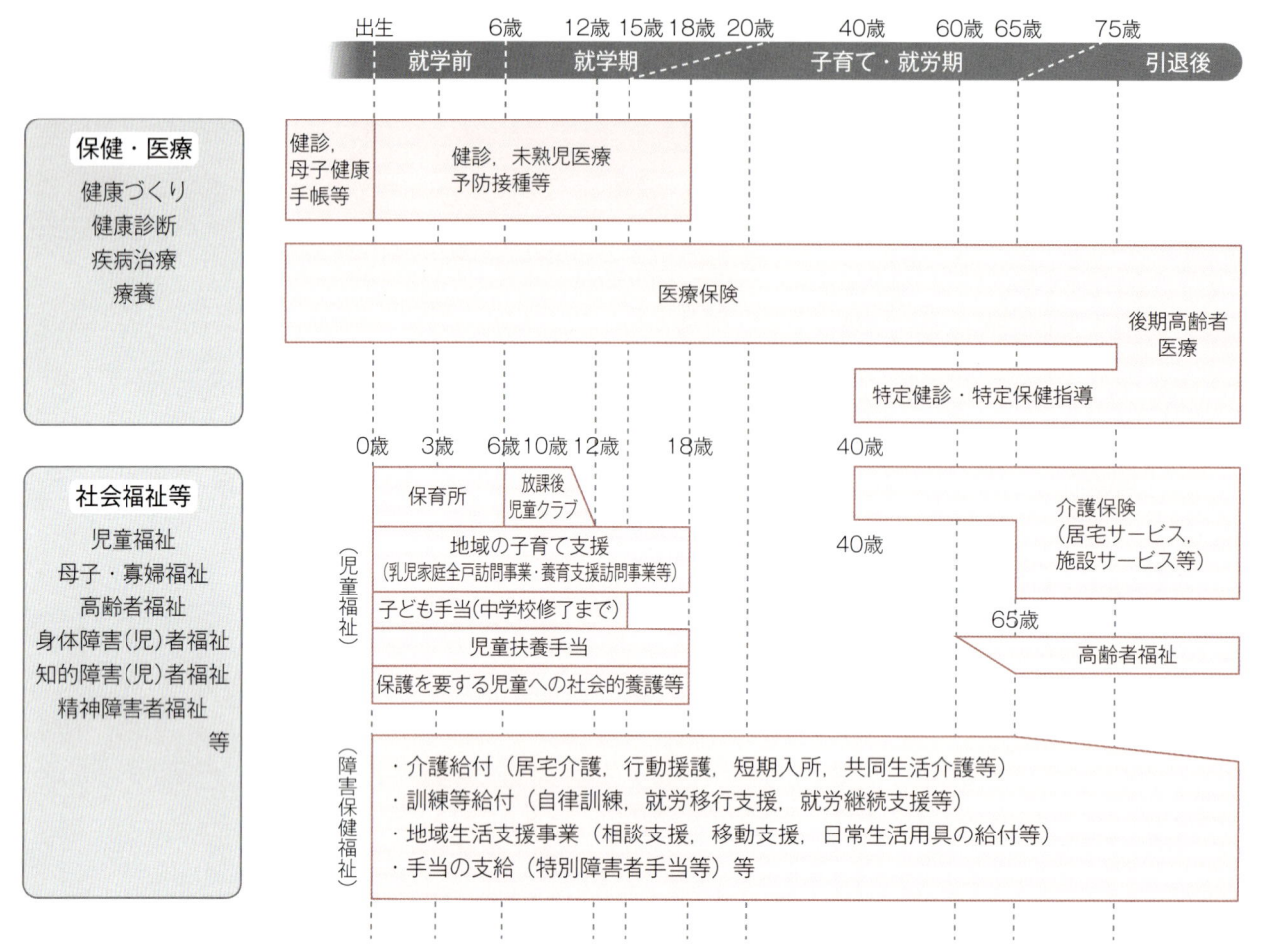

図 1-31　医療福祉制度の概要
(社会保障入門編集委員会(編):社会保障入門2011, p.4, 中央法規出版, 2011より一部改変)

を提供する社会福祉の制度が，重層的に整備されている．医療福祉制度の全容を語ることはとてもできないので，本節では制度上の連携構築に関わる取り組みをいくつか紹介する．

21世紀に入って盛んに強調されるようになったのが，「地域」の枠組みである．1つの地域で医療・介護・福祉サービスが包括的・継続的に提供できる体制を整える，**地域完結型ケア**の発想だ．住み慣れた地域で安心して暮らすことができるように，自宅で暮らせなくなって仕方なく施設に入ったり，地縁のない地域に引っ越したりしなくていいように，一生を辿って切れ目なく，その時々に必要な医療福祉サービスを提供できるようにする発想である．

それでは20世紀はどうだったのか．一言でいえば，医療は施設完結型，福祉は縦割り行政型だった．専門職の人たちは精いっぱいの治療やサービスを提供してきたのだが，それぞれの組織や領域レベルで終止していたため，病院では「入院治療にベストを尽くすが退院した後のことはわからない」，福祉では「退院後の生活支援サービスを得ようとしても，所轄が細かく異なってわかりにくい」といったことが問題となっていた．

かつては，地域で暮らせなくなった多くの高齢者が，行き場を失って病院に入院していた．本来は介護や福祉サービスを必要とする人たちだ．老化なので治療しても治らない．治らないから亡くなるまでずっと居るという「社会的入院」が社会問題になった．こうした長期入院の問題は高齢者に限ったことではなく，多くの障害者や病気の人たちが施設に収容されてケアを受けていた．20世紀の医療福祉サービスは，施設ケア中心の体制だったといえるだろう．

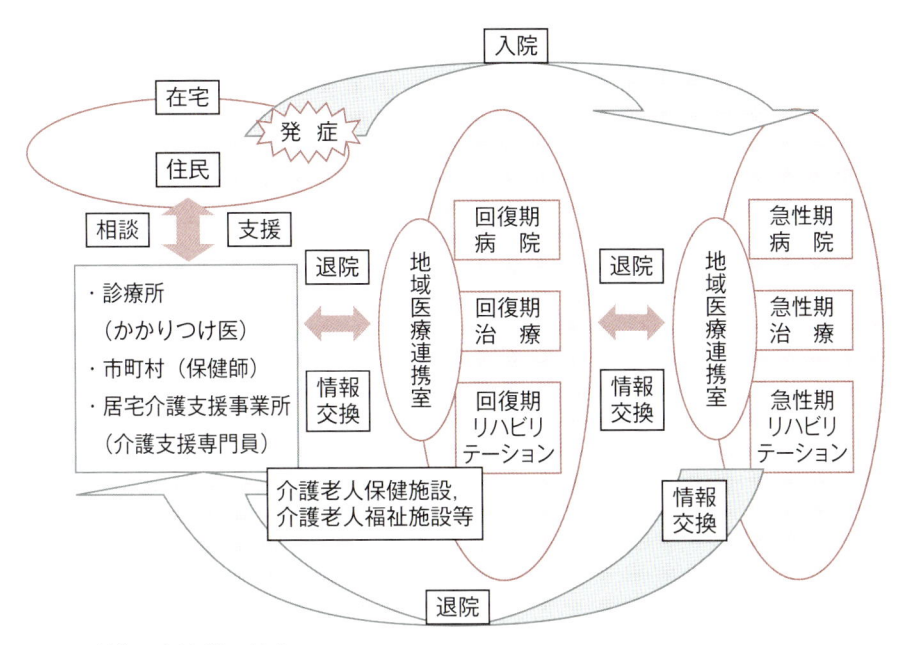

図1-32 地域医療連携の流れ
(岡 紳爾:「地域医療連携体制の構築に関する研究事業」分担業務報告書, p.40より一部改変)

C 新しい地域医療計画

　2007年の第5次医療法改正で地域の医療計画が新たに定められ，がん，脳卒中，小児救急などの事業別に，地域の医療連携体制を構築する仕組みが法制化された．急性期から回復期，維持期を経て在宅にいたるまで，患者に切れ目のない医療を提供するために，医療施設間の機能分担と業務連携の確保が目標に掲げられている．この連携体制構築のためには，数値目標を設定し，事後評価を行い，住民にわかりやすく情報提供する仕組みを作る必要があり，その責務は都道府県が負っている．

● 地域連携クリティカルパス

　地域完結型医療を具体的に実現するためのツールとして，地域連携クリティカルパスが注目されている．クリティカルパスは本来，良質な医療を効率的に提供するためにアメリカで開発された診療計画表である．1990年代にわが国の病院に導入され，診療の標準化や業務改善，チーム医療強化に効果を上げた．従来のクリティカルパスは1つの病院の診療計画表であり，入院から退院までで完結する．病院にとってはそれで治療は終わりだが，患者にとっては終わらない，つまり引き続き療養が必要な場合も多い．地域連携クリティカルパスは1人の患者の診療計画表であり，発症から入院転院して自宅に戻るまでの経過を追うものである．

　この地域連携の流れを示したのが図1-32で，脳梗塞や股関節の骨折を想定している．発症から急性期治療までは急性期病院で行い，回復期病院に転院して引き続き治療やリハビリテーションを行う．退院後は必要に応じて介護施設に入所し，自宅に戻ってからは，かかりつけ医をもって生活支援のサービスを受ける．急性期から生活期にいたる切れ目のない治療を継続するためには，発症した時の状況や治療内容，治癒経過，リハビリテーションの経過などの情報を，関係者一同が共有しておく必要がある．そこで地域の医療関係者が集まって，主要な疾病ごとに診療計画表を作るための協議を重ねる．施設ごとの治療経過に従って，診療ガイドラインに基づき診療内容や達成目標を定め，できる限り早く自宅に戻れるような診療計画を作成し，治療を担当するすべての医療施設が共有してこのパスを使用する．

がん治療の例

地域医療連携の例としてがん治療を取り上げよう．がん対策基本法に基づくがん対策推進基本計画において，連携の協力体制づくりが掲げられている．がん診療連携拠点病院は，専門的ながん医療の提供，がん診療の連携協力体制の整備，および患者への相談支援や情報提供などを担う病院として指定された．各都道府県に中心的な役割を担う拠点病院を1つ置き，さらに複数の拠点病院を置く．これらを拠点に，主要ながんに関する地域連携パスの整備を行うことが示されている．在宅医療に関しては，病院の医療従事者が患者の退院時の調整を円滑に行うために，情報提供，相談支援，服薬管理，在宅療養支援診療所・訪問看護ステーション・薬局との連携などの体制を整備することが掲げられている．

病院内部に目を向けると，地域連携を推進する要として，地域医療連携室が多くの病院に設置されている．他施設からの紹介患者の受け入れ調整（前方連携）と他施設への患者の転院援助（後方連携）を主な業務として，医療ソーシャルワーカー，看護師，事務職員などが協働して業務を行っている．地域連携パスのコーディネート業務も，連携室の重要な役割になってくると考えられている．

新しい医療計画は，地域の病院・診療所が網の目状のネットワークを張り，相互の機能分担・連携によって「面的」に医療ニーズをカバーする体制の実現を目指している．「地域を1つの病院に」というスローガンを掲げる中核病院もある．しかし，住み慣れた地域で安心して暮らすためには，医療サービスだけでは十分とはいえない．

D 地域包括ケア

医療サービスのみでは不十分なケースとして，高齢になってケアが必要になった場合を考えてみよう．高齢者が住み慣れた地域で安心して暮らすためには，介護・保健・福祉・医療の各領域，さらに地域住民の助け合いなど**インフォーマル・サポート**を含めたさまざまな支援をネットワーク化し，高齢者を継続的かつ包括的にケアする必要がある．地域に包括的なケアシステムを構築することにより，患者・利用者の生活の質の向上を目指す．これが地域包括ケアの考え方である．

地域包括支援センター

介護保険において，地域での介護を支援する中核的な機関として地域包括支援センターが設置された（図1-33）．介護予防マネジメントや総合相談，権利擁護などを担う中核機関として，介護や医療，ボランティアによるサービスなど，必要な支援が継続的に提供されるように調整する役割を担う．虐待防止や早期発見，介護予防活動も行っている．設置主体は市町村であり，中学校区に1ヵ所の設置を目標にしている．

センターには保健師，社会福祉士，主任介護支援専門員（主任ケアマネジャー）などが配備されている．担当すべき主な業務は，保健師は予防給付・介護予防のマネジメント，社会福祉士は総合相談・支援や虐待防止・権利擁護，そして主任介護支援専門員は地域ケア支援や包括的・継続的マネジメントとなっているが，3職種が1つのチームとして協働して対応することが求められている．

地域包括ケアと多職種連携

地域包括ケアは，多職種連携によるチームケアを基盤に置いている．地域包括ケアのモデルの1つになった「尾道方式」においては，在宅主治医と介護支援専門員の連携を軸にした支援チームが利用者に付き添い，節目節目にケアカンファレンスを繰り返して長期継続フォローアップを行う形式をとっている．このように，障害福祉の分野も，障害者自立支援法が施行されて以降，大きく変わろうとしている．これまで障害の種類別に縦割りで，いくつもの制度に分かれていたものが一本化され，障害者の自立支援を目的とした制度に再編され

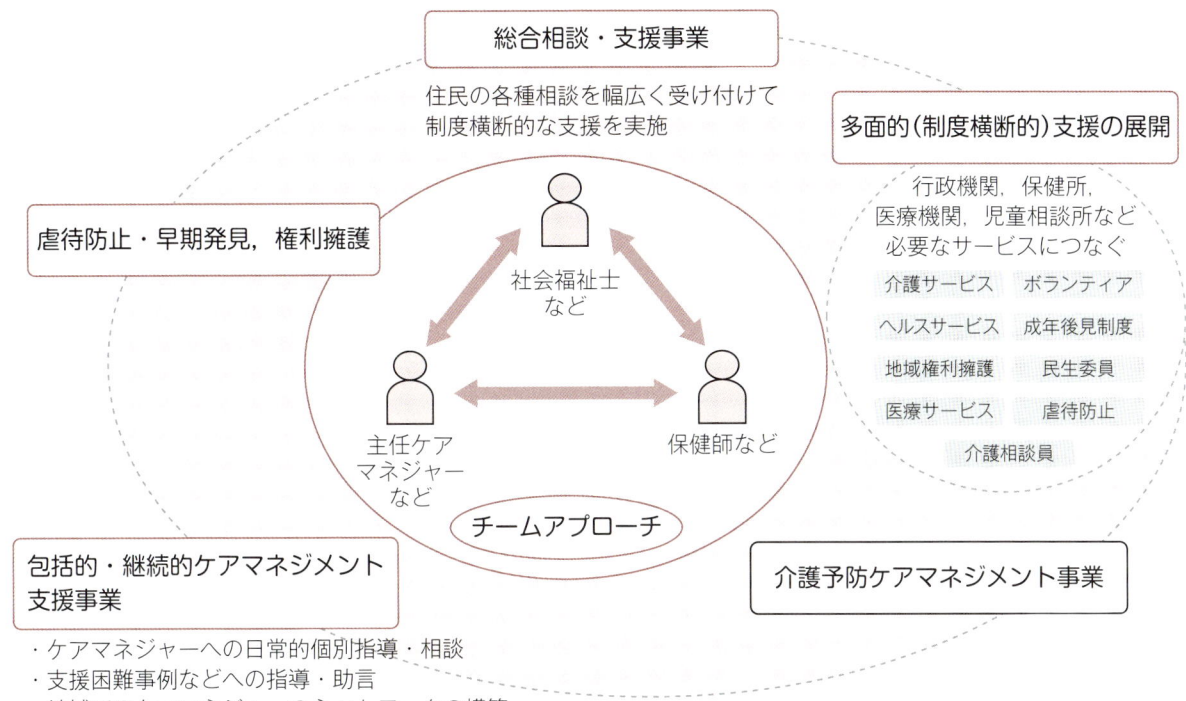

図1-33　地域包括支援センターのイメージ
(厚生労働省:「介護保険制度の現状について」)

た．障害者の地域生活の実現を掲げ，障害者が安心して暮らすことのできる地域社会の実現を目指している．

E　橋を架ける

　連携構築の取り組みはまだ始まったばかりである．「連携」という言葉が多義的である分，いろいろな人がいろいろな考えで連携を唱えている．患者・利用者やその家族のために協働することを目的とする人たちの他に，医師不足解消のための役割分担や効率性重視の医療費抑制を目的にする人たちもいる．「地域」という概念にしても同様である．今回紹介した制度だけでも，2次医療圏，日常生活圏域，福祉圏域と微妙に異なる線引きで制度上の「地域」が設定されており，そこに実在の市区町村や小中学校区などの行政区域が絡んでくる．現実のそれぞれの地域にいたっては，大都会から限界集落まで千差万別の問題を抱えている．「住み慣れた地域」というイメージでくくってしまうには，現実はあまりにも多彩である．多彩な地域の実情にあわせて，連携のあり方も当然変わってくるだろう．

● 施策・診療報酬による誘導

　制度を作ったからといって医療福祉の現場が設計図通りに動いてくれるわけではない．あの手この手の規制や誘導が繰り広げられている．がん診療連携拠点病院や地域密着型サービスの整備には補助金がついている．**9**で説明した診療報酬・介護報酬においては，地域連携体制を強化すると収入増になる点数誘導が行われている．一部主要疾患の地域連携クリティカルパスの作成，病院と施設間での担当者会議の開催，退院調整および退院支援計画の作成などには加算が得られる．病院内では，チーム医療体制を整えると診療報酬の加算が取れる．栄養サポート体制加算，褥瘡ハイリスク患者ケア加算，感染防止対策加算，緩和ケア診療加算，精神科リエゾンチーム加算などがあり，医師，看護師，薬剤師，他の専門職種が連携体制を整えてチーム医療を行うことが評価の対象になる．

　まだまだ連携の阻害要因は多い．人や組織が利己的に行動するのはいわば自然な営みで

あって，組織間あるいは集団間の関係性にはそもそも対立や競争の要因が埋め込まれている．中でも大きな隔たりは，医療と福祉の制度間にあるだろう．国民皆保険のもとフリーアクセス独立採算制で供給量を拡大してきた医療と，**措置制度**のもとに行政主導による制度構築をしてきた福祉とでは，財源もサービス提供のあり方も，利用できる資源も異なっている．

医療と福祉の制度上の統合には多少時間がかかるかもしれないが，医療福祉の現場ではすでに連携が実践されている．地域連携がすすんでいると評判の地域で関係者に成功の秘訣をうかがうと，顔の見える連携であることや信頼関係が重要との答えが返ってくる．組織内部のチームワークがうまくいっている施設とは施設間連携も取りやすく，すばやい情報交換ができるのだという．制度上の連携構築が追いついていない，つまり橋がかかっていない大河にも，人が手をつないで工夫して，患者・利用者を対岸に渡そうとする取り組みが各地で始まっている．

しかし，専門職のチームワークに頼って人手で大河を渡るばかりでは疲弊してしまう．ネットワークを開拓するのは専門職の力量だが，連携制度構築によって大きな橋がかかれば，そこを介してたくさんの人と情報を一気に安全に運ぶことができるだろう．

本節の冒頭で述べたコーヒーカップの例えに戻ろう．専門職チームがハンドルを握るコーヒーカップは，大きな円盤の中心に入って回り出している．カップが回り続けることができるように，円盤の制度設計が急がれている．医療福祉分野の連携は，専門職のチームワークを軸に，多彩な地域のネットワークへと拡大している．

> **措置制度**
> 国の責任で，国の機関により実施する福祉サービス．行政庁が誰にどんなサービスがどれだけ必要かを判断して提供する．

参考文献

社会保障入門編集委員会（編）：社会保障入門2011，中央法規，2011
介護福祉士養成講座編集委員会（編）：新・介護福祉士養成講座〈2〉社会と制度の理解，中央法規，2010

1章 関連職種連携の基礎

12 21世紀の医学・医療のあり方
～医療の質と患者のQOLの向上・安全管理～

20世紀後半とくに1990年代から21世紀にかけて，医学・医療は大きく変化し，進歩してきた．この流れは今後少なくとも数十年は続くことと思われる．その主なものには以下のものがあげられる．

①高度先端医療が進歩し，医療の専門分化，細分化がますます進むこと
②医療が医師主導型（パターナリズム）から患者中心の医療へと完全にかわること
③医療倫理が確立されること
④チーム医療が確立されること

一方，国や学会などで描かれる21世紀の医学・医療の姿には以下のようなものがある．

①生命の尊重と個人の尊厳に基づいた患者中心の医療
②情報開示やEBM（evidence based medicine），診療ガイドラインによる医療の標準化などによる医療の透明性，説明責任が確立した医療
③高い専門性に基づく高度先進医療が進展し，完成度の高い治療法が確立した医療
④進歩した医療技術と生命の尊厳が調和された医療　などである

A 高度先進医療の進歩と医療の専門化・細分化

21世紀において医学・医療は，自然科学（とくに分子生物学や遺伝学）の発展や，IT，医療工学などの進歩にともない，ますます高度先進化していくことが予想される．そして高度先進医療が進むにともない，医療はより高度化し専門化，細分化していく．このような中で医療がより無機質で，非人間的になっていく危険性をもっていることを医療に携わる者は忘れてはいけない．

21世紀に大きく発展すると考えられている高度先進医療は次のようなものである．

1 ゲノム医療

遺伝学・分子生物学の進歩の成果が医学・医療の分野に取り入れられてから，①疾病の遺伝子診断だけでなく，②遺伝子解析による病態の分子レベルでの解明，③疾患を起こす原因遺伝子を標的にした遺伝子治療，④遺伝子情報に基づく薬作り（ゲノム創薬），⑤個人の遺伝情報をもとにしたオーダーメイド医療などがますます進む．

2 再生医療

機能不全に陥った生体の組織，臓器の機能の再生をはかるために細胞を積極的に利用する医療．これまでは臓器移植や人工臓器が主に行われていたが，21世紀にはいりES細胞（胚性幹細胞），iPS細胞（人工多能性幹細胞）により臓器組織を構成する細胞を作り出して臓器の再生を行うようになると予想される．

3 生殖医療

体外受精，胚移植，出生前診断など不妊症を中心にした生殖医療の進歩もめざましい．しかしこの分野は法的にも生命倫理的にも課題が多い．

4 遠隔医療

インターネット技術を利用した診断，手術，カンファランスなどを複数の医療機関で共有

患者の権利（2005，世界医師会リスボン宣言）

①良質の医療を受ける権利
②選択の自由の権利
③自己決定の権利
④情報に対する権利
⑤守秘義務に対する権利
⑥健康教育を受ける権利
⑦尊厳に対する権利
⑧宗教的支援に対する権利

QOL（Quality of Life）

QOLとは生活の質とか生命の質とか訳されている．患者の人生観や価値観を尊重し，本人が満足する生活に十分配慮した医療を提供するという考え方．QOLを決めるのは患者本人であり，1人ひとりの患者がどれだけ満足できるかという観点から捉えることが重要である．QOL向上のために医療者がとるべき態度として，①全人的な対応，②真実の告知，③プライバシーの守秘，④身体的症状の緩和だけでなく，精神心理的，倫理的ケア，⑤インフォームドコンセント，⑥家族への適切な対応などが重要とされる．

ES：Embryonic Stem
iPS：Induced Pluripotent Stem

することにより，地域の医療連携をすすめ，医療レベルの画一化がはかられる．

5 ロボット医療

すぐれたロボット工学，医療工学の検査，診断，治療とくに手術への応用がすすむ．またリハビリテーション，介護の分野への導入も大きな期待が寄せられている．

B 医師主導型から患者本位の医療へ

21世紀の医療では高度先進医療の発展にともなう質の高い医療知識と技術の提供とともに，**患者の権利**を尊重し，**QOL**の向上を目指した医療が必然とされる．現在の医療はこれまでの**パターナリズム**に基づく善行の医療から**インフォームドコンセント**を重視し，患者の人権を尊重した「患者中心の医療」へと変革した．患者中心の医療を提供するためには，十分なインフォームドコンセントが得られるほど情報が提供されること，患者の権利が十分尊重されること，患者のQOLに十分に配慮されていること，**医療安全のための方策**が整備されていること，などが必要である．

患者中心の医療を行ううえで高度先進医療，専門分化した医療をどう活かしていくか，これが21世紀前半の大きな課題といえよう．そしてチーム医療は高度先進医療と患者中心の医療の間でどのような意義をもつのか，あらためて注目される．終末医療，**緩和医療**，代替医療なども患者本位の医療を考えるうえで重要である．

C 医療倫理の確立

患者中心の医療が確立するためには，医療の倫理的問題に対する配慮と問題解決のための積極的な取り組みが必要である．ゲノム医療に関する「ヒトゲノム遺伝子解析研究に関する倫理指針」（文部科学省，厚生労働省，経済産業省，2001）や「遺伝学的検査に関するガイドライン」（遺伝医学関連8学会2001）のように，それぞれの医学研究，診断，治療などに関して倫理指針やガイドラインが整備されつつある．

D チーム医療の確立

医療の高度化・専門化がすすみ，急速に複雑化していくに従い，医師1人ですべてをカバーすることが不可能になってきた．それぞれの専門職スタッフが自分たちの専門性を活かして患者・利用者の医療にあたるいわゆる「多職種チーム医療」が必要不可欠になってきている．

チーム医療は患者・利用者によりよい医療を提供していきたいという医療者の姿勢と患者中心の医療を追求するという21世紀の医療の姿を考えるうえで必然的に出てきたものといえる．

チーム医療の実践においては，従来のピラミッド型のチーム医療から脱却し，1人ひとりの医療職の専門性を高め，新しいチーム医療の形を構築していかなければならない．

チーム医療は医療者のためのものではなく，患者・利用者のためのものでなければならないことを忘れてはならない．

パターナリズム

パターナリズムとは子のために親が家父長的な支配を行使する態度をいう．医療におけるパターナリズムとは医師が患者のために医療者側の判断を強制することを意味する．

インフォームドコンセント

医療者から患者へ，また患者から医療者へ十分な情報の提供，説明を行い，患者の医療に対する意思決定，同意を得ること．そこには患者の意思の尊重，患者の利益，患者への危害の排除の原則がなければならない．

医療安全確保の方策

①診療体制の確立（安全委員会，安全推進室）
②施設内での報告制度の徹底
③マニュアル，ガイドラインの整備
④医療従事者の研修の徹底
⑤事故発生時の適切な対応

緩和医療

治療を目的とした治療が有効でなくなった終末期を迎えた患者に対する全人的なケア．患者とその家族にできる限り可能な最高のQOLを実現すること（1990，WHO）．医療における終末期とは最善の医療を尽くしても，病状が進行性に悪化することを食い止められずに死期を迎えると判断される時期（2006，日本医師会・生命倫理懇談会）．

1章 関連職種連携の基礎

13 チーム医療の課題と可能性
～技術革新と専門分化を踏まえたこれからの専門職チームのあり方～

医療福祉における専門職チームを考えるうえで，日本社会の現状を把握することは大変重要である．医療や介護は社会保障の一部であることは言うまでもなく，時代に即した社会保障制度の整備が望まれるものの，その整備は遅れているのが現状である．ここでは，日本社会の時代変化を踏まえ，これからの専門職チームのあり方について記述する．

A 日本における社会と医療の変化

日本は，これまで世界のどの国も経験したことのない高齢社会を迎えている．日本における65歳以上の高齢者人口は，1970年に7％を超えて以来年々増加し，2010年には23％を超えた（図1-34）．あわせて，1974年以降続いていた少子化により，2005年に日本の総人口はついに減少に転じた．いわゆる人口減少社会への突入である．

高齢化の進展は，介護需要の増大を引き起こした．さらに，高齢化と少子化が同時に生じたことで，核家族化，介護する家族の高齢化（いわゆる老老介護）など，要介護者を支える家族の状況も変化してきた．

このように近年の日本社会が変化する過程で，医療は大きな進歩を遂げた．そのため感染症による死亡率が高かった1950年代と比べ，現代の日本ではがんや心疾患，脳血管疾患といった，寿命の延長にともなう疾患が死因の半数以上を占める時代になってきた．さらに，多くの国民の意識が，長生きするのは当然だと感じている．今，医療は最新技術を集中させる医療と寿命を全うするためのサポート体制の両軸で運用する必要がある．そして，もはや医師が1人で患者に対応することは難しく，チームによる取り組みが重要視されている．

B 日本におけるチーム医療の課題

厚生労働省は2010年3月に「チーム医療の推進について」を取りまとめて報告している．

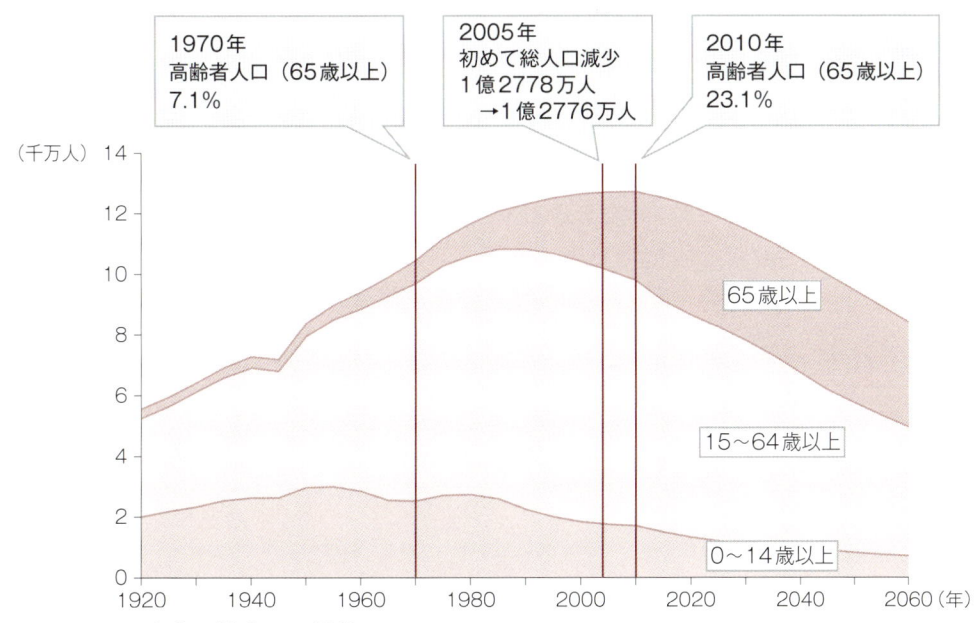

図1-34 日本人の総人口の推移
（総務省統計局：日本の統計2011より一部改変）

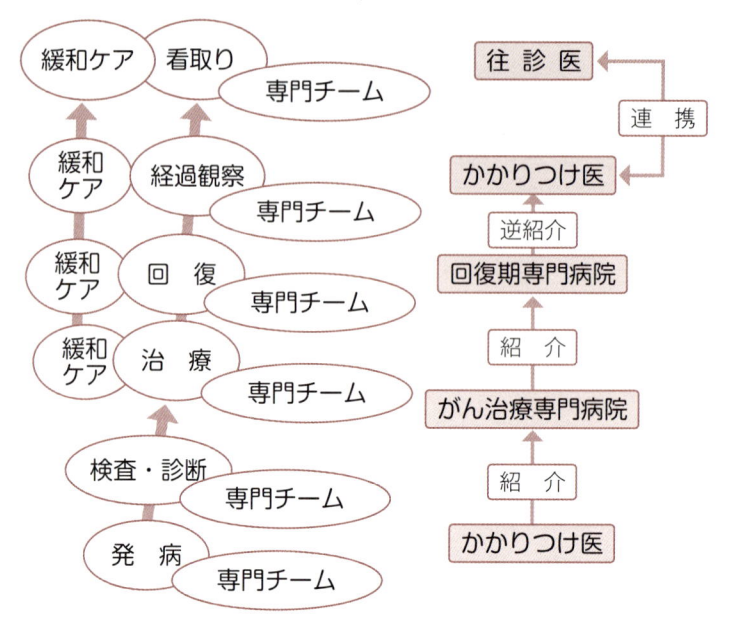

図1-35 がん患者の医療・ケアにおける多層構造

　チーム医療とは，医療の高度化・複雑化に対応するため，多種多様なメディカルスタッフが患者の状況に的確に対応した医療を提供することとされている．また，チーム医療の中心には患者とその家族がいるという考えであり，患者は医師やメディカルスタッフに任せきりにするのではなく，自らも積極的に治療に参加するということが謳われている．
　チーム医療における重要な要素の1つに，コミュニケーションがある．コミュニケーションには，メディカルスタッフ－患者間，およびメディカルスタッフ－メディカルスタッフ間があり，ともに重要である．メディカルスタッフ－患者間のコミュニケーション能力を養う教育は，医学・薬学教育においてコア・カリキュラムに導入されている．そして，学生の能力評価は共用試験OSCEで行う．OSCEには模擬患者を利用した客観的技能試験が含まれており，臨床実習前に実施することで学生の質を担保しようとしている．しかし，現状のメディカルスタッフ同士のコミュニケーション教育は不十分であると言わざるを得ない．
　問題は，専門用語の多様さにある．医療福祉の各学部での教育は専門科目に特化しているため，その環境にいると何が専門用語なのかを意識することなく，専門用語を多用している．しかし，1人の患者について臨床現場における問題を討論するためには，各職種の専門用語を共通言語にすることが必要である．そのためには，早期から関連職種連携教育（IPE）に取り組むことが重要となる．IPEにより，共通言語の獲得と情報共有の重要性の理解が可能となる．
　さらに，情報共有もチーム医療における重要な要素の1つである．情報を共有化するためにはデータを一元化するシステムが必要であり，そのためのツールとして電子カルテが有効である．すでに一部の地域では，電子カルテの共有化が試行されている．

OSCE：Objective Structured Clinical Examination

C　これからの専門職チームのあり方

　これからの専門職チームについて，がんの診療を例にとると，発病，検査・診断，治療，回復，経過観察，看取りというように，がん患者の医療・ケアは多層構造をなしていることがわかる．がんの治療は緩和ケアと同時並行で行われ，がんの病期が進むにつれて緩和ケアの重要性が増す（図1-35）．各々の層で専門職チームが変わっていくことで，きめ細かい医療・ケアの提供につながる．また，関わる施設はかかりつけ医から専門病院，福祉施設，在宅へと変化する．すなわち，施設内での関連職種による連携は，施設間の連携に広がっていく．

現在の日本は3人に1人ががんで亡くなる時代である．終末医療の質を在宅に求める動きは自然な流れだろう．医療に携わる専門職の幅は広がり，医療福祉の各分野の専門職のみならず，地域住民によるボランティアなどを含めた連携が必要な時代に来ていると考えなければならない．

以上，本節ではチーム医療について述べたが，第2章以降ではチームケアを含めたさまざまな関連職種連携について学んでいただきたい．

14 関連職種連携とは

A 関連職種連携の利点

　医療福祉分野のさまざまな実践の場において，単一の職種によるサービスの提供より，複数の職種からなるチームの関わりの方が質の高い成果を収めることは，すでに自明となっている．患者・利用者の社会復帰という視点でとらえると，個別の職種・個別の施設が提供できる知識・技術には，おのずと限界がある．例えば，脳血管疾患を発症した場合，初期に治療を施した医療機関，その後の回復期リハビリテーションサービスを提供する医療機関，障害を有しながらの日常の生活の維持を支える通所や訪問のサービスを提供する施設に所属するさまざまな職種が，有機的・効率的に連携することによって利用者の社会復帰は達成される．言い換えれば，病期（急性期，回復期，維持期など），疾患や発達時期，そして復帰する場所との物理的距離（圏域）といった違いが，患者・利用者の社会復帰の達成に影響を与えることが現実的な問題としてあり，これらの違いにもとづいて各役割を担う専門職や施設が連携することが，実効性の高い結果に結びつく．

　このことから，関連職連携や複数の施設間における関連職種連携は，利用者が目指すリハビリテーションゴールを達成するために，欠かすことのできない重要な援助技術となる．関連職種連携に必要な技術には，職種間の目標の共有，利用者の立場を大切にする効果的なサービス計画の共有，各職種における計画の迅速な実施が求められる．

　関連職種連携によるサービスの利点からとらえてみると，患者・利用者が抱える問題に対して包括的かつ創造的な分析と解決が可能となる．多くの資源へのアクセスが，複数の関連職の専門知識・技術の連携によって可能となる．そして，多くの資源を調整し，それらを結合することで適切な資源を最大限に活用することができることなどが挙げられる．

　また，専門職の立場からの利点としては，専門職個人の人格的成長ばかりでなく，専門性の向上，より良い職場環境の創出，個々の専門職の責任が分配されることによるメンバーからのサポートと，さらにこれらが個々の専門職の心身のストレスを緩和することにもつながる，といったことを挙げることができる．

B リハビリテーションの総合的体系と関連職

　図1-36は，リハビリテーションサービスの分野に応じて，医学的リハビリテーション，教育的リハビリテーション，職業的リハビリテーション，そして社会的リハビリテーションの4分野と各サービスが提供される施設のうち代表的なものを示し，これら4分野のリハビリテーションに関わる職種を中央に描いた体系図である．ここでいうリハビリテーションという言葉は，一般に使われている狭義の「身体的な機能回復訓練」に留まらず，障害を有する人たちへの社会復帰を支える広義のリハビリテーションサービス体系を意味している．

　この図に示されている職種の多くは，単一のリハビリテーション分野のみに属するのではなく，複数の分野にわたって配置されている．例えば看護師は大部分が病院・診療所に配置されているが，特別支援学校，就労を目指す障害者支援施設，特別養護老人ホーム，介護老人保健施設，地域在住の高齢者を支える通所介護，訪問看護にも配置されている．理学療法士，作業療法士，言語聴覚士などのリハビリテーション専門職も同様である．社会福祉士，精神保健福祉士，介護福祉士は福祉分野の職種のイメージが強いが，医療機関にも多く配置され，地域連携窓口を担っていたりする．薬剤師や栄養士は，近年職域が医療機関や施設か

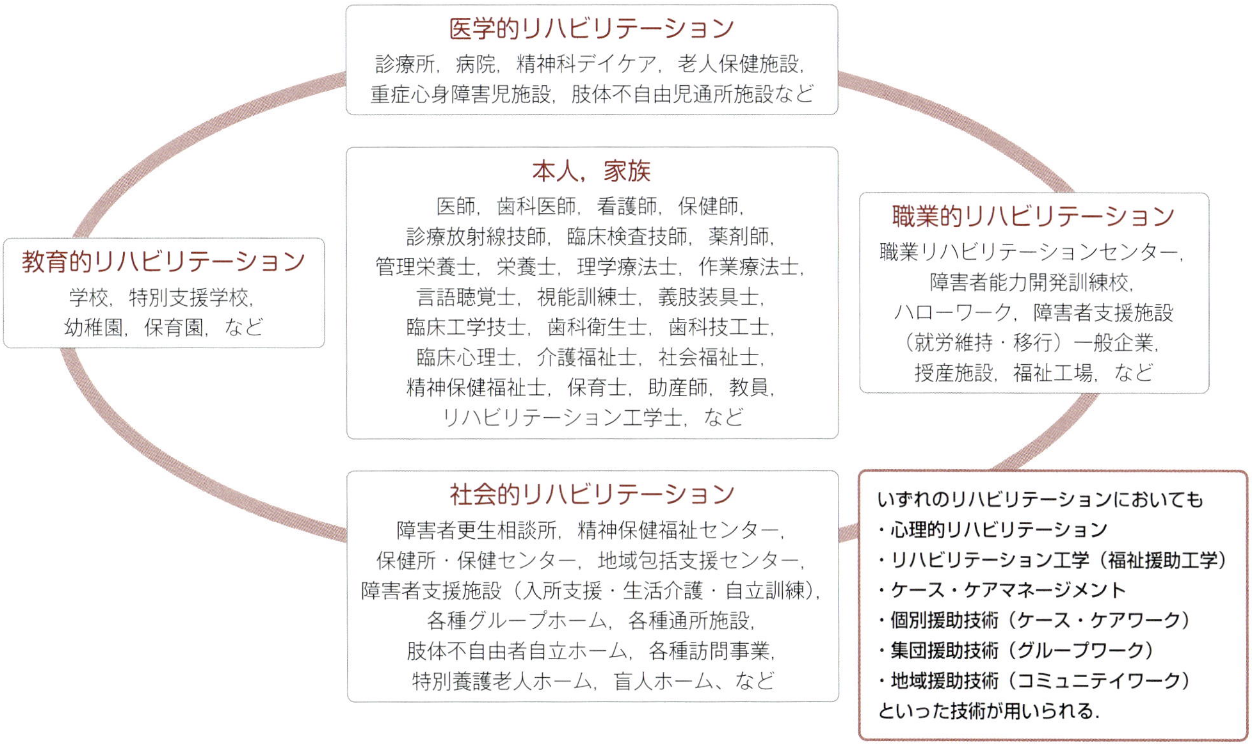

図1-36 総合的援助体系としてのリハビリテーション

ら地域生活支援へと著しく広がっている．また発達障害領域においては保健所の検診，進路相談，診断・治療機関としての医療機関，入学後の教育機関，その後の福祉施設などの患者・利用者とその家族を中心においた，教師，保育士，保健師，作業療法士，言語聴覚士，臨床心理士などのつながりが重要視されてきている．

C 医療サービスから福祉サービスへの移行

図1-37の「疾患診断治療から在宅，社会参加まで」は，医療サービスから福祉サービスへの移行を含む発症から社会復帰までを示した図である．この図は，図1-36で示したリハビリテーション分野の体系図において，医療から福祉サービスへの移行のイメージを，分かりやすく描いたものある．医療サービスにおいては，治療目的が理解しやすいよう病期（ステージ）ごとに中核となる課題が提示されている．横軸は，医療サービスから福祉サービスのへ移行，縦軸は各病期における治療課題から，生活課題，就学・就労課題へと，中心となる課題の転換が示されている．

関連職種連携において大切なことは，目標の共有であることはすでに述べたが，利用者がどのような心身機能の状態で社会復帰するのかは，発症後の医師を中心とする治療機関では具体的に描きにくい状況がある．そこで最大限の回復に至るまでの治療を終えた段階で，サービスの目標は患者・利用者にふさわしい日常生活への復帰，職場への復帰，学校への復帰に移行する．医療から福祉サービスへの移行の段階において，関連職連携は，場合によってあまり円滑でないことが起こり得る．その理由はいくつか考えられるが，まず挙げられるのは患者・利用者やその家族の「障害に対する認識」の程度の違いである．つまり，自分の障害を日常の生活に受け入れることができれば，福祉サービスへと円滑に移行できるが，受け入れられないと，さらなる回復を期待して医療サービスに留まりたい気持ちが残る．近年は，診療報酬上治期期間を限定することで，医療サービスから福祉サービスへの移行が徐々に円滑になりつつある．また，患者・利用者だけではなく，職種間における障害についての考え方の違いも，円滑な移行に影響を与える．その他，患者・利用者が入院などによって家

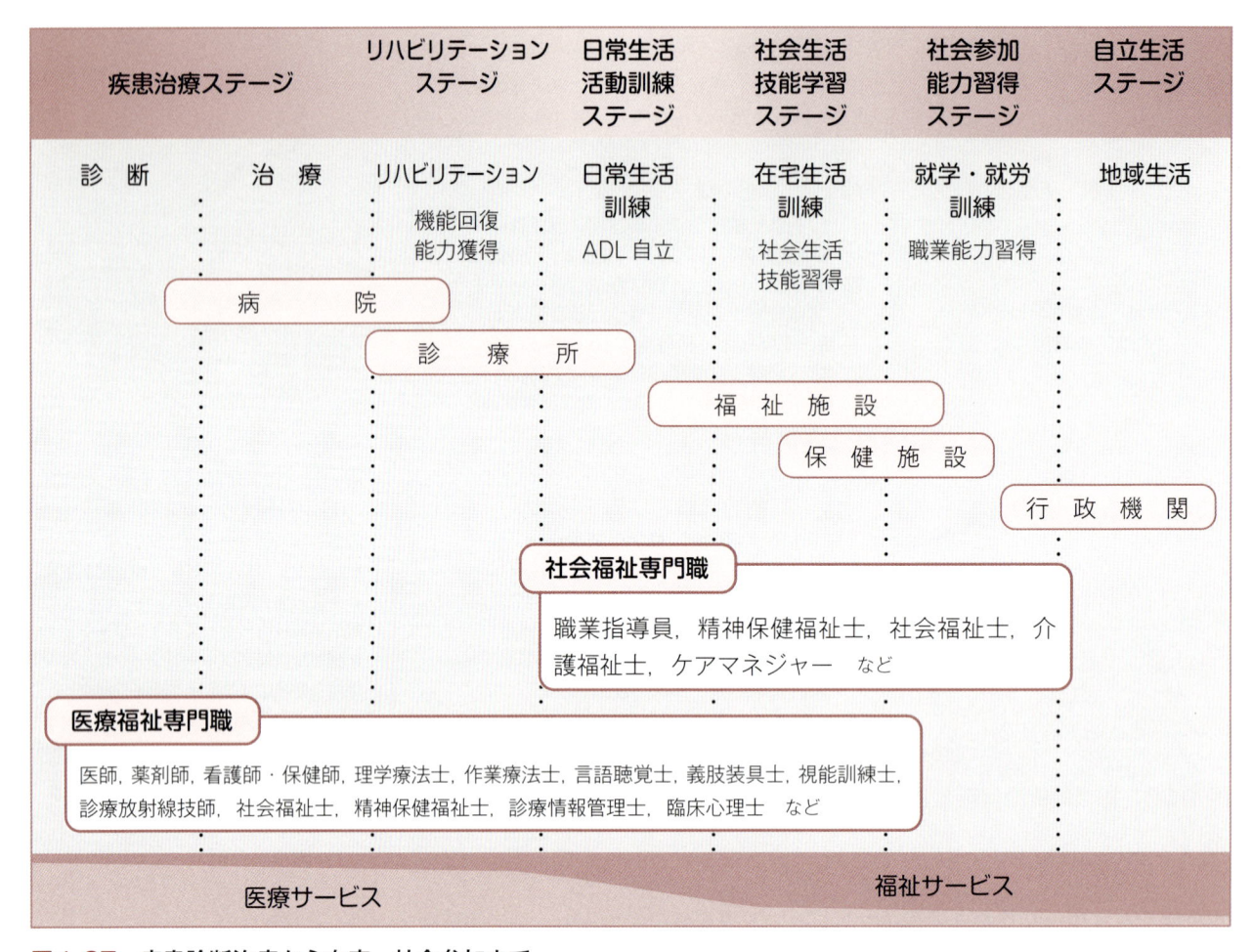

図1-37 疾患診断治療から在宅, 社会参加まで

を離れていた期間が長いと, 地域（在宅）生活復帰を難しくさせることが考えられる.

図1-38は, 図1-37と同様に, 病期の視点を中心にして, 疾病の治療, 障害回復, 障害の維持と社会復帰までのつながり（移行）を模式的に示したものである. 縦軸は医療サービスから福祉サービスへの, 横軸は広域圏にあるサービスから, 身近な住み慣れた地域サービスへの移行を表している. わが国では, 診断を行う医療機関として, 大学附属病院などの比較的広域圏にある大規模医療機関が利用される傾向にあり, その診断や入院治療が行われた医療機関から, 住み慣れた地域への復帰までが描かれている. この図の背景には, さまざまな職種の実効性のある連携が期待されている. これらの職種間あるいは施設間連携の量や質が, 患者・利用者やその家族の生活や, 住み慣れた身近な地域で住み続けたいと願う人々の生活の質に直接影響を与えることが考えられる.

D 地域包括支援体制と関連職種連携

図1-39は, 図1-37の「地域生活」, 図1-38で示された「地域生活支援」における生活を支えるネットワークを示している. このネットワークは, 現在, 国が推し進めている「地域包括ケアシステム」（図1-40）が意図するものである. このネットワークに示されているさまざまな施設に, これまで述べてきた多くの職種が配置されている. これらは基本的には在宅生活を支えることを目的とするネットワークであるが, 地域生活を維持するために必要な医療的ケア（在宅療養支援診療所など）, 家族の介護を支援する短期入所サービス, 通所サービス, 訪問サービスなどが含まれている. 国の「地域包括ケアシステム」が目指す「地域」の規模は, 小学校・中学校区, すなわち人口1万人程度であり, その地域圏域にこれら多種にわたるサービスが関連職種連携の下に行われることが期待されている.

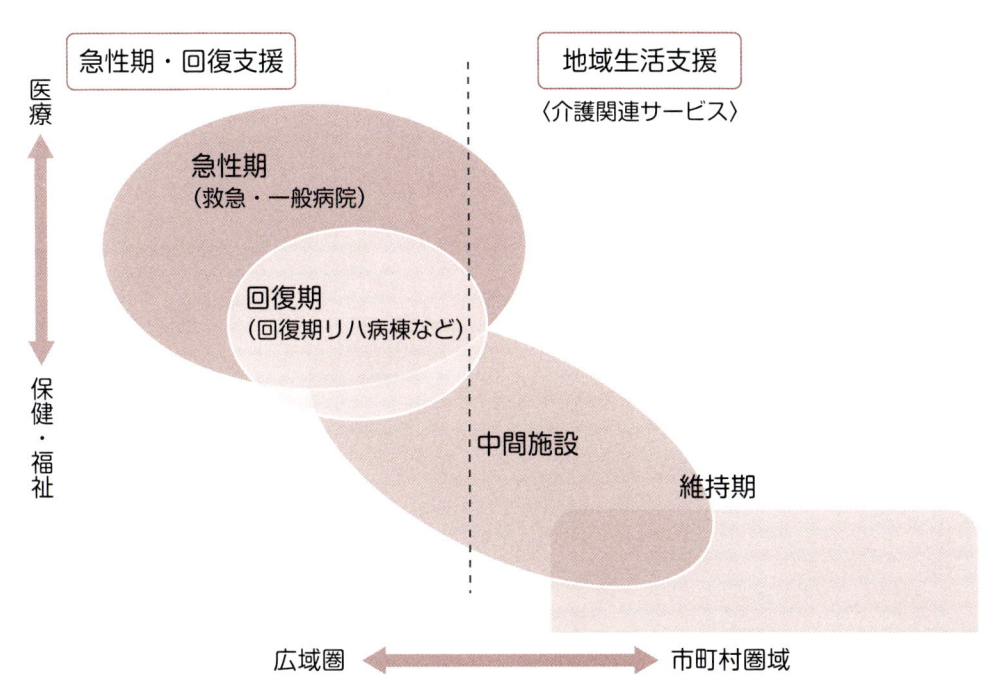

図1-38　障害者とリハビリテーションサービス（医療・介護）

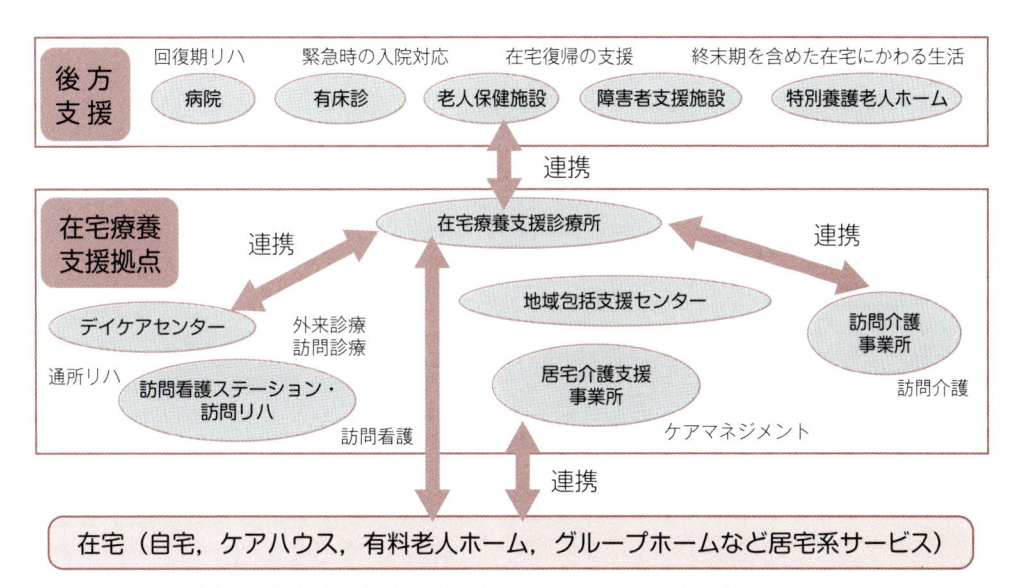

図1-39　サービス提供者間・他職種間の連携・ネットワークの構築

前掲の「医療サービスから福祉サービスへの移行」では，比較的広域圏域にある医療機関や中間施設から身近な地域の福祉サービスへの移行のイメージを述べたが，これから推し進められる「地域包括ケアシステム」が求めるものは，高齢者や障害者の日常生活を住み慣れた地域で，できるだけ継続・維持させるために，機動性に優れたサービス間および職種間のネットワーク機能が鍵となろう．

E　関連職種連携の種類

これまで単一の施設における関連職種連携や複数の施設間における関連職種連携の大切さを縷々述べてきた．フォーマルな関連職種連携は，一定の期間，継続的かつ固定的に結ばれている関係であり，各職種がお互いに確認された専門性という境界を有するチームの中で，目的を持って機能することである．連携の場としては，ある時には定期的な会議などの場で情報を交換し，目的などの確認を行う．それ以外にも「打合せ」，「協力」，「専門的助言」と

- 団塊の世代が75歳以上となる2025年を目途に，重度な要介護状態となっても住み慣れた地域で自分らしい暮らしを人生の最後まで続けることができるよう，**住まい・医療・介護・予防・生活支援が一体的に提供される地域包括ケアシステムの構築を実現**していきます．
- 今後，認知症高齢者の増加が見込まれることから，認知症高齢者の地域での生活を支えるためにも，地域包括ケアシステムの構築が重要です．
- 人口が横ばいで75歳以上人口が急増する大都市部，75歳以上人口の増加は緩やかだが人口は減少する町村部等，**高齢化の進展状況には大きな地域差**が生じています．
地域包括ケアシステムは，**保険者である市町村や都道府県が，地域の自主性や主体性に基づき，地域の特性に応じて作り上げていく**ことが重要です．

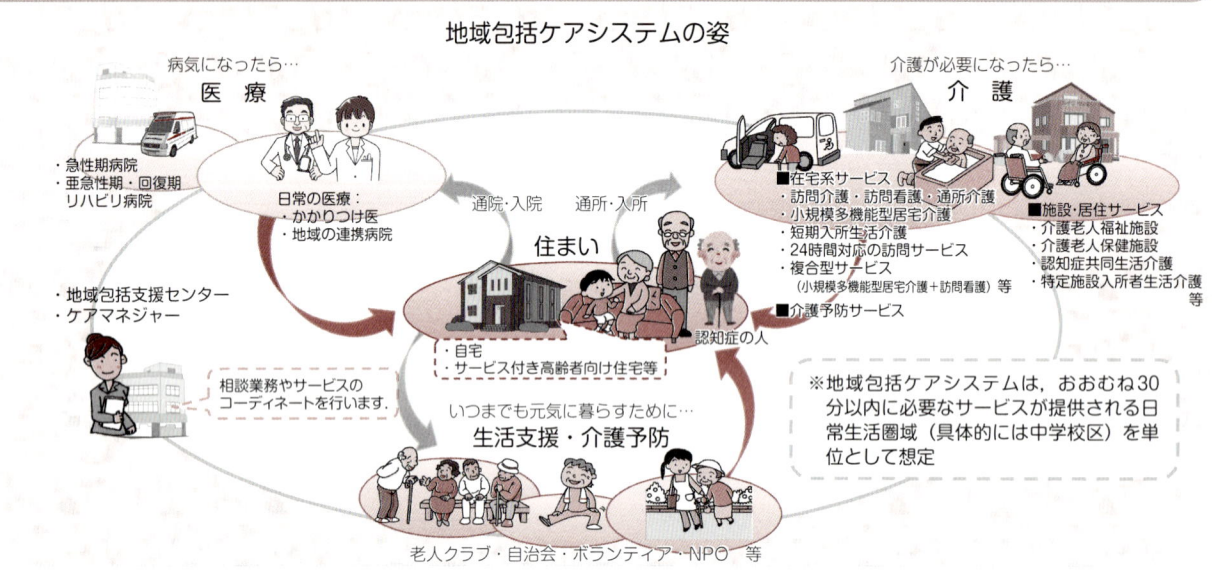

図1-40 地域包括ケアシステム
（平成25年3月　地域包括ケア研究会報告書より）

　いう形で不定期かつ必要に応じて，さまざまな場面で行われる．職種間の情報共有の実際は，定期的な会議の場よりも，これらの不定期かつ必要に応じて行われる形の方が多い．いつでも，どこででも行う職種間の積極的かつ迅速で，正確な情報の共有は，サービスの質にプラスの影響を与えることは明らかである．

　関連職種連携における職種の専門性の視点でとらえると，「相互作用性」と「役割開放性」（後述）の大小に基づく3つの形が考えられている．1つはmultidisciplinary modelと呼ばれるもので，多くの専門職からなるチームであるが，評価や計画書の作成，そしてサービスの提供が職種ごとに個別に行われ，チームとしての協働・連携が密に行われていない．相互作用性も役割開放性も小さいものである．2つ目は，interdisciplinary modelであり，他の職種とのコミュニケーションに重点が置かれ，評価や計画書作成，そしてサービスの提供などが多職種による密な協働・連携の下に行われていることを特徴としている．この形は相互作用性が大きく，役割開放性は小さい．3つ目は，transdisciplinary modelと呼ばれる形であり，他職種による協働・連携の相互作用性と役割開放性がともに大きい形である．役割開放性とは，ある専門職固有のサービスを，意図的そして計画的に他の専門職が行うこと（役割の開放）のことを指す．例えば，通所デイサービスなどで介護職が移動動作の指導をしたりすることである．ただし，このような「役割開放性」には以下にあげる前提が必要となる．それらは，①専門職固有の領域が他の専門職と明確に区別されていること，②提供するサービスになんらかの資格免許が必要でないもの，③他の専門分野の基本的な知識や技術を習得した上で，意図的・計画的に行われること，である．これらの3つの連携の形は，どの形が良いか悪いか，ということではなく，サービス提供場面における専門性の必要度によって行

われると考えるのが妥当であろう．各職種の専門性が強く要求されるような急性期の治療場面ではmultidisciplinaryの関連職種連携が，回復期リハビリテーションでは，具体的な社会復帰の目標を目指す職種間の密なコミュニケーションに基づく連携が求められる．また福祉分野における日常生活の維持を目指すサービスの場合，専門性がそれほど高くないケアの内容であれば，transdisciplinaryでの関連職種連携が行われる．以上，関連職種連携のあり様が，どの場においても一律である必要はなく，疾病・障害の治療を目指すものか，日常生活機能を中心とする能力の改善・向上を目指すものか，あるいは日常生活機能の安定・維持を目指すサービスかの視点によって提供する連携の形は変化する．

F 終わりに

現在およびこれからの社会の動きを関連職種連携の視点で考えると，専門職の養成課程において，他の専門領域の知識や技術を知ることはもちろんのこと，多職種チームでの経験を通して，各職種の役割と，お互いの相互協力の必要性を理解することは大切なことである．また医療，教育，職業，福祉サービスなど，異なる制度の下にある様々なサービスの状況や課題について，認識しておくことも必要となる．各専門職の養成課程において，これら関連職種連携の実践的な知識・技術を知っていれば，卒業後に職場で初めて関連職種連携や多施設との連携を知るよりは，戸惑いは少なく，実効性のある実践に結びつくと考える．

2章 関連職種連携の実践例

事例1 脳血管障害のチーム医療・ケア

A 本事例の概要

Aさん，75歳，男性．172 cm，75 kg．
【既往歴】：70歳より糖尿病
【診断名】：脳梗塞（左中大脳動脈のアテローム血栓性梗塞）
【利き手】：右利き
【性　格】：真面目で温厚な人柄（妻からの情報）
【家族構成・仕事・趣味】　図2-1

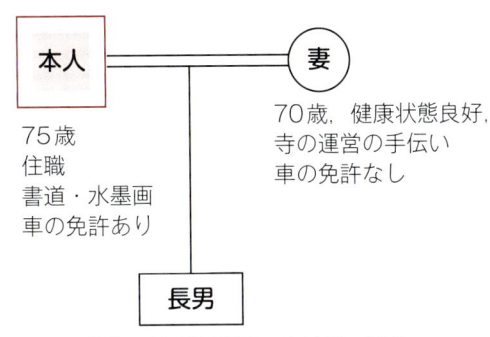

```
本人 ─── 妻
75歳        70歳，健康状態良好，
住職        寺の運営の手伝い
書道・水墨画  車の免許なし
車の免許あり
    │
   長男
   46歳．他県に別居，会社員・独身
   平日は出勤（9〜22時），土日祝は休み．
```

図2-1　家族構成

【生活習慣・嗜好】
・25歳から20本/日程度の喫煙習慣がある．
・食事は1800 kcal/日の制限が指導されているが，甘い和菓子が好きでカロリー制限がなかなか守れない状況である．
・運動習慣はなし．

【病　歴】：2011年12月27日の早朝，自宅のトイレで倒れて動けなくなっているところを妻が発見し，すぐに救急車を呼び，○○総合病院に搬送される．

1) 急性期（○○総合病院入院中：脳梗塞発症後〜3週間後まで）

病院での頭部MRI検査の結果，左側頭部から左頭頂部に梗塞病変があり，左中大脳動脈血栓症の所見が認められた．脳梗塞と診断されて一般病棟に緊急入院となった．○○総合病院では脳梗塞の治療が順調にすすみ，病態が安定してきて生命の危機的状況を脱し，急性期の治療が終了した．

2) 回復期（△△リハビリテーション専門病院へ転院後：発症3週間後〜発症3ヵ月後まで）

脳梗塞による機能障害を改善しながら，より自立的な日常生活動作（ADL）を再獲得し，在宅生活への復帰を考慮したリハビリテーションを専門的に行うため，医師および社会福祉士の紹介により△△リハビリテーション専門病院へ2012年1月20日転院となった．リハビリテーションにより，杖歩行や簡単な意思疎通が可能な状態まで回復したが，日常生活動作においてはまだ一部介護が必要で，退院後の在宅生活に困難がある．そのため，退院に関する相談をして退院後の生活の問題解決をはかってから，2012年4月2日自宅へ退院となった．

3) 維持期（在宅生活移行時の初期：発症3ヵ月後〜発症6ヵ月後まで）

退院後の問題としては日常生活動作の困難，脳梗塞の合併症や再発のリスク，住職として

> **日常生活動作（ADL）**
> 食事や排泄，着脱衣，移動，入浴などの日常生活を営むうえでの基本的な行動を指す．

の仕事への復帰の困難，妻の介護負担などがあげられる．自宅へ退院後，家族による介護や介護保険サービスの利用，病院への通院などにより，Aさんの健康状態の維持をはかりながら，在宅での新たな生活を築いていくことができるように介護支援専門員を中心とした多職種によるチームが連携して支えている．

B 急性期の連携・協働のあり方：発症後～3週間まで
○○総合病院入院中（図2-2）

【入院後の治療および経過】

12/27　右上肢は自力で挙上することができない完全麻痺であったが，右下肢は膝を立ててなんとか保持が可能な不完全麻痺の状態であった．意識状態は，閉眼しているが名前を呼ぶと開眼することができる．しかし，質問などの声かけに対しては返答できない状態であった（意識レベル：JCS Ⅱ-20）．血液検査の結果は血糖値138 mg/dL（基準値80～110），HbA1c 6.0％（基準値4.0～5.5），中性脂肪216 mg/dL（基準値30～150），他の項目（肝機能，腎機能，電解質）はほぼ基準値内であった．また，血圧は135/86 mmHg，心拍数73回/分，呼吸数20回/分，体温36.8℃であった．

入院後ベッド上安静で輸液が開始され，保存治療が行われた．主な治療内容として，呼吸，循環などの全身管理を行いながら，t-PA（組織プラスミノーゲンアクチベータ）を使用した血栓溶解療法を施行した．また脳浮腫の増悪予防のため水分管理を行いながら，濃グリセリン・果糖注射液やプレドニゾロンを投与した．

12/30　意識，呼吸，血圧，脈拍などを観察しながら，ベッドサイドで右上下肢の他動運動や座位姿勢保持などのリハビリテーションを開始した．

1/3　意識障害が改善し病態が安定したので，嚥下機能を評価して経口での食事を開始した．

1/5　関節拘縮，筋萎縮，認知機能低下などの廃用症候群を予防し，障害した機能の回復の促進をはかると同時にADLの拡大に向けて訓練室でのリハビリテーションを開始した．

【健康・生活上の問題点】

①脳梗塞による生命の危険や障害の増悪が予測される．

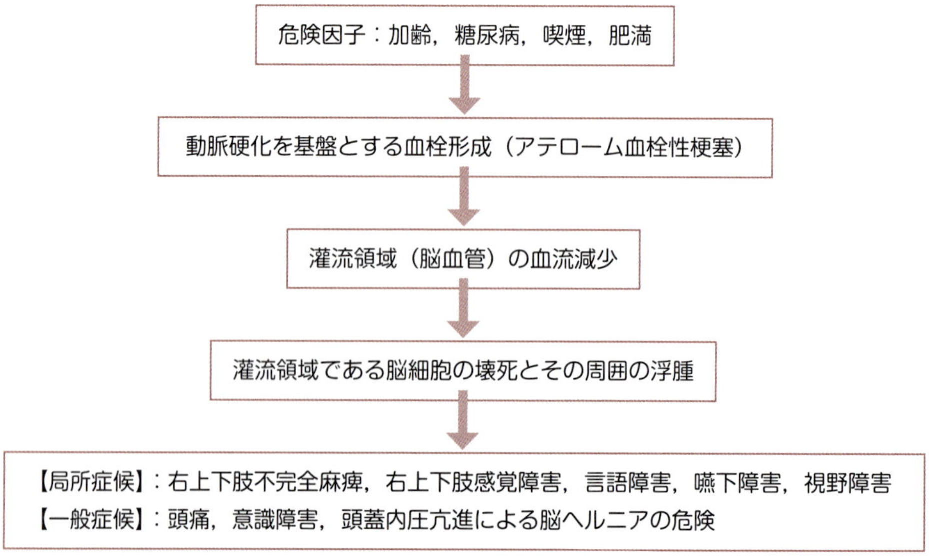

JCS : Japan Coma Scale

意識の清明度の区分．
Ⅰ．刺激しなくても覚醒している．
Ⅱ．刺激すると覚醒する．
Ⅲ．刺激しても覚醒しない．
Ⅱ-20とは，大きな声または揺さぶりにより開眼する状態をいう．

危険因子：加齢，糖尿病，喫煙，肥満
↓
動脈硬化を基盤とする血栓形成（アテローム血栓性梗塞）
↓
灌流領域（脳血管）の血流減少
↓
灌流領域である脳細胞の壊死とその周囲の浮腫
↓
【局所症候】：右上下肢不完全麻痺，右上下肢感覚障害，言語障害，嚥下障害，視野障害
【一般症候】：頭痛，意識障害，頭蓋内圧亢進による脳ヘルニアの危険

図2-2　入院初期の病態関連図

②生命の予後や治療の経過に対して，Aさん本人および家族の不安が大きい．

【目　標】

①治療が順調にすすみ，生命の危機から脱して，健康回復の促進をはかることができる．また，早期にリハビリテーションを開始し，安全に日常生活動作（ADL）の拡大をはかる．

②病態や治療方法，治療経過をわかりやすく説明し，本人や家族の不安を軽減する．

【各専門職の分担と連携】（表2-1，図2-3）

表2-1　急性期における各専門職種の役割分担

医師	検査の指示，診断，治療を行う．
看護師	脳梗塞による障害からの回復をはかるため，診療の介助や病状の観察，日常生活面の介助を行う．
診療放射線技師	MRI，X線などの画像診断のための検査を行う．
臨床検査技師	血液生化学検査，尿検査，生理学的検査などを行う．
薬剤師	輸液の無菌調製や内服薬調剤の管理を行う．
栄養士	血糖や誤嚥予防に配慮した栄養管理を行う．
理学療法士	座位や立位姿勢の保持，歩行訓練などを行う．
作業療法士	右上肢，右手指の動作訓練，左手の動作拡大訓練などを行う．
言語聴覚士	言語機能・実用コミュニケーション訓練，摂食嚥下訓練などを行う．
視能訓練士	眼底検査や視野検査を行い，視力・視野を評価し，右側視野障害に応じた日常生活動作の工夫の仕方を助言する．
診療情報管理士	診療記録の管理を行い，適切な治療・適切な医療費の使用となるよう協働する．
社会福祉士	家族の相談に応じ，リハビリテーション専門病院を紹介する．

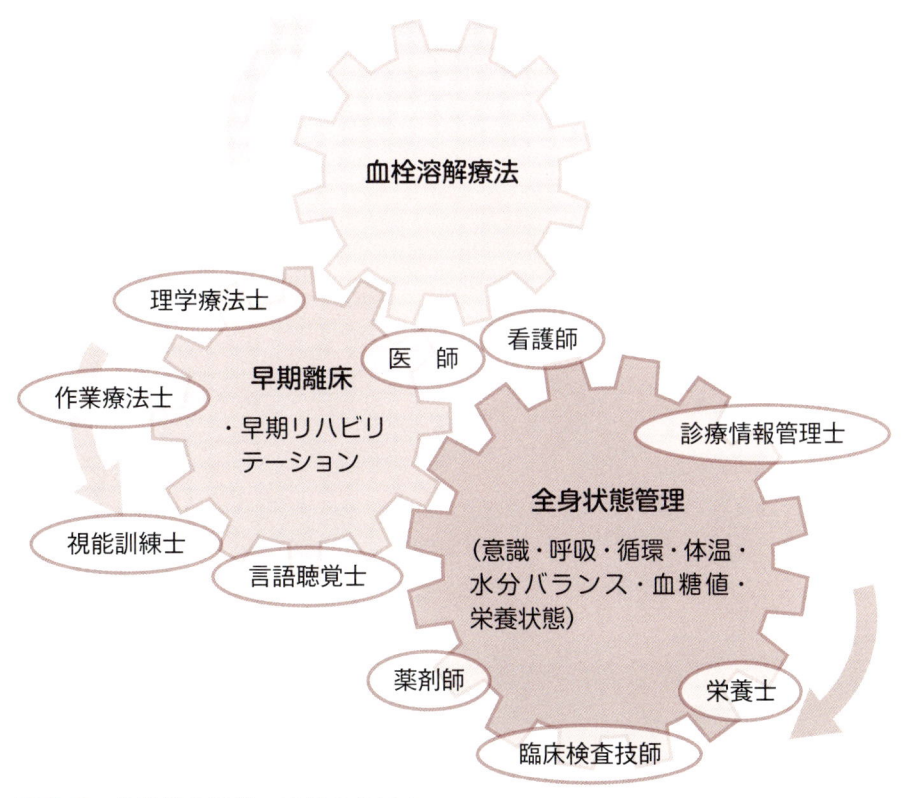

図2-3　急性期の連携・協働のあり方

【解説】
　脳梗塞発症後〜3週間までの急性期の時期は，正確で迅速な検査・診断・治療をすすめ，Aさんの救命をはかることや，脳浮腫，新たな脳梗塞による健康状態の増悪を予防することが専門職種間で共有する第一の支援目標になる．くわえて老年期にあるAさんは，環境の変化や治療にともなう安静のため，廃用症候群の合併症を起こす危険が高い．安全に配慮しながら早期離床・早期リハビリテーションをすすめて，脳梗塞の二次障害とそれによる日常生活動作の困難を軽減することも，重要な支援目標になる．そのために専門職種間での連携・協働のあり方を具体的に考え，連携の実施方法を共有することが重要である（図2-3）．

C 回復期の連携・協働のあり方：発症3週間後〜発症3ヵ月後まで
△△リハビリテーション専門病院へ転院後（図2-4）

【治療】：血糖値が安定（平均102 mg/dL）しているため，内服薬は中止し，食事療法1800 kcal/日の食事制限のみになった．脳梗塞再発予防のため，抗血栓薬が処方されている．

【内服薬】
①ファモチジン錠20 mg（1回1錠）1日2回朝夕食後
②ワルファリンカリウム錠1 mg（1回2錠）1日1回夕食後

【リハビリテーション内容および機能回復の状態】
・右上下肢にしびれる感覚鈍麻が残るものの，歩行訓練により杖をつけば歩行可能な状態まで回復した（要介護2程度）．排泄面では，尿意はあるがトイレまでの移動や衣類の着脱に時間がかかり，時々間に合わずに失禁してしまうことがある．Aさんは失禁を恐れてオムツが外せない状態である．
・言語訓練により2語文または3語文のゆっくりした発語が聞かれ，簡単な意思疎通ができる状態となった．
・摂食嚥下訓練により，食事もゆっくり経口摂取しているが，水分摂取で時々咳き込むことがあり，誤嚥性肺炎を起こす危険がある．
・右側視野障害に応じた日常生活動作（ADL）の訓練により，食事右側半分の食べ残しが少なくなってきている．

【本人の希望】
「右半身の麻痺の回復がゆっくりなので，焦ったり，イライラすることがある．早くよくなって，家に戻りたい．」との訴えがある．

【家族の希望】
　妻は「リハビリテーションをしっかりして，自力で歩けるように回復してから家に戻ってきてほしい．せめて，トイレが介助なしでできるようになってほしい．コミュニケーションがとれないため，今の状態で退院しても，とても家では介護できない．続かない．」と話す．
　長男は「自分は遠方に離れていて1人暮らしをしている．仕事も忙しく，なかなか休みも取れない状況で，母の介護を直接手伝うことは難しい．早く家に戻りたいという父の気持ちを考えるとどうしたらよいかわからなくなる．」との意見である．

【居住環境】
　持ち家で和室の多い，平屋．家屋の周囲は，段差が多い．Aさんの居室からトイレまでの距離が長く，段差がある．洋式トイレであるが，手すりなどはない．

【健康・生活上の問題点】
①脳梗塞による障害があり，退院後の在宅生活において困難が生じる．
②居住環境を整えてADLの自立度を高めたり，家族の介護負担を軽減する方法を見出さ

要介護2
介護保険制度の要介護区分の1つで，移動動作や認知機能などの障害のため，日常生活面に介護が必要な状態を指す．

健康状態
脳梗塞（左中大脳動脈血栓症），糖尿病

支援：医師，看護師，薬剤師，診療放射線技師，臨床検査技師，栄養士
脳梗塞再発予防のため，日常生活習慣の改善の提案・助言．血栓予防のため，内服治療．

心身機能・身体構造
血糖値は安定している（＋）
右上下肢不完全麻痺，感覚障害，言語障害（2語文・3語文），右側視野障害

支援：理学療法士，作業療法士，言語聴覚士，視能訓練士，麻痺や機能障害などの回復をはかるため，リハビリテーション

活動
杖歩行可．食事（経口摂取可だが水分摂取で時々咳き込む．右側半分の食べ物を残す），排泄（尿意はあるがトイレまでの移動や衣類の着脱に時間がかかり，時々失禁する．失禁を恐れてオムツが外せない），入浴・着替え・整容時に介助が必要

支援：理学療法士，作業療法士，言語聴覚士，視能訓練士，看護師，食事や排泄が自力で安全に行える方法の提案・助言．

参加
自宅復帰困難，外出困難，車の運転困難，地域交流困難，仕事復帰困難

支援：社会福祉士，医師，看護師，理学療法士，作業療法士，言語聴覚士，視能訓練士，薬剤師，栄養士，介護支援専門員本人・家族，院内・院外の多職種が参加する退院支援のカンファレンス，退院計画・実施・評価．

個人因子
Aさん，75歳，男性，真面目で温厚な人柄
身長172cm，体重75kg，BMI 25.4
職業：住職
趣味：書道・水墨画
嗜好：25歳から20本/日程度の喫煙習慣
希望：早くよくなって家に戻りたいという意欲（＋）

環境因子
人的因子　70歳の妻と同居．Aさんのトイレの自立が可能になってから家に戻ってきてほしい．介護負担感が大きい．
物理的環境　和室の多い平屋．家周辺は段差が多い．
社会的環境　介護保険未申請

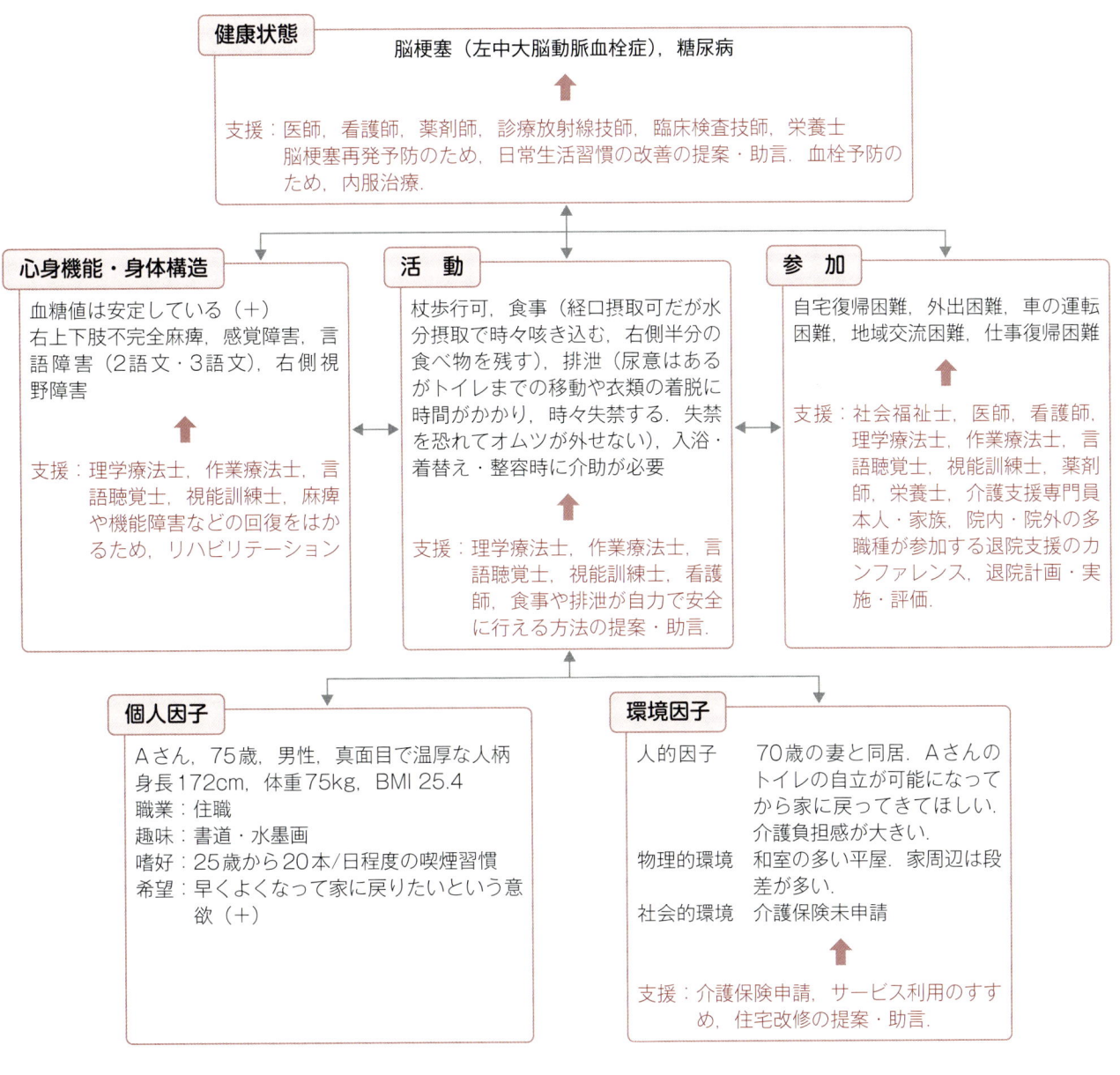

支援：介護保険申請，サービス利用のすすめ，住宅改修の提案・助言．

図2-4　回復期の連携・協働のあり方

ないと退院後在宅生活に復帰することも難しくなる危険がある．

【目標】
①退院後の在宅生活でとくに排泄面の自立度を高めることに焦点をあわせたリハビリテーションを専門職種間で協働して実施することができる．
②介護保険の申請をすすめて居住環境の整備（段差の改善，廊下やトイレの手すりの設置など）やAさんの障害の状態に適した介護保険サービスの利用方法などを紹介し，退院後家族の介護負担を軽減した在宅生活に復帰することができる．

【各専門職の分担と連携】
　Aさん，家族，各専門職種などが参加したカンファレンスを開催し，退院後自宅へ戻った場合に起こると予測される生活や健康上の問題点，Aさんおよび家族が不安に思う事柄などを明らかにし，その問題の解決策を検討する．高齢である妻が退院後の主介護者となり，「せめてトイレは介助なしでできるようになってほしい」との希望があるため，転倒をせずに安全にトイレまで移動し，排泄を自分でできるように自宅の居住環境を考慮したリハビリテーションを行い支援する．リハビリテーションによる排泄の方法を看護師も共有し，病棟での排泄介助方法に関して一貫性をもたせた支援を行う．

また家族の介護負担を軽減するため，ホームヘルプサービスやデイケア，訪問看護サービス，住宅改修の補助など介護保険サービスの紹介を社会福祉士が行い，介護保険の申請をすすめ，脳梗塞による機能障害の改善やADLの拡大が退院後も継続してはかれるよう協働する．

くわえて医師の治療方針に基づいて，脳梗塞の再発予防のための食事・運動・喫煙などの日常生活習慣の改善や血栓予防のための内服治療を長期間継続する必要がある．この点に関して医師，看護師，薬剤師，栄養士，理学療法士などが協働して支援する．

> **手段的日常生活動作 (IADL)**
> 日常生活を送るうえで必要な動作のうち，ADLより複雑で高次な動作を指す．

【解説】
　脳梗塞発症3週間後～発症3ヵ月後までの回復期の時期は，機能障害の改善をはかるリハビリテーションを行い，ADLやIADLの自立度を高め，生活の質の向上をはかることが専門職種間で共有する第一の支援目標になる．また，脳梗塞による障害はある程度改善はしても完全に回復することは難しいため，回復の程度に応じた退院後の生活の仕方を再構築する必要がある．くわえて脳梗塞の再発予防のため，食事・運動・喫煙などの日常生活習慣の改善や血栓生成予防のための内服治療の継続が必要となる．退院後の生活の再構築や医療の継続が可能となるよう専門職種間での連携・協働をどのように行うか，Aさんや家族のニーズに添って問題解決をはかる，退院へ向けての支援が重要となる．

D　維持期の連携・協働のあり方：
発症3ヵ月後～発症6ヵ月後まで在宅生活移行時の初期（図2-5）

【介護保険サービスの申請状況】
　退院前に介護保険の申請を行い，要介護2に認定された．
　リハビリテーション専門病院の社会福祉士の助言により，介護支援専門員を決め，家族の希望に添って介護負担を軽減するケアプランを入院中に作成した．

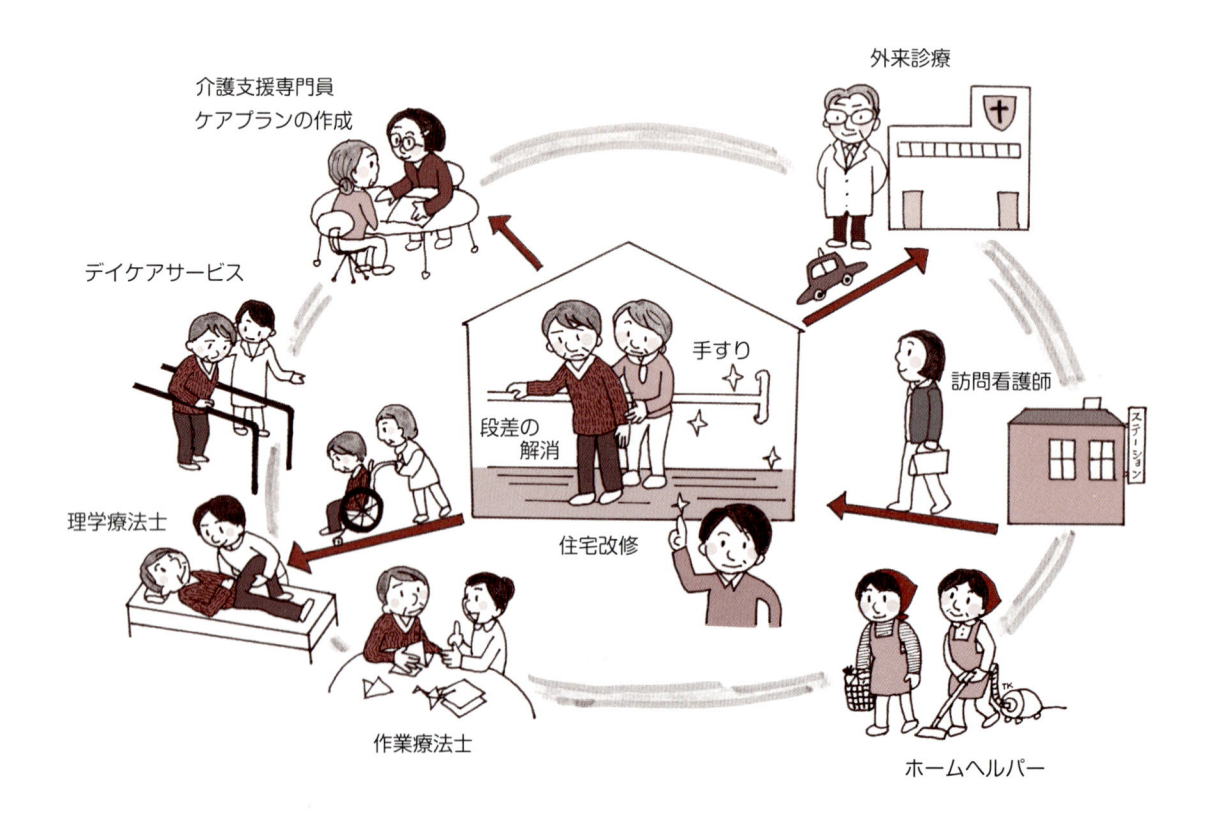

図2-5　維持期の連携・協働のあり方

【家族の介護負担を軽減するためのケアプラン内容】
- ホームヘルプサービス　　1回/週　入浴介助，掃除など
- 訪問看護サービス　　　　2回/月　健康管理，食事・運動・服薬などの助言
- デイケアサービス　　　　1回/週　リハビリテーション，入浴介助，仲間との交流
- 住宅改修　　　　　　　　室内の段差の解消，廊下，トイレ，浴室の手すりの設置など
- 介護用品のレンタル　　　ベッド，マットレス

【健康・生活上の問題点】
①脳梗塞による障害があり，退院後の在宅生活において，地域の中で新たな多職種によるチームケアを構築しないと，健康・生活上の問題が発生して在宅生活が破綻する危険がある．

【目　標】
①退院後，家族の介護負担を軽減した在宅生活が送れるよう地域の中で介護支援専門員を中心とした新たな多職種によるチームケアを構築し，在宅生活への移行を円滑に行うことができる．

【解　説】
　脳梗塞発症3ヵ月後〜発症6ヵ月後までの維持期の時期は，各専門職種の協働による退院に関する相談・支援をリハビリテーション専門病院入院中に受けて在宅に戻ってきたが，実際に在宅で生活をしてみて退院支援が役立ったかどうか，予測できなかった健康・生活上の問題が発生していないか，新たな在宅生活への移行が円滑に行えたかどうかなどの視点をもって，地域の介護支援専門員を中心とした多職種によるチームケアを新規に築き，継続して支えていくことが重要となる．

まとめ（図2-6）

　脳梗塞の事例における関連職種連携について，治療や病気の回復過程に沿って概説した．患者・利用者やその家族への支援内容や支援方法は，病状や健康状態の回復状況によって大きく変化していく．急性期，回復期，維持期の各段階における健康・生活上の問題を明らかにし，その問題解決をはかるためにどんな職種とどんな方法で連携しながらすすめることが有効かを考えてチームで支援していくことが重要である．

参考文献
吉澤理（編）：疾患別看護過程セミナー，統合改定版，医学芸術社，2006
関口恵子（監）：経過別看護過程の展開，学研メディカル秀潤社，2007
福原麻希：医療各職種それぞれの卒前教育でめざすもの．看護教育52(6)：440-442，2011

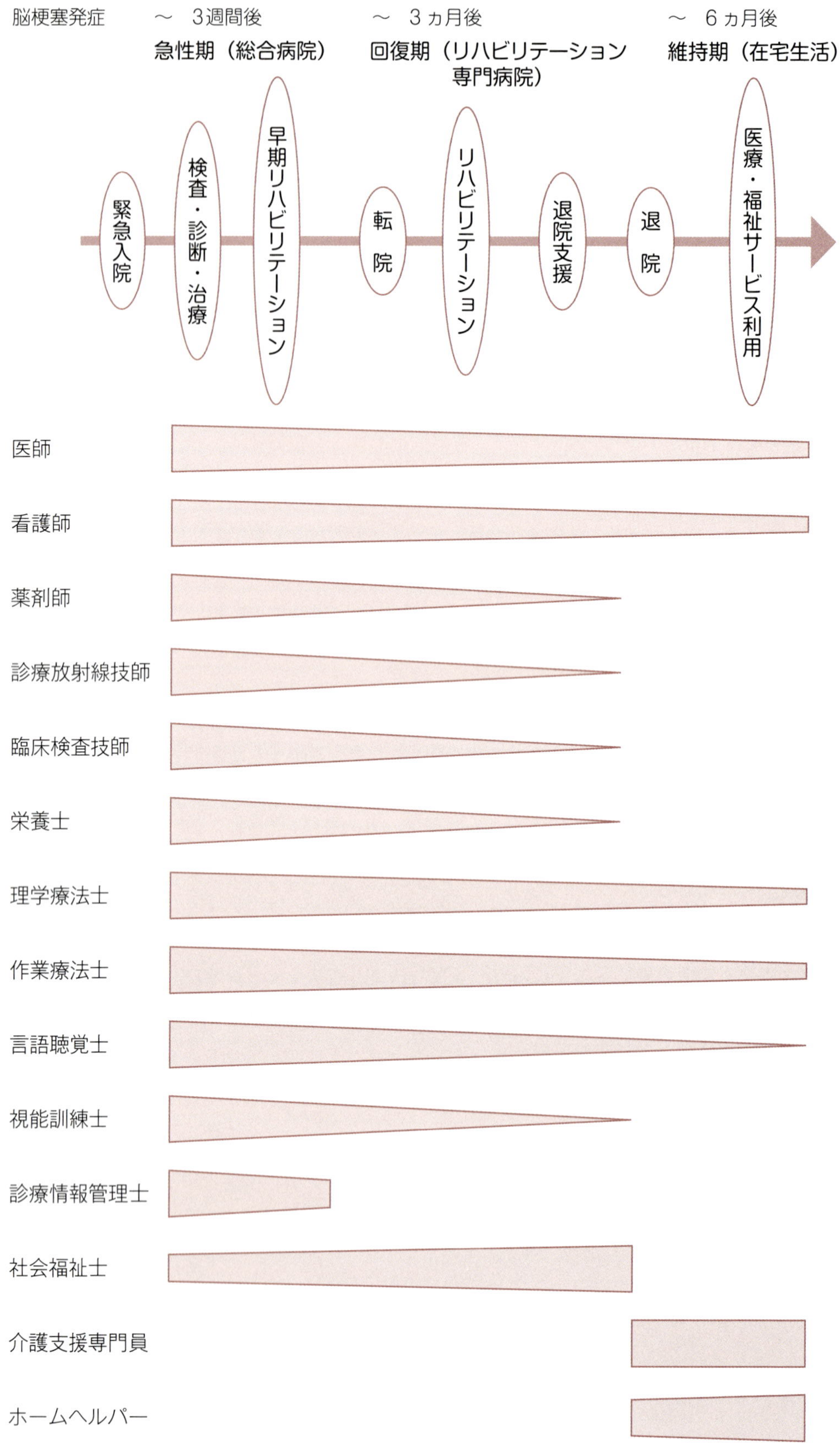

84 2章 関連職種連携の実践例

	脳梗塞発症	～3週間後 急性期（総合病院）	～3ヵ月後 回復期（リハビリテーション専門病院）	～6ヵ月後 維持期（在宅生活）
		緊急入院　検査・診断・治療　早期リハビリテーション	転院　リハビリテーション　退院支援	退院　医療・福祉サービス利用

- 医師
- 看護師
- 薬剤師
- 診療放射線技師
- 臨床検査技師
- 栄養士
- 理学療法士
- 作業療法士
- 言語聴覚士
- 視能訓練士
- 診療情報管理士
- 社会福祉士
- 介護支援専門員
- ホームヘルパー

図2-6　急性期・回復期・維持期にわたる関連職種連携・協働のあり方の全体像

2章 関連職種連携の実践例

事例2 がんのチーム医療・ケア

A 本事例の概要

Bさん，50歳，男性．170 cm，58 kg．
【診断名】：食道がん　TNM分類：T3N1M0　ステージ分類：Stage Ⅲ
【既往歴】：なし
【家族構成】 図2-7

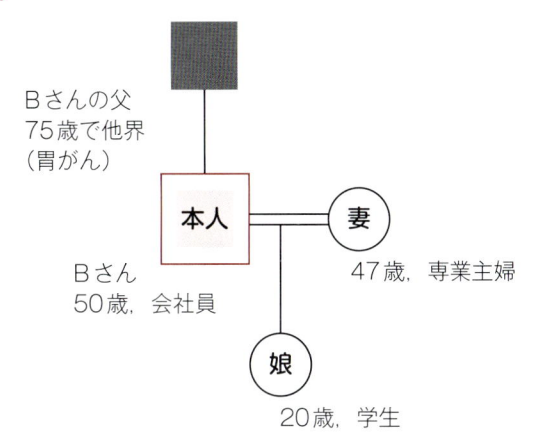

図2-7　家族構成

- Bさんの父 75歳で他界（胃がん）
- 本人　Bさん 50歳，会社員
- 妻　47歳，専業主婦
- 娘　20歳，学生

> **がんの進行度**
>
> がんの進行度は，部位により各々定義されている．TNM分類では，がんの大きさや浸潤度（T），リンパ節への転移（N），および遠隔臓器への転移（M）により評価する．また，これらの組み合わせによってステージが決定する．
> （本事例の場合）
> T3：原発腫瘍は外膜に浸潤
> N1：所属リンパ節転移あり
> M0：遠隔転移なし

【生活歴】

　Bさんは，20歳代は40本/日程度の喫煙習慣があった．30歳で娘の誕生をきっかけに禁煙している．職業は住宅メーカーの営業である．仕事の付き合い上外食が多く，飲酒は日本酒1合を2回/週程度．これまでに大きなけがや病気の経験はない．3年前に父親を胃がんで亡くしている．

　Bさんの妻はBさんの元同僚で，26歳でBさんと結婚した．1年後に娘を出産し，それ以来専業主婦である．明るく社交的な性格で，娘の友達の母親とも交流が多い．健康状態は良好である．Bさんの娘は，私立大学文学部の3年生（自宅から通学）である．現在，就職活動中．アルバイトとの両立で忙しい毎日を過ごしている．

【病　歴】

　Bさんは，20XX年5月頃から，食べ物がのどに詰まり，飲み込みにくさを自覚するようになった．地元のA病院消化器内科S医師により食道がんの疑いを指摘され，すぐに県立がんセンターを紹介された．

　Bさんは6月14日，県立がんセンターで内視鏡検査，食道造影検査，CT検査を受けた．検査結果は，胸部食道がんStage Ⅲであった．治療方針について主治医であるT医師と相談した結果，すぐに化学放射線療法を開始することとなった．

1）治療（化学放射線療法）

　治療は6月27日～8月22日の約2ヵ月を要した．化学療法と放射線療法による副作用にも耐え，腫瘍は縮小した．

2）リハビリテーション

　治療後は摂食・嚥下リハビリテーションを行い，食事を再開した．その後順調に回復し，

> **化学放射線療法**
>
> がん治療の1つで，化学療法と放射線治療を組み合わせた治療を指す．化学療法は抗がん剤治療のこと．食道がん治療において，手術療法とともに治療選択肢の1つである．

CR：Complete Response

治療効果はCR（完全寛解）と判定された．退院後はA病院でS医師により経過観察を行うこととなり，9月8日に退院することができた．

3）退院～社会復帰

退院後はA病院を1ヵ月に1回受診し，経過観察を行った．経過に問題なく，12月に社会復帰を果たした．退院後の半年間は再発なし．

4）終末期

社会復帰から1年後に再発および転移が発見された．Bさんと家族は積極的な治療を望まず，E総合在宅ケアセンターでケアを行うこととなった．

【治療前の検査所見】

内視鏡検査 食道腫瘍（部位：25 cm，大きさ：5 cm，形：隆起型）あり．ヨード染色性は不染．

胸部CT検査 腫瘍は外膜に浸潤している．気管，気管支などの周囲組織への浸潤はなし．縦隔内リンパ節転移を認める．遠隔転移を認めない．

CT
Computed Tomography：コンピュータ断層撮影法の略．被写体の周囲からX線を照射し，人体を透過した投影データからコンピュータによる画像再構成により断層像を得る技術のこと．

【地域資源】

A病院

病床数：300床（一般病床），6床（人間ドック）

診療科：内科，循環器科，小児科，外科，整形外科，脳神経外科，皮膚科，泌尿器科，産婦人科，眼科，耳鼻咽喉科，放射線科，麻酔科，（病理）

県立がんセンター

病床数：309床（一般病床），17床（ICU），24床（緩和ケア）

診療科：内科，心療内科，呼吸器科，消化器科，循環器科，外科，整形外科，形成外科，脳神経外科，呼吸器外科，皮膚科，泌尿器科，婦人科，眼科，耳鼻咽喉科，気管食道科，リハビリテーション科，放射線科，麻酔科，歯科

E総合在宅ケアセンター

サービス内容：通所介護，通所リハビリテーション，訪問看護，訪問リハビリテーション，居宅介護支援事業者

> 【解説】
> 本事例では，がん患者に対するチームアプローチを考える．がん治療は，がん自体の治療と並行して，がんによって生じるさまざまな苦痛を和らげる緩和ケアが必要である．緩和ケアは，患者の体，心，社会生活や家族をも含めた全人的な支援である．がんの経過とともに，①集学的治療段階，②リハビリテーション，③退院～社会復帰，④終末期，に分け，各専門職が連携する状況を考える．

B 治療（化学放射線療法）

【経　過】

インフォームドコンセント
医療行為の対象者が，治療などの内容についてよく説明を受け理解したうえで方針に合意すること．

悪心
吐き気．

6/24	入院．Bさんと妻にインフォームドコンセント実施．
6/27（day 1）	化学放射線療法開始（表2-2）．
6/30（day 4）	化学療法による悪心・嘔吐出現．
7/ 8（day 12）	放射線療法による照射部位の粘膜炎出現．
7/18（day 22）	CTと内視鏡検査による経過確認．
7/20（day 24）	自宅に外泊（1泊2日）．
8/22（day 57）	CTと内視鏡検査による経過確認．経過良好にて治療終了．

表2-2 Bさんの治療スケジュール（化学放射線療法）

シスプラチン（抗がん剤）	40 mg/m²	30分で点滴静注	day 1, 8, 36, 43
5-FU（抗がん剤）	400 mg/m²/day	24時間持続静注	day 1〜5, 8〜12, 36〜40, 43〜47
放射線	2 Gy/Fr/day（計60 Gy）		day 1〜5, 8〜12, 15〜19, 36〜40, 43〜47, 50〜54

シスプラチンによる腎障害を軽減する目的で，上記薬剤以外に十分な補液を行う．

【BさんとBさんの家族の気持ち】

6/24 妻と一緒に先生方から治療の説明を受けた．抗がん剤治療と放射線治療をするので，副作用はある程度予想できるとのこと．起こりやすい副作用については予防もできると聞き，少しほっとした．
　（妻）入院もがん治療も初めてで……どうしたらいいかわからない．

7/1 昨日から抗がん剤によると思われる嘔吐が続いている．今日はステロイドを点滴してもらい，楽に過ごせた．放射線の副作用がまだ出ていないのがせめてもの救い．今日は妻と娘が見舞いに来てくれた．妻と娘の方がよっぽど心配そうだ．自分の中では気持ちに整理をつけ，前向きになれたが，妻はまだこの現実を受け止められていないような気がする．
　（妻）治療の副作用はある程度覚悟していたものの，目の前で苦しんでいるのを見るのが辛い．明日には外泊を控えているのに，家に帰ってきて大丈夫だろうか．
　（娘）思ったより元気そうで安心した．父より母の方が先に参ってしまいそう．

【ICF関連図によるまとめ】 図2-8

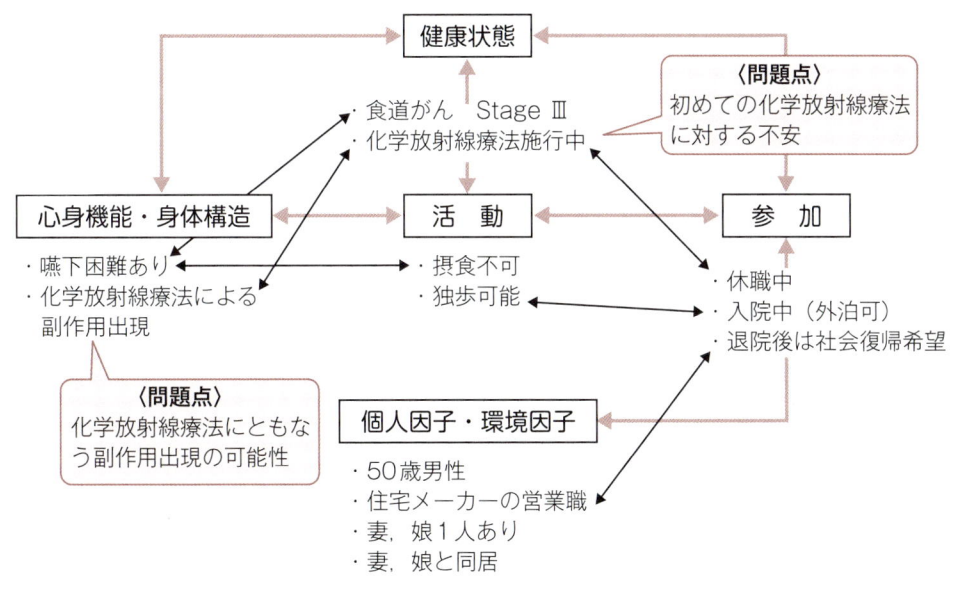

図2-8 Bさんの治療期におけるICF関連図

【問題点】
①初めてのがん治療に対する患者の不安
②化学放射線療法にともない出現が予測される副作用（口内炎・食道炎・疼痛）

【支援目標】
①初めてのがん治療に対する不安を和らげ，本人も家族も前向きに治療に参加できるよう

になる
②治療にともなう副作用の出現の可能性を理解し，適切な予防ができる

【各専門職の分担と連携図】 図2-9

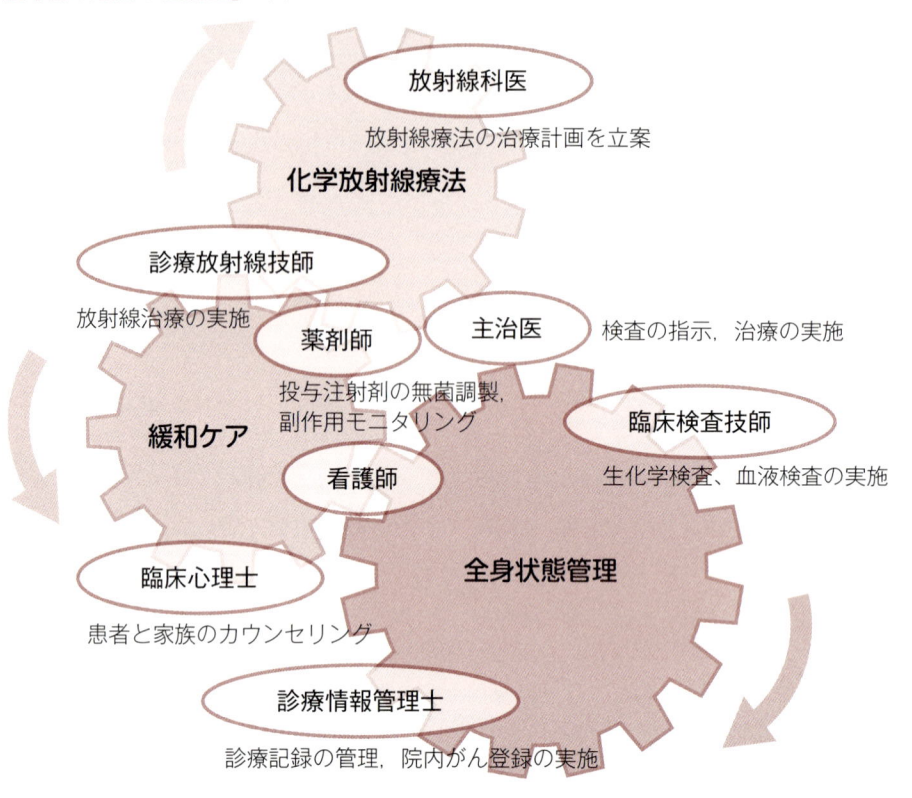

図2-9 がん治療（化学放射線療法）における各専門職種の関連図

【解　説】
　患者ががんと診断されてから集学的治療を行うまでのチームアプローチを考える．まず，がんを告知された患者とその家族の気持ちを十分に考えたうえで支援目標を立てることが重要である．患者の年齢や家庭環境などを考慮し，どんなケアが必要かを議論するとよい．そのうえで，治療中に生じる問題点を予測し，患者本人と家族の目標を設定しよう．

C リハビリテーション

【経　過】

8/22	化学放射線療法による治療が終了．
8/24（治療後2日目）	摂食・嚥下リハビリテーション開始．
8/30（治療後8日目）	Bさんの妻に対し管理栄養士による栄養指導を実施．
9/1（治療後10日目）	薬剤師による服薬指導を実施．
9/3（治療後12日目）	退院後の治療について，社会福祉士と面談を実施．また，眼科を受診し，眼鏡を作製．
9/8	経過良好にて退院．

RSST
Repetitive Saliva Swallowing Test 反復唾液嚥下テスト

MWST
Modified Water Swallow Test 改良水飲みテスト

〈摂食・嚥下リハビリテーション〉
　言語聴覚士が摂食・嚥下スクリーニング検査（RSST2回，MWST4回）および嚥下内視鏡検査，嚥下造影検査を実施し，嚥下手技（嚥下方法）について訓練・指導を行った．

〈栄養指導〉
食事の形態や注意すべき食べ物について指導を実施.

〈服薬指導〉
1) オキシコドン塩酸塩水和物錠 10 mg　　　　　　　　1回1錠
　　1日2回　9時, 21時
2) オキシコドン塩酸塩散 5 mg　　　　　　　　　　　1回1包
　　疼痛時　頓服
3) ピコスルファートナトリウム水和物 内用液0.75%　　1回10〜15滴
　　便秘時
上記処方について, 服用方法や注意すべき副作用などを説明した.

オキシコドン塩酸塩水和物錠
医療用麻薬の一種. がん性疼痛に対する鎮痛薬. 薬の効果が長く, 1日2回の定時内服で使用する.

オキシコドン塩酸塩散
医療用麻薬の一種. 速放性の鎮痛薬で, 疼痛出現時にレスキューとして頓服で使用する.

ピコスルファートナトリウム水和物
下剤. オキシコドンなどの使用時に発生しやすい便秘対策として使用する.

〈眼科受診〉
視力　vd = 0.8 (1.2 × −0.25D ◯ cyl −1.00D Ax. 90°)
　　　vs = 0.7 (1.2 × −0.50D ◯ cyl −0.50D Ax. 90°)
近見視力 vd = 0.6 (1.2 × +2.00D ◯ cyl −1.00D Ax. 90°)
　　　　 vs = 0.4 (1.2 × +1.75D ◯ cyl −0.50D Ax. 90°)
眼圧　R：16 mmHg, L：15 mmHg
前眼部, 眼底に異常なし.
視能訓練士による上記検査の結果, 遠近両用の眼鏡を作成することになった.

〈退院支援〉
医療ソーシャルワーカーがA病院との連絡調整を行った.

【BさんとBさんの家族の気持ち】

8/29　本当に治っているのかという不安が大きかった. おそるおそるゼリーを食べると, ゼリーがスムーズに食道を通っていくのを実感した. これまでの頑張りが報われたという気がした.
　　　（妻）食事ができたことで, ようやく治療がうまくいったという気になれた.

9/2　上司がお見舞いに来てくれて, 復帰後は内勤だろうと言われた. おそらくデスクワークが中心になるのだろう. 実は入院前から, 本を読む時になんとなく見えにくいという自覚があった. 今まで眼鏡を使用したことはなかったが, 入院中に体の悪いところは全部治してしまいたいので, 翌日眼科を受診することにした.

9/3　退院後は, A病院でお世話になることになった. 社会復帰してからのことを考えると, 自宅から近い病院の方が安心できる.
　　　（妻）早く家に帰ってきてほしいが, 今後の生活のことを考えると, 以前の生活に戻れるか心配.

【ICF関連図によるまとめ】 図2-10

- 健康状態
  - ・食道がん Stage Ⅲ
  - ・化学放射線療法終了
  - ・摂食・嚥下リハビリテーション中
- 心身機能・身体構造
  - ・経口摂取量減少
- 活動
  - ・独歩可能
- 参加
  - ・休職中
  - ・退院後は社会復帰希望
- 個人因子・環境因子
  - ・50歳男性
  - ・住宅メーカーの営業職
  - ・妻、娘1人あり
  - ・妻、娘と同居
  - ・退院後の食事管理は妻が行う

〈問題点〉経口摂取不十分で脱水・低栄養の危険性

〈問題点〉退院後の生活や社会復帰に対する不安

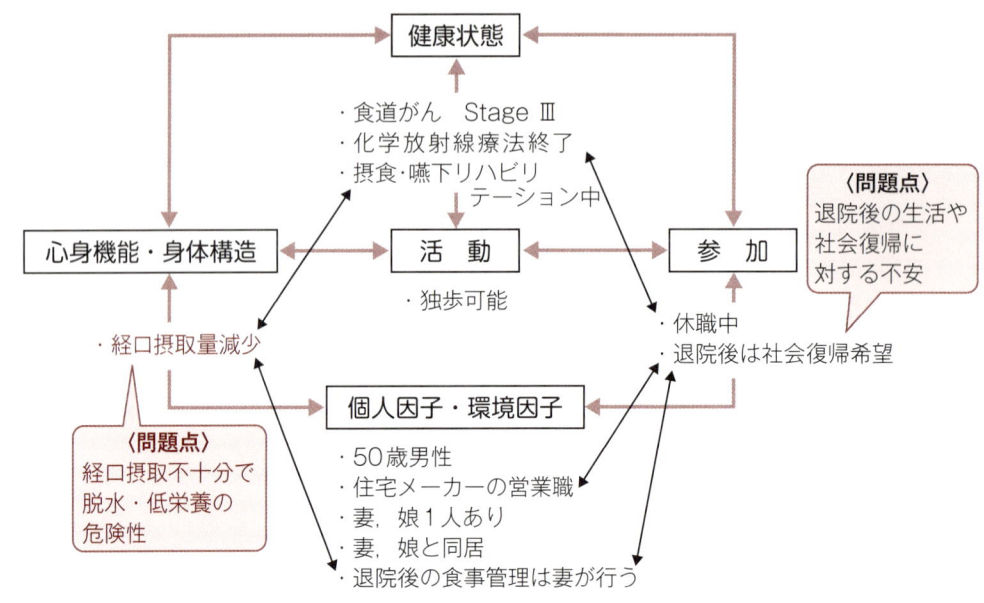

図2-10 Bさんのリハビリテーション期におけるICF関連図

【問題点】
①経口摂取不十分で脱水・低栄養の危険性
②退院後の生活や社会復帰に対する不安

【支援目標】
①本人が安全に食事をとれるようになり、また家族はそのサポートができる
②がん治療に対する不安を和らげ、退院に向けた準備ができる

【各専門職の分担と連携図】 図2-11

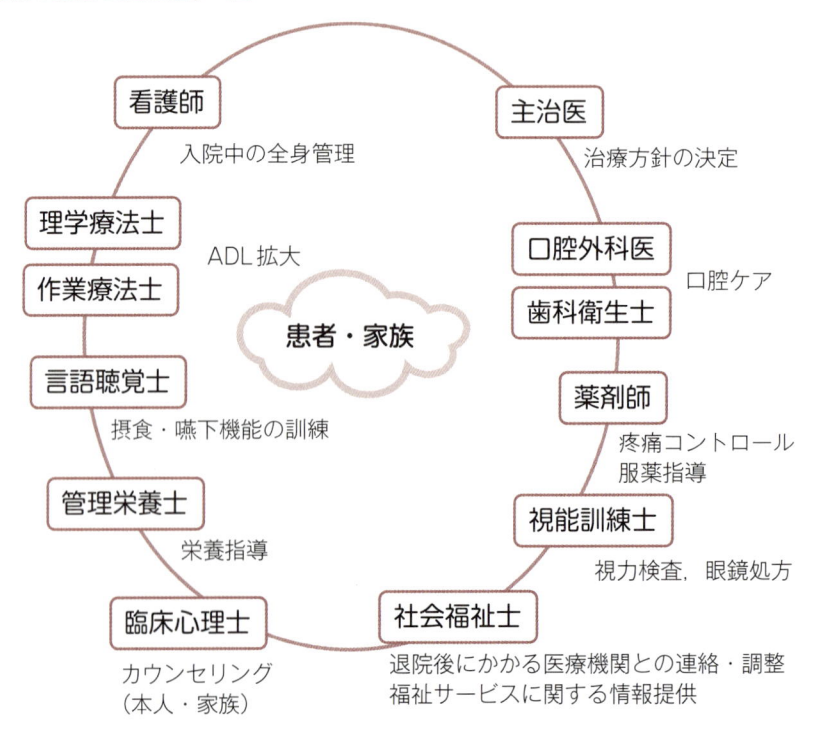

患者・家族を囲んで各専門職が連携:

- 看護師：入院中の全身管理
- 主治医：治療方針の決定
- 理学療法士／作業療法士：ADL拡大
- 口腔外科医／歯科衛生士：口腔ケア
- 言語聴覚士：摂食・嚥下機能の訓練
- 薬剤師：疼痛コントロール、服薬指導
- 管理栄養士：栄養指導
- 視能訓練士：視力検査、眼鏡処方
- 臨床心理士：カウンセリング（本人・家族）
- 社会福祉士：退院後にかかる医療機関との連絡・調整、福祉サービスに関する情報提供

図2-11 リハビリテーションにおける各専門職種の関連図

【解　説】
　治療後から退院に向けてのチームアプローチを考える．患者の入院中だけでなく退院後の生活も見据えて問題点を抽出し，各種訓練を行う必要がある．問題点の予測と，患者本人と家族の目標を設定するという手順は治療の場合と同様である．退院後のフォローアップを考えて，どんな情報が必要かを議論するとよい．

D　退院〜社会復帰

【経　過】
　9月8日に退院してから1週間は，自宅でシャワーを浴びただけでも起立性低血圧を起こしていたが，徐々に落ち着いた．退院後は1ヵ月に1回A病院を受診し，内視鏡検査と採血による経過観察を行った．経過は順調で，12月から社会復帰を果たした．
　社会復帰後は体調もよく，仕事は以前と同じかそれ以上に多忙となった．退院後の半年間，再発の不安は常にあった．Bさんと妻が再発の不安を医師に訴えたところ，医師から社会福祉士を紹介された．社会福祉士は，患者会や，がん患者と家族のサポートグループについて紹介した．Bさんと妻は，患者同士で相談や話をする場があることを知り，自分だけではないと前向きな気持ちになることができた．
　定期検診では問題なく，順調に半年が経過した．

【BさんとBさんの家族の気持ち】
　家族と過ごす時間を大切にしながら生きていきたい．

【各専門職の分担と連携図】　図2-12

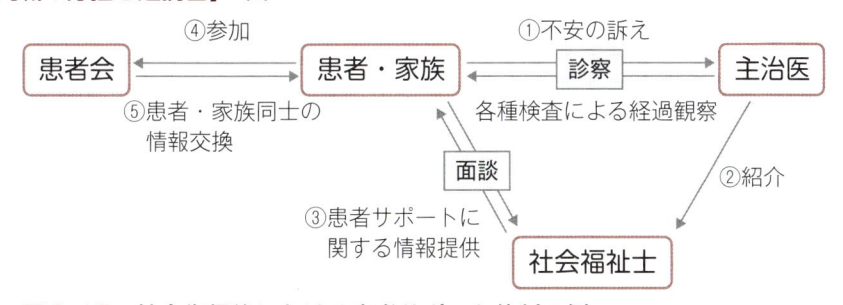

図2-12　社会復帰後における患者サポート体制の例

【解　説】
　退院後に外来で経過観察を行う時期は，内視鏡による観察，血液検査による腫瘍マーカーの確認などを定期的に実施する必要がある．また，患者は常に再発の不安を抱えながら生活を続けていくので，引き続き精神的ケアも重要となる．社会福祉士を中心とする福祉職は，患者とその家族に寄り添い最適な社会資源の活用に努めることが求められる．

E　終末期

【経　過】
　社会復帰から1年後，胸の奥や背中に激しい痛みが起きるようになった．のどの詰まりも同時に感じるようになった．背中の痛みは薬では治まらない．前回の検査では異常はなかったはず……と不安になり，すぐにA病院を受診した．結果は，再発であった．また，骨へ

の転移が見つかり，食道がんStage IVと診断された．家族と治療法について話し合ったうえで，これ以上の積極的な治療は行わないこととなった．在宅でのケアを希望したため，主治医より往診医とE総合在宅ケアセンターが紹介された．ケアマネジャーによりケアプランが作成され（図2-13），訪問看護師やホームヘルパーによるケアが開始された．

【BさんとBさんの家族の気持ち】

（Bさん）自宅で家族に囲まれて生活をしたい．家族にはできるだけ迷惑をかけないようにしたい．

（妻・娘）無理をせず，痛みがないようにしてほしい．

総合サービス計画表

利用者氏名：Bさん	性別 男性	年齢 50歳	職業 無職	担当医 主治医 S医師 往診医 U医師	要介護度 申請中 身障等級 該当無し	医学診断：食道がんStage IV 障害の種類：該当無し
本人の希望	自宅で家族に囲まれて生活したい．家族にはできるだけ迷惑をかけたくない．				家族の希望	無理をせず，痛みがないようにしてほしい．
長期目標（到達時期）	体調が安定した状態で過ごせる．					

項目	短期目標	サービス計画（プログラム終了の目安，時期など）	担当職種
体調を管理できる	安全に生活が続けられるように体調管理ができる．	診察 療養上の援助・相談 急変時には緊急入院させる	往診医 訪問看護師 主治医
	痛みがないように適切な服薬管理ができる．	服薬状況の確認 副作用モニタリング	訪問看護師，薬剤師 薬剤師
生きがいを増やす	定期的に外出を楽しむことができる．	ボランティアへの参加を提案する デイサービスを利用する	
家族の介護負担を減らす	介護サービスを利用して家族の介護負担を減らすことができる．	買い物代行，調理支援	ホームヘルパー
福祉用具などの環境を調整する	病状の進行にあわせ，適切な福祉用具の貸与を受けることができる．	要介護度認定の適時見直し	ケアマネジャー

図2-13 終末期がん患者におけるケアプランの例

【解説】

図2-13は，E総合在宅ケアセンター独自のケアプランである．ケアプランとは，ケアマネジャーが作成する介護保険を利用した介護サービス計画書を指す場合もあるが，ここでは介護保険以外のケアも含む．本事例のように，ケアに関わる職種が多い場合には，このようなサービス計画表を作成してケアの役割分担を行うと便利である．

【各専門職の分担と関連図】　図2-14

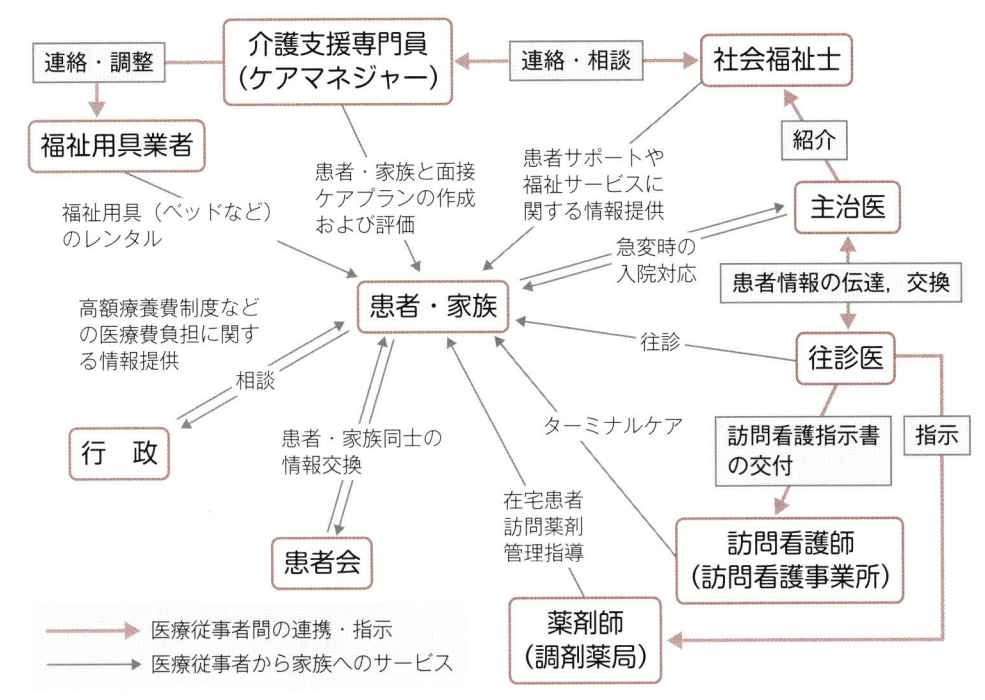

図2-14　終末期がん患者におけるサポート体制の関連図

【解　説】
　がんの再発が発見された後は，積極的に治療を行うかどうかの意思決定を行う．在宅療養は家族の協力なしには成り立たない．福祉サービスなどを活用し，多職種によるケアの実践が必要とされる．しかしながら，必ずしも連携がうまくできているとはいえないのが現状である．自治体を含め，連携をはかることが重要となる．

まとめ

　がんの事例における関連職種連携について，治療や病期の進行とともに概説した．
　患者や家族が抱える気持ちは，状況によって大きく変化することがわかる．患者・利用者とその家族のためのケアとはどういうことか，また関わる職種がどのように変化するかを理解できるとよい．

2章 関連職種連携の実践例

事例3 脳性麻痺児のチーム医療・ケア

A 本事例の概要

Cさん，16歳女性（特別支援学校高等部2年生）

【診断名】：脳性麻痺（痙直型四肢麻痺）気管支喘息，てんかん，低体重出生による網膜症（光凝固後）

【既往歴】：なし

【家族構成】　図2-15

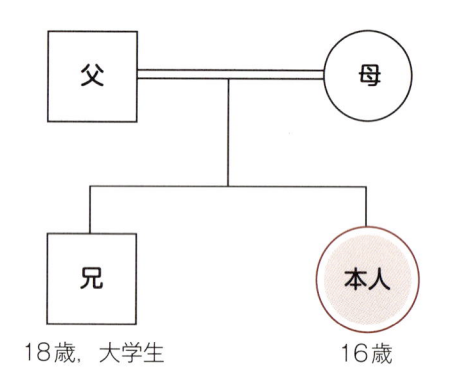

図2-15　家族関係

【生活歴】：出生直後より3ヵ月間NICU管理となり6ヵ月後に退院．その後，粗大運動の遅れが気になり受診し脳性麻痺の診断を受けた．2歳から週2日の頻度で地域の児童発達支援事業所へ通所し，5歳から地域の幼稚園に通園．幼稚園では座位保持装置付き車椅子を利用し移動動作，机上動作は自立していたが，他児と一緒に活動することや身辺処理には教諭の加配を受けて対応していた．小学校は，特別支援学校小学部に入学し，スクールバスで通学した．小学部では，学習意欲も高く，友達も多く楽しく生活した．小学部卒業後，同じ学校の中学部に入学した．中学部では，自分でできることも多くなったが，思春期を迎え，歩けないことなど，周囲の人々との違いも気にするようになってきた．中学部卒業後，入学試験に合格し同じ学校の高等部に入学した．現在，最も興味があることは男性アイドルグループで，中学部後半よりファン．家族にアイドル雑誌やCDなどを買ってきてもらい，毎日聴いたり眺めたりしている．最近では「テレビだけでなく，ライブに出かけたい」と家族に伝えているが，まだ実現していない．

【解　説】
　本事例では脳性麻痺児に対するチームアプローチを考える．脳性麻痺は，受胎から新生児期（生後4週以内）までの間の脳の病変に基づく運動機能障害である．運動や姿勢の発達に特徴があり，定型発達に比べると遅れをともなうが知的発達に問題はない．生まれた時からの心身機能・身体構造の問題により，さまざまな活動制限や参加制約があり，認知機能や社会・情緒機能の遅れが予測される．そのため，その支援は，乳幼児期より始まり，学童期，青年期，成人期，高齢期とライフステージに応じた支援が必要となる．

B 乳児期（出生〜1歳）

【生活状況と経過】

在胎29週0日で緊急帝王切開にて分娩．出生時体重1200 g，Apgar score 1分後3点，5分後5点．生下時仮死あり，出生直後から多呼吸，陥没呼吸，チアノーゼを認め，酸素飽和度の低下により呼吸窮迫症候群と診断．総合母子周産期医療センター新生児集中治療室（NICU）に搬送され気管内挿管を受け，3ヵ月にわたり人工呼吸管理を受けた．生後2ヵ月頃網膜症を発症し，網膜光凝固治療を受け6ヵ月後に退院した．

【問題点】

① 在胎29週早産，出生時体重1200 gの早期低出生体重児．
② Apgar score 1分後3点，5分後5点で生下時仮死あり．
③ 出生直後より呼吸窮迫症候群のため多呼吸，陥没呼吸，チアノーゼ，酸素飽和度の低下あり．
④ 早産・低出生体重による網膜症．
⑤ 母親を中心として，保護者が不安を抱えている．

【支援目標】

① 生命を維持し，合併症の発生を予防する．
② 生命を維持し，発達を促進する．
③ 子どもの成長に関する保護者の不安を軽減する．

【各専門職の分担と連携図】 図2-16，表2-3

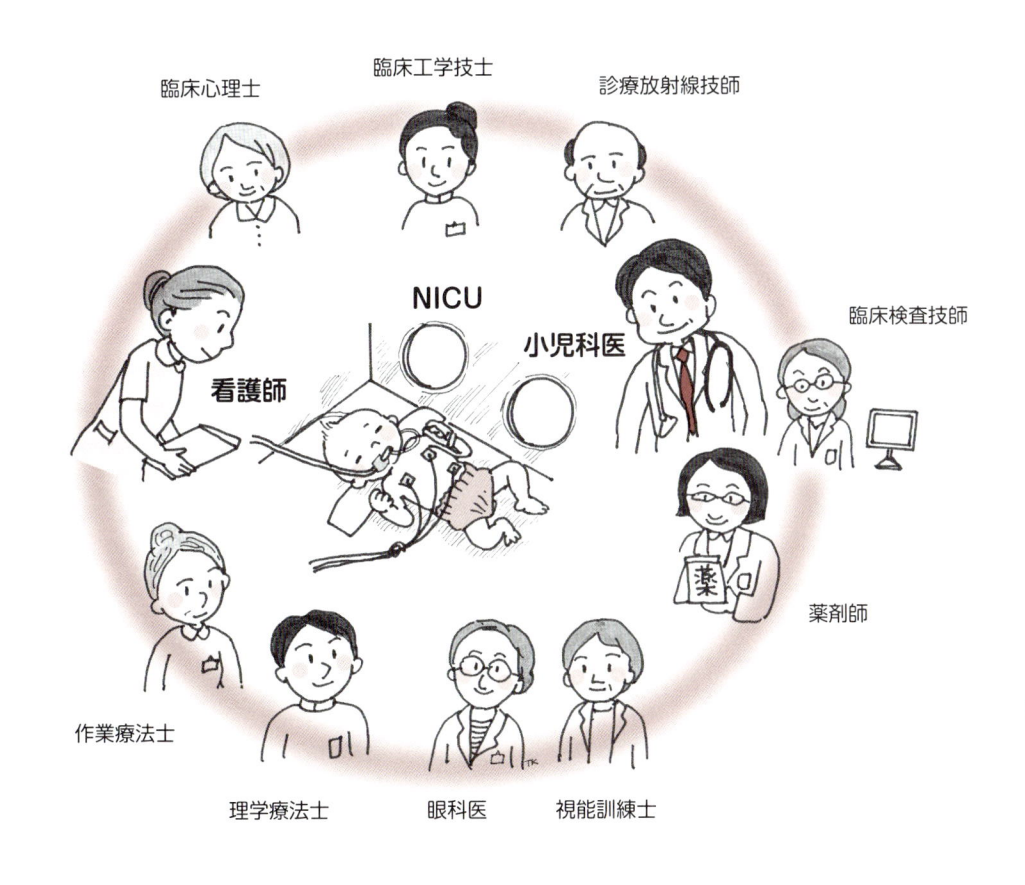

> NICU : Neonatal Intensive Care Unit

> **Apgar score**
> 最も一般的な新生児の評価方法．出生から1分，5分後に皮膚の色，心拍数，反射，筋緊張，呼吸努力の5項目を0〜2点で評価し総計する．低値ほど重症で，4〜7点を軽度仮死，3点以下を重度仮死とする．

> **総合母子周産期医療センター**
> リスクの高い妊娠に対する医療および高度な新生児医療などの周産期医療を行うことができる医療施設．

> **NICU**
> 低出生体重児や新生児仮死などのさまざまなリスクを負った新生児を集中的に管理・治療する施設．

図2-16　NICUにおける事例を取り巻く職種

表2-3 NICUにおける各専門職種の役割分担

小児科医	全身管理と治療全般 家族への心理ケア
看護師	全身管理，家族への授乳指導 母子関係の愛着形成を支援
薬剤師	投薬管理
臨床心理士	母子関係の愛着形成を支援
臨床工学技士	人工呼吸器，呼吸・心拍モニタ・輸液ポンプなど機器管理
作業療法士	神経学的行動観察評価，ポジショニング指導 感覚・知覚・認知機能，運動機能の発達促進
理学療法士	神経学的行動観察評価，ポジショニング指導 呼吸機能，運動機能の発達促進
眼科医	対網膜症定期的眼底検査・光凝固治療
視能訓練士	定性的視機能評価
診療放射線技師	診断的画像撮影

【解説】

早期産，低体重で出生した子どものNICUから退院するまでのチームアプローチを考える．この時期は，呼吸器，脳，目などの臓器の合併症予防と生命維持のための医学的管理が中心となる．また，子どもの誕生と成長を喜びと不安の両方の気持ちから見守る家族の様子を十分に考えたうえで，支援目標を立てることが重要である．母親の年齢や夫の家事への協力，兄弟の有無といった家庭環境を考慮し，退院に向けてどのようなケアが必要かを議論するとよい．そのうえで，NICUにおける治療の問題点や発達状況を予測し，対象児と家族の目標を設定しよう．

C 幼児期（1～6歳）

【生活状況と経過】

退院後は，通院と地元の保健センターの健康診査でフォローを受けていた．8ヵ月経過後も首の座りが悪く，座位が安定しない．頭部MRI検査にて，脳室周囲白質軟化症の所見あり，脳性麻痺の診断を受け，外来で理学療法，作業療法，言語聴覚療法を開始した．

2歳頃から医療機関だけではなく，地元の児童発達支援事業所へ母子で通所し療育を受けた．3歳になり，家族は身体障害者手帳（肢体不自由）を申請するため，医療機関において身体障害者意見書・診断書を依頼し，1種1級の交付を受けた．その後，補装具として座位保持装置付き車椅子を作製し，家庭内および児童発達支援事業所の療育で使用を開始した．5歳になり就学準備のために，地元の幼稚園へ入園．この時，自力で座位保持可能となったが，1人で立っていること，歩行することは困難であり，移動には座位保持装置付き車椅子を利用した．日常生活活動（ADL）は，食事，更衣，排泄とも部分的に介助が必要，言語は単語から二語文程度で意思を伝えることができた．言語聴覚士による新版K式**発達検査**では姿勢・運動8ヵ月，言語・社会30ヵ月，認知・適応30ヵ月，絵画語彙発達検査では，語彙年齢2歳6ヵ月であった．6歳時に特別支援学校へ入学した．

健康面では，乳児期から風邪をひくと咳が続き，1歳時から気管支喘息の診断でプランルカスト水和物の服薬，サルブタモール硫酸塩の吸入を続けている．発熱時にけいれん発作を起こすようになり5歳からは発熱時以外でも年に数回のけいれん発作を起こすようになった．脳波検査にて脳全体に広がるてんかん波が数ヵ所に認められたため，5歳時にてんかんの診

発達検査

新版K式発達検査や絵画語彙発達検査は主に乳幼児から小学生頃までの発達の程度を調べる検査の1つである．発達障害の発見，状況の把握と改善・向上に向けた指導内容を立案するために行われる．運動，言語，知覚（認知），情緒，社会性などが評価される．

断を受け，以後バルプロ酸ナトリウムを服用している．

　網膜症については退院後1歳まで通院し経過観察を受けていたが，その後一時通院を中断した．母は絵本に顔を近づけすぎる様子が気になり，就学を控えた6歳時に眼科を再受診した．視力検査にて右視力（0.4×−8.0D ◯ cyl−2.50DAx.180°）左視力（0.6×−5.5D ◯ cyl−3.50−DAx.10°）であり，眼底検査にて網膜症は瘢痕期1度，間歇性外斜視が認められ，網膜症にあわせて強度の近視性乱視と斜視の診断を受けた．

【問題点】
①姿勢運動発達に遅れが目立ち，1歳時に脳性麻痺の診断を受けた．
②健康面では1歳時より気管支喘息発作，2歳時より発熱時にけいれん発作あり，5歳時にてんかんの診断を受け，いずれも服薬を続けている．
③網膜症に対しての通院は中断してしまった．
④姿勢運動発達の遅れにともない，遊びなどの知的発達の遅れがある．
⑤姿勢運動発達の遅れにともない，食事，更衣，排泄とも部分的に介助が必要である．
⑥母は，上記①〜⑤のことから，子どもの将来が心配で不安な気持ちになっている．

【支援目標】
①合併症の治療および予防を行う．
②発達の遅れに対する母の不安を軽減する．
③発達促進および環境適応のための積極的なリハビリテーションを行う．
④医療（県圏域・市町圏域）・保健（市町圏域）・教育（市町圏域）・療育（市町圏域）の各機関の連携により，安定した地域生活を実現する（図2-17）．

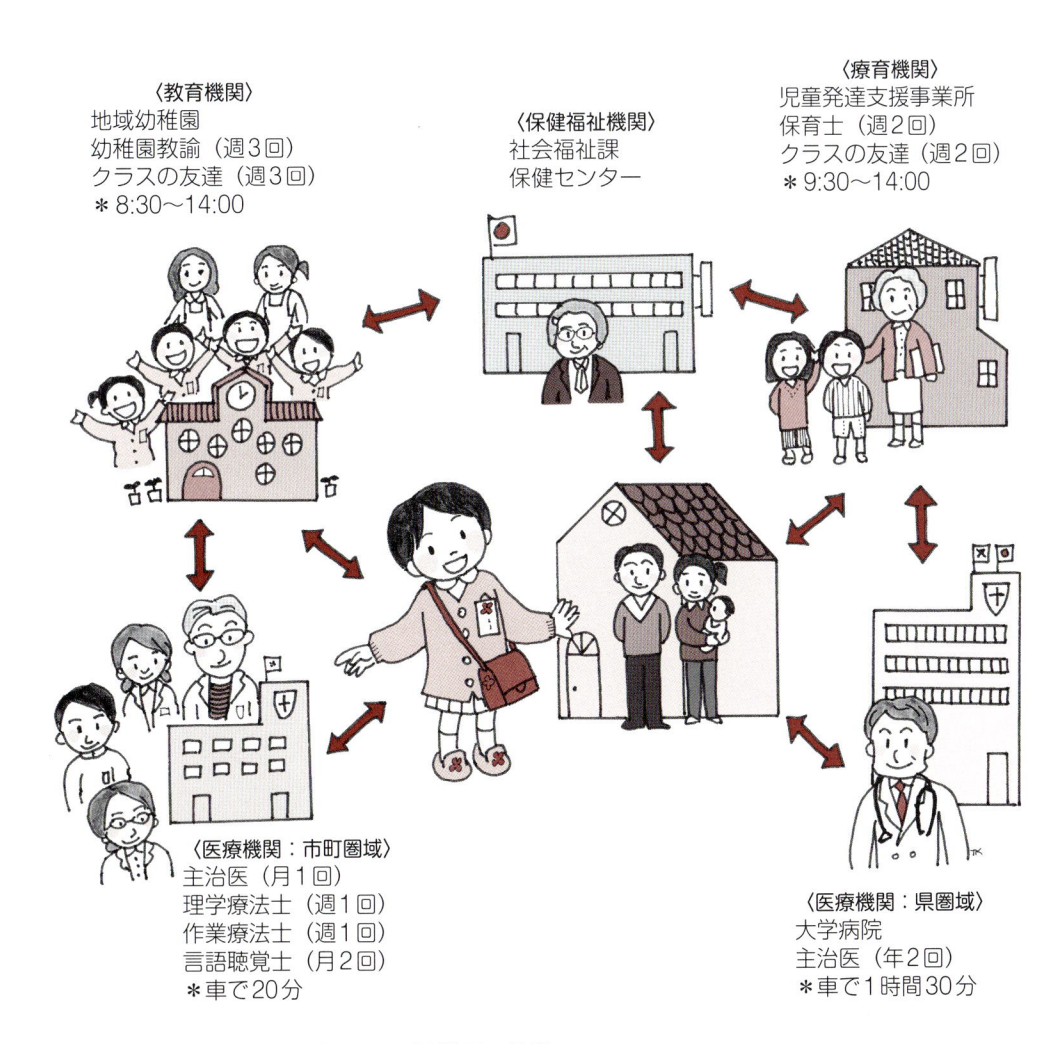

図2-17　対象児の幼児期に必要な関係機関・施設

【解説】
　子どもが退院してから小学校に入学するまでのチームアプローチを考える．出産後，ようやく家族全員が自宅で過ごせるようになった家族の気持ちを考えたうえで支援目標を立てることが重要である．脳性麻痺児は，乳幼児期に，急性疾患，気管支喘息，てんかんなどで再び入退院を繰り返すこともある．また，成長とともに，家族だけではなく同世代の子どもとの社会生活が始まる段階になり，他児と比べて発達の遅れが目立つことから家族の不安は高まるものと考えられる．そのため，対象児に対する治療的な視点だけではなく，成長とともに広がる社会生活の中で生じる問題点を予測し，対象児と家族の目標を設定しよう．

D 学童期から青年期前期（6〜15歳）

【生活状況と経過】
　家族は当初，対象児が通っていた幼稚園の子どもと同じ地域の学校へ入学することを希望していたが，受け入れが難しいという教育委員会の判断により特別支援学校へ入学した．この時，母からの依頼により，リハビリテーションの各職種担当は対象児のADLなどの活動面，上肢や下肢機能，言語理解・表出機能などの心身機能・身体構造に関する情報を，教育委員会へ提供した．また，希望する地元の小学校のバリアフリー状況についての実地調査も行った．

　特別支援学校の小学部では，排泄や更衣などのADL面は介助が必要であったが，食事や学習時の机上活動は自助具を利用し自立．学内では座位保持装置付き車椅子で移動動作は自立．しかし，移動に時間がかかっていた．学習の際に視知覚の遅れを指摘され，身体機能面，コミュニケーション面の向上を目的にリハビリテーションを継続的に実施していた．また，就学時健診において視力不良を指摘され眼科を受診し，近視性乱視と間歇性外斜視との診断を受け，眼鏡を処方された．視力と両眼視機能については3ヵ月に1度の経過観察となった．網膜症は落ち着いているが，眼科受診にあわせて定期検査となった．気管支喘息およびてんかんは，内服薬の毎日の服用のみで症状をコントロールでき，また年齢とともに改善が見られた．

　小学部高学年では，身体機能，ADLについて顕著な変化はないものの学力が向上し児童間の交流も盛んになった．この頃からリハビリテーションの実施は月に1回程度の経過観察になった．

　中学部に入ると体格の成長も著しく体力も向上してきたが，下肢の関節可動域に制限をともなうようになり立位保持が困難となってくるなど，活動性の向上とともに身体機能の制限を認めるようになった．友人関係も良好で学校生活を楽しんでいるようであったが，外出時に他者の視線を気にするようことも多くなってきた．リハビリテーションの頻度は月に1回程度．

【問題点】
①1人立ちは可能だが歩行は困難である．
②車いす操作は可能だが移動に時間がかかる．
③更衣，排泄は現在も介助が必要である．
④書字は自助具を用いて可だが，文字の獲得に時間がかかり学習の遅れが目立つ．
⑤1人で外出することが難しく，買い物や地域活動の参加には常に家族の協力が必要
⑥成長とともに関節可動域の制限が著明になってきた．

【支援目標】
①対象児がやりたいと思う活動を実現するために必要な代償手段，社会資源を検討する．

②他の児童との違いを意識し始め，精神状況が不安定になるのを軽減する．
③ ①・②と同時に生活の中での楽しみや小さな希望を達成することで成功体験を積み重ねる．
④関節可動域制限などの二次障害を予防する．

【解 説】
　学童期から青年前期では小学校から中学校の9年間のチームアプローチを考える．入学時には，家族の希望する地元小学校ではなくスクールバスを利用した遠方の特別支援学校へ入学となったが，このことが対象児の将来にどのような影響を与えるか，肯定的側面・否定的側面の両方から議論をする必要がある．就学前は，母親がほとんど毎日，対象児に付き添っていたが，入学とともに母親の家庭内における役割も変化していく．また，医療機関の役割も対象児の成長とともに変化し，学校教育に対する支援が中心となる．子どもらしく暦年齢相応にやりたいことが増えていく中で，心身機能・身体構造の問題が，活動・参加にどのような影響を与えるのか考慮し，どのようなケアが必要か議論するとよい．また，思春期を迎える成長過程で，就学中に生じる問題点を予測し，対象児と家族の目標を設定しよう．

E 青年期後期，成人期に向けて

【生活状況と経過】
　特別支援学校の中学部を卒業する頃になると，本人，家族は今後の進路を具体的に考える．本人の希望により特別支援学校の高等部への進学を決めた．本人にとって高等部合格というライフイベントはとても自信になった．
　高等部2年生の現在は，友人とも積極的に関わり，趣味や興味も広がりをもち充実した生活を送っている．この背景には，「生活の中での楽しみや小さな希望を達成することで成功体験を積み重ねる」といった目標を，家族，支援学校教諭，リハビリテーション専門職の各担当者が連携し情報を共有し，各々の領域で実践してきたことが奏功したと考えられる．そろそろ卒業後の進路について検討する時期であるが，本人はまだ具体的に考えられる状況ではない．家族，とくに母が心配しており，障害者総合支援法の就労支援に関する社会サービスについて，保護者間で情報収集したり，近隣の福祉施設の社会福祉士や行政の担当窓口に相談している段階である．母は，親亡き後の生活を見越して，地域資源を活用した1人暮らしをしてもらいたいと願っている．

【問題点】
①学校生活は充実しているが，高等部卒業後の進路について決まっていない．
②母は卒業後の進路について，積極的に情報収集したり相談しているが，見通しが立たず不安を抱えている．
③ ②の問題解決のためのキーパーソンが不在である．

【支援目標】
①高等部卒業後の進路について，本人の意向を確認しながら具体的な方向性を探る．
②高等部卒業後の進路について，高校教諭，就学前から継続的に受診している医療機関のリハビリテーション専門職，相談支援機関が情報を交換し，本人にあった社会資源の利用方法について検討する．
③ ①と②の検討を通して，将来の自立した生活を見据えた支援体制を整える．
④ ③の後は，本人，家族が希望する社会資源が利用できているか確認し，希望する生活に近づけるよう支援する．

【解　説】
　この時期は，高等部卒業を控え，将来の自立した生活を見据えた支援体制を整えるチームアプローチを考える．高等部の担当教諭，就学前から継続的に支援してきた医療機関のリハビリテーション専門職，行政の社会福祉課の担当職員，関係機関の社会福祉士などが連携をはかり，本人，家族の希望に合った目標を設定し，社会資源を活用していくことが求められるが，現実的には地域の中でチームを構築することは難しい．そのため，職種や職域にこだわらず，担当者の1人ひとりが，いつでもコーディネーターとして調整がはかれるように「高等部卒業後に地域資源を活用して1人暮らしをする」という可能性を探りながら，到達すべき目標を明確にして支援計画を立てていくことが求められる．そのうえで，学校教育終了後の社会生活に向かう際に生じる問題点を予測し，本人と家族の目標を設定しよう．
　なお，加齢にともなう心身機能・身体構造の低下などについても見逃すことのないよう，医療機関との定期的な関わりも維持することを忘れてはならない．

まとめ（表2-4）

　発達期の子どものチーム医療・ケアは，各職種の支援を行う圏域や機関・施設が子どもの成長とともに変化することを理解することから始まる．皆さんは，自分が勤める職場内の関連職種連携にとどまらず圏域間および機関・施設間の連携を積極的に考える必要がある．例えば，生まれた直後のチーム医療では，対象児の生命維持のために，大学病院内におけるNICUを中心としたチーム内の連携が重要だったが，その後，発達を促進するためのリハビリテーション専門職が積極的にチーム医療に参加する．自宅退院後は，主治医は地元の医療機関医師となり，健康管理と発達促進のためのリハビリテーションを行う．ここでは，地元の医療機関と大学病院の連携が，対象児と家族に重要な役割をもつ．また，両親の育児指導や対象児の成長を見守る役割として，市町圏域の保健センターの健康診査があり，保健師による指導も同時に行われる．さらに，成長とともに幼稚園や保育園の利用を検討する時期になると，対象児の健康状況や発達状態によって，児童発達支援事業所などを利用することが多くなる．このように，発達期の子どものチーム医療・ケアは，同時に複数多地点で行われていることがほとんどであり，そこで働く職種が各々異なった目標をもって介入していては，対象児の発達を阻害するだけではなく，家族が混乱することになる．そのため，各々の立場で，家族を通して主体的に各圏域，機関・施設の職種と連携をはかることが，発達期のチーム医療・ケアの第一歩となる．

表2-4 子どもの発達と各職種の役割

	新生児期	乳児期	幼児期	学童期	青年期	成人期	主な役割
医療機関：大学病院（県圏域）							
小児科医	○	○	○	○			全身管理・治療・心理ケア
眼科医	○	○	○	○			網膜症検査・治療
看護師	○	○	○				全身管理・治療・心理ケア
薬剤師	○	○	○				投薬管理
診療放射線技師	○	○					診断的画像撮影
臨床工学技士	○						人工呼吸器　呼吸・心拍モニタ　輸液ポンプ等機器管理
理学療法士	○						神経学的行動観察検査　呼吸機能評価・治療　運動機能評価・治療　ポジショニング指導
作業療法士	○	○					神経学的行動観察検査　感覚・知覚・認知機能・運動機能評価・発達促進　ポジショニング指導
言語聴覚士	○	○					食事指導　コミュニケーション指導
視能訓練士	○	○					定期的視機能評価・訓練
臨床心理士	○	○					母子関係支援
医療ソーシャルワーカー	○	○					相談支援
医療事務	○	○					各種手続き
医療機関：地元の病院（市町圏域）							
小児科医			○	○	○	○	全身管理・治療・心理ケア
看護師			○	○	○	○	全身管理・治療・心理ケア
薬剤師			○	○	○	○	投薬管理
診療放射線技師			○				診断的画像撮影
理学療法士			○	○	○	○	姿勢運動評価・発達促進
作業療法士			○	○	○	○	感覚・知覚・認知機能評価・発達促進　情緒・社会機能発達・促進
言語聴覚士			○	○	○		摂食・嚥下機能評価・発達促進　言語機能評価・発達促進
医療ソーシャルワーカー			○				相談支援
医療事務			○	○	○	○	各種手続き
行政・保健・福祉機関（市町圏域）							
保健師		○	○				健康診査　相談支援
社会福祉士			○				相談支援
社会福祉主事			○				相談支援
障害担当窓口			○	○	○	○	相談支援　各種手続き
療育機関：児童発達支援事業所（市町圏域）							
保育士			○				発達促進　心理ケア　相談支援
介護福祉士			○				発達促進　心理ケア
児童指導員			○				発達促進　心理ケア
教育機関：幼稚園（市町圏域）							
幼稚園教諭			○				発達促進　就学準備
特別支援学校　小学部　教諭				○			学習　自立活動
中学部　教諭					○		学習　自立活動
高等部　教諭					○		学習　自立活動　就労支援
相談機関：障害者相談支援センター（複数市町圏域）							
社会福祉士						○	相談支援　就労支援　心理ケア
精神保健福祉士						○	相談支援　就労支援　心理ケア
就労支援機関：就労移行支援事業所（市町圏域）							
社会福祉士						○	相談支援　就労支援　心理ケア
作業療法士						○	相談支援　就労支援　心理ケア
ジョブコーチ（職場適応援助者）						○	就労支援
地域活動支援機関：地域活動支援センター（複数市町圏域）							
社会福祉士						○	相談支援　地域生活支援　就労支援　心理ケア
精神保健福祉士						○	相談支援　地域生活支援　就労支援　心理ケア
作業療法士						○	相談支援　地域生活支援　就労支援　心理ケア
介護福祉士						○	相談支援　地域生活支援　就労支援　心理ケア
就労相談支援機関：就業・生活支援センター（複数市町圏域）							
社会福祉士						○	相談支援　就労支援　心理ケア
精神保健福祉士						○	相談支援　就労支援　心理ケア
ジョブコーチ（職場適応援助者）						○	就労支援
就労支援機関：ハローワーク（県圏域）							
障害担当窓口						○	就労支援
就労支援：障害者職業センター（県圏域）							
臨床心理士						○	相談支援　就労支援　心理ケア
社会福祉士						○	相談支援　就労支援　心理ケア
精神保健福祉士						○	相談支援　就労支援　心理ケア

この表は，横方向に発達段階，縦方向に発達段階で必要となるサービスを圏域・施設別に示したものである．事例の成長とともに利用するサービスが移っていくことがわかるだろう．そのため，各機関・施設に働く職種は，同一施設内だけの連携ではなく，機関・施設間の連携をはかることが求められている．

3章 医療福祉を支える職種の理解

A 医 師 Doctor

法的根拠 医師は，医療及び保健指導を掌ることによって公衆衛生の向上及び増進に寄与し，もって国民の健康な生活を確保するものとする．医師でなければ，医業をなしてはならない（医師法）．
総数 303,268人（2012年12月31日現在）
主な就業場所 病院，診療所，企業（産業医），保健所他

▶1）医師とは

　医療および保健指導を司るものと医師法で定められており，その仕事は医業とされ，その行う行為は医行為と呼ばれる．医業（医行為）は国家資格を獲得した医師以外に行えない．医師は医師国家試験を合格した後，研修指定病院などを経て自ら保険医の申請をして初めて，保険医として登録される．

　医師には病院，診療所などで患者の診断，治療にあたる医師以外にも各種の役割や業務がある．すなわち，医育機関や研修病院などでの医学，臨床教育を行う役割もある．さらには臨床以外のいわゆる基礎医学の研究，教育を行う医師，研究を主に行う医師，行政機関で働く医師，保健衛生業務，企業の産業医として働く医師などがある．

▶2）医師の主な仕事

　日常的な医師の診断・治療にいたる流れを図3-1に示す．

a 問 診

　受診した患者が訴える内容の中心となるものを**主訴**という．この主訴に関係した医療情報，すなわち発症の様子やその後の経過をたずねる（**現病歴**という）．過去の病歴（**既往歴**という），家族の病歴（**家族歴**という），喫煙や飲酒など嗜好の情報，過去ならびに現在の薬剤情報などを，詳細かつ要領よくたずねる行為を一般に**問診**あるいは病歴聴取（history taking）などと呼ぶ．これらの一連の情報を整理して，主訴と発症および経過（現病歴），既往歴，家族歴，生活習慣，薬剤情報などの順にカルテに記入する．

　最近はこれ以外に，薬剤に関する副作用を含めた説明，結果説明，検査や手術に関する説明をして同意を得て必要な場合には同意書を取得する（インフォームドコンセント），手術や治療に関する説明，療養に関する食事を含めた生活上の注意，保健指導，家族を含めた患者教育もあり，従来の主訴から診断にいたる質問による情報収集以外にも多くの役割がある．このため最近は，これらを大きくまとめて，**メディカルインタビュー**（医療面接，medical interview）と呼ばれることが多くなっている．

b 診 察

　いわゆる身体診察である．意識状態の確認から始まり，血圧，脈拍，呼吸などの重要な身体情報がある．これ以外に，頭部，顔面，耳，口腔内（咽頭，舌），頸部，胸部（肺，心

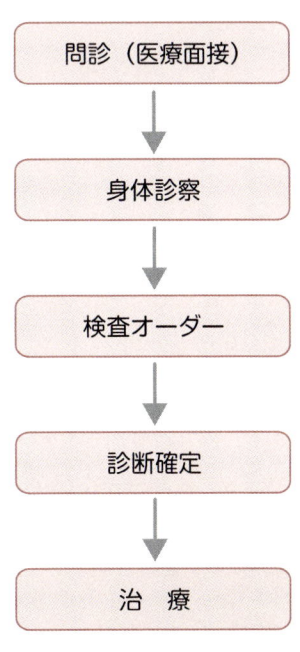

```
問診（医療面接）
      ↓
   身体診察
      ↓
   検査オーダー
      ↓
   診断確定
      ↓
    治 療
```

図3-1 医師による診断・治療の流れ

臓),腹部(肝臓,脾臓,腎臓,腹壁,腸音など),全身リンパ節,皮膚,下肢などをほぼ全部あるいは必要な一部に焦点をあて,訴えや病歴を参考に,診察を行う.普通は内科系,外科系など各専門分野に適した身体診療,特殊な医療診断機器を用いた診察が行われる.いずれも,病歴情報を参考にして,要領よく行われる.また,全体に関して文書であらかじめ質問して患者に記載してもらう方法もとられる.システムレビューといわれる.

以上のものはあくまでオーソドックスな診察であり,これ以外に各診療科によって特殊な診察が行われる.

c 検査と結果の解釈

従来からの,尿,便,血液検査(末梢血,生化学,免疫学的検査,内分泌的検査など)に加え,心電図,呼吸機能,超音波,脳波,筋電図など生理的検査,胸部,腹部,骨など各臓器のX線検査が行われる.さらに身体各部のCT検査,MRI検査が重要な検査となっている.ほかにも上部消化管(食道,胃,十二指腸)内視鏡検査,下部消化管(あるいは大腸)内視鏡検査や気管支ファイバースコープなどの検査も発達してきた.これら各種検査をオーダーし,そのデータを主治医である医師が解釈し,分析して診断を確定して適切な治療が行われる.最近は,CT,MRIなどの画像診断,内視鏡診断などが,確定診断に際して重要な地位を占めている.

d 投薬による治療(内科的治療)

診断が決まると同時に,あるいは診断が決まらない段階でも急を要する場合などでは,経験的に治療が開始される.この治療の中心をなすのが,薬物治療である.薬物治療の中心を担うのは**内服薬**であるが,これ以外にも以下のものがある.

① 外用薬:内服薬だけでなく,疼痛コントロールなどを目的として,経皮的に投与する貼付薬,湿布薬,点眼薬,点鼻薬,肛門から吸収させる坐薬など,外用による治療薬のさまざまな投与法がある.
② 筋肉注射,皮下注射による治療:抗菌薬をはじめ,鎮痛薬などでは筋肉注射,皮下注射などの投与法がある.予防目的になるが,インフルエンザ,B型肝炎,肺炎球菌などの各種ワクチン,予防接種用薬も皮下注射や筋肉注射である.
③ 静脈注射,点滴投与:薬剤を静脈に注入して投与する静脈注射,水分,電解質を補正する輸液療法や,輸液に抗菌薬などの薬剤を加え治療する点滴療法がある.栄養補給には中心静脈を介した投与法(中心静脈栄養)もある.
④ 胃チューブからの投与:薬剤や経腸栄養剤の投与を行う.

e 外科的治療

手術などによる治療を外科的治療と呼ぶ.がん治療などに代表される治療法であるが,最近は内視鏡手術,手術支援ロボット「ダヴィンチ」によるロボット手術など低侵襲の治療が発達してきている.整形外科などでは,手術以外にシーネ固定,ギプスによる固定治療などがある.

f 療養,保健向上のための指導

採血結果などに基づき食事指導,生活指導などを含めた療養指導,保健向上の指導も重要である.投薬による治療に加えて,食塩摂取量,摂取カロリー量などの食事指導,アルコールやたばこの減量や中止,運動をすすめるなどの生活指導がある.

g 医療関係文書の記載

診断書,介護関係書類の主治医意見書,保険関係の書類記載,特定疾患の申請書,身体障害者診断書,死亡診断書など実に多くの医療文書の記載がある.

▶3) 医師の役割と関連職種連携

上記のように医師の仕事を整理したが,医療が高度かつ複雑に発達した今日では,医師だけで仕事をすべて行うことが不可能なのは明らかである.したがって,図3-2に示すように,医師は患者の治療,療養において,看護師,保健師,薬剤師,放射線技師,臨床検査技師,理学療法士など関連職種に対して各種の医療上の指示を行うことになる.具体的には,

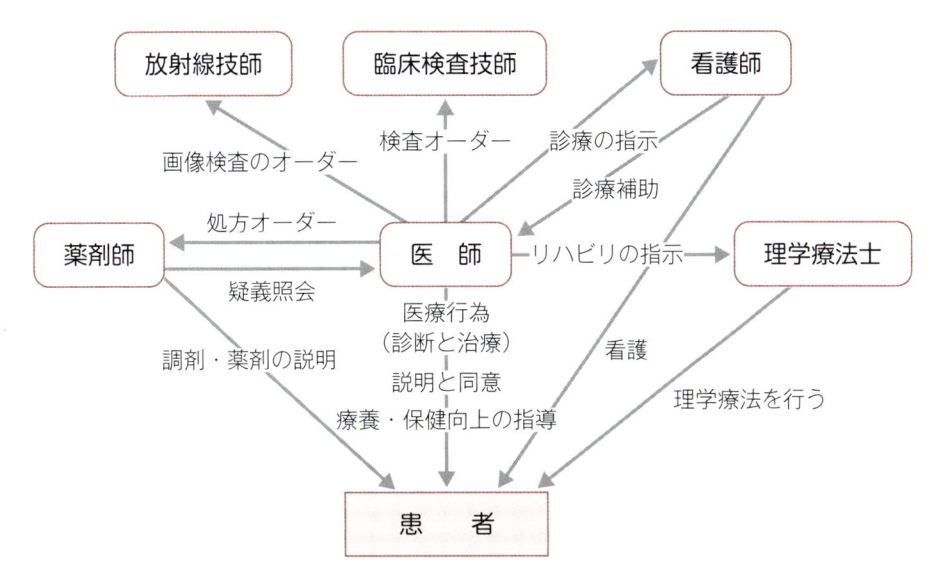

図3-2 医療における関連職種連携と医師の役割

内科的治療の場合には処方せんを書くことで薬剤師に患者に対する処方内容を伝え，調剤から患者の手元に届くまでを任せており，また注射や点滴の場合には看護師が医師の具体的指示のもと投与を行う．検査に関しても，診療放射線技師へX線，CT，MRIなどの画像撮影をオーダーしたり，臨床検査技師に血液・尿・便などの検査をオーダーすることが普通である．療養，保健向上のための指導などでは，看護師・保健師が代わることができ，また，とくに栄養指導では栄養士と連携した指導が重要になる．このように，チームワークを得て初めて，有効で質の高い，安全な医療が提供できる．医療が有効かつ円滑に展開されるために，医師は指導的な役割を担う必要もある．

▶メモ

1) ガイドライン
　高血圧，脂質異常症，糖尿病，肺炎など多くの疾患，病態に対し専門学会が中心になり，診断基準，治療などに関するスタンダードな方針が議論され発表されている．これはガイドラインとして，学会ホームページ，書籍などとして，公表されている．この結果，診断，治療の医師間のばらつきが少なくなり，患者の誰もが標準的な治療が受けられるようになっている．

2) EBM—エビデンス（根拠）に基づいた治療
　従来，ともすれば経験を重視した治療が多くを占めていた．これに対し，とくに最近は，1,000～数万例に及ぶ対象者に治療を行い，その治療の優位性を科学的，統計的に明らかにした大規模臨床研究の発表が続いてきた．こうして，有効性が明らかになり，確立した治療法に基づき医療をすすめることが重要と認識され，実施されている．これは，EBMと呼ばれている．

EBM：Evidence-based medicine

3) 臨床治験
　新たな治療法，とくに薬剤治療が開発されたときに，その治療剤が本当に意味のある有効な治療であるかの検討が必要になる．この検討をする過程は臨床治験と呼ばれる．治験は内容の異なる第一相，第二相，第三相治験に分けられる．第一相は健康なボランティアに行うが，二相，三相は患者が対象になる．このため患者の権利を十分に配慮し保護した，レベルが高く正確な治験の施行が，新しい治療法として認められ確立するためには重要である．この，患者自身に行う一連の実験的治療行為を臨床治験という．

4) バイタルサイン
　生命の危険に直結する，あるいはその状況を判断するのに重要な徴候は，一般に

バイタルサインと呼ばれている．これには，意識状態，血圧，脈拍，呼吸状態，呼吸の型，呼吸数，体温がある．

5）保険医

健康保険法で，「健康保険の診療に従事する医師は厚生労働大臣の登録を受けた医師でなければならない」と規定されている．医師免許を受けた後，医師自らの意志により病院事務を経て地方厚生（支）局へ保険医登録書に記入し申請して初めて，健康保険の診療に従事できる医師の資格（保険医）を得る．

関連職種連携における役割

▶ 医師は，患者に対して診断，治療を行う医療行為の中心的役割を担う必要があるが，患者中心の医療を実現するためには，関連職種との密接な，治療に関する情報交換，議論が必要になっている．例えば検査の際には，有効な検査が施行できるよう，放射線技師，臨床検査技師との密接な情報交換を行う．業種を超えたチームワーク，チーム医療，関連職種連携を導くために，良好な関係を構築するのも医師の重要な役割である．

▶ 医師は疾患のすべての病期に関わり，主導的役割を果たす．すなわち，疾病が起きてすぐの急性期（通常1～2週），回復期（2～4週），慢性期（1ヵ月以降）で，それぞれの病期にあった医療を，他の医療スタッフとともに展開する．病期でそれぞれ異なった医療関係者とチームを組み適切な医療を患者に提供することになる．医師のオーダーのもとで，看護，各種検査，服薬，服薬指導，手術，リハビリ，介護，退院，退院後の療養各種書類手続き，経済的，社会的相談（ソーシャルワーカーも関わる業務になる）など，医療業務はますます複雑化してきている．このように複雑化した医療サービスの提供には，お互いが協力し合う関連職種連携が極めて重要である．

▶ 従来は医師が行う医療行為とされていた医療行為のうち，看護師が定められた研修期間を学ぶことで手順書により行える行為（特定行為と言う）を実施可能にする医療介護総合確保推進法が成立した（2014年6月）．この結果，特定行為に係わる看護師制度は2015年10月から施行される．アメリカではナース・プラクティショナー（NP）と呼ばれる医師と看護師の中間的な立場がすでにあり，医療の実践に大きな役割を果たしてきたが，この日本版といえる．この特定行為に係わる看護師育成で日本の医療体制も変化を遂げていくと思われる．

B　歯科医師　Dentist

法的根拠　歯科医師とは「歯科医療及び保健指導を掌ることによって，公衆衛生の向上及び増進に寄与し，もって国民の健康な生活を確保すること」を業とする者（歯科医師法）．
総数　102,551人（2012年現在）
主な就業場所　診療所，病院，他

▶ 1）職種の役割・機能

歯科医師の診療分野は大きく分けると，口腔外科，補綴科，保存科，矯正科の4つの専門領域があり，それぞれの業務を担っている．その他近年では，予防歯科，口腔インプラント科や障害者歯科，高齢者歯科などが開設されている．

▶ 2）健診・検診

予防医学の観点から1歳6ヵ月児，2歳6ヵ月児，3歳児，6歳児の歯の健診，妊産婦の口腔健診や，最近では口腔がん検診も行われている．いずれにしても，口腔保健の推進により高齢者の全身的な健康状態の向上をはかることができることから，う蝕や歯周病の予防がいかに重要であるかが判明している．

▶ 3）口腔の機能

主な口腔機能とは，食物を摂取し，咀嚼し，嚥下して咽頭に送ることや，唾液による消化

や味覚などの消化器としての働きである．咀嚼には歯が重要で，上下あわせて28本（智歯を入れると32本）あり，前歯で噛み切り，臼歯ですりつぶすことにより，どのような食物にも対応している．また，口腔は鼻腔とともに呼吸の通路であるため，口腔衛生が悪く，口腔ケアが徹底されていないと誤嚥性肺炎などを引き起こすことがある．また，発音器官としても重要で，口腔においては口唇，舌，歯が発音機能に関与し，歯の欠如や形態，位置の異常により発音障害が生じる．その他，特殊感覚機能として，物性を認知し嚥下すべきか吐き出すかの判断や，舌を主とする味覚などがある．

▶4）口腔の検査

口腔は直接に視診・触診が可能な部位であることにより，これらの診査が重要で，診断に必要な検査としては画像診断（とくにパントモグラム，頭部X線規格写真，デンタルCTなど）や医科と同様の諸検査の他，唾液（検査），味覚（検査），咀嚼筋筋電図（検査），咬合圧（検査），咀嚼能率，顎関節鏡などを用いた検査もある．

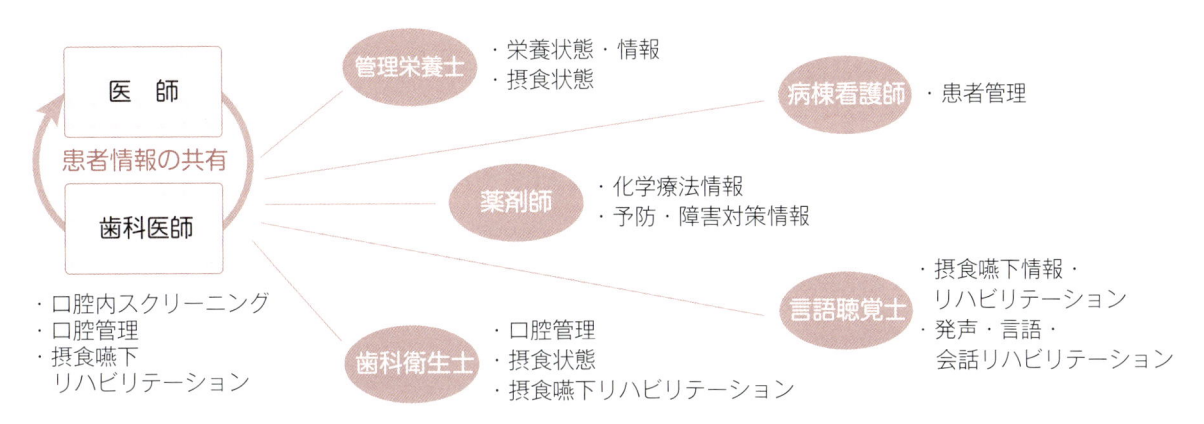

図3-3 関連職種連携による摂食嚥下および口腔の管理

関連職種連携における役割

▶口腔領域の疾患は全身疾患（糖尿病，心筋梗塞，自己免疫疾患など）と関連している．
▶口腔機能は脳機能を活性化する．さらに，近年の超高齢者社会においては，歯科の患者の多くが高齢者で有病者が多い．口腔ケアは誤嚥性肺炎の予防やQOLの向上に大いに貢献している．
▶また周術期における口腔ケアも患者のQOLの向上に欠かせないものである．

C　薬剤師　Pharmacist

法的根拠　薬剤師は，調剤，医薬品の供給その他薬事衛生をつかさどることによって，公衆衛生の向上及び増進に寄与し，もつて国民の健康な生活を確保するものとする（薬剤師法）．
総数　280,052人（2012年現在）
主な就業場所　薬局，病院・診療所，医薬品関係企業，大学，衛生行政機関または保健衛生施設，他

▶1）薬剤師とは

薬剤師は「医療の担い手」（医療法第1条）として，また，薬の専門家として，患者が安全かつ安心して薬（医薬品）を使用できるよう，疾病の治療，疾病の予防およびQOLの向上に貢献する職である．また，薬局は，「医療提供施設」（2006年度改正医療法）として位置づけられ，地域医療や在宅医療においても貢献している．病院および薬局における薬剤師の使命と役割について概説する．

処方と処方せん

処方とは，医師，歯科医師が患者を診察した後，薬の必要性を判断し，医薬品（薬）の種類，用法，用量，使用期間などを定める一連の行為である．処方せんは，その処方を文書としたものであり，薬剤師は処方せんに従って，医薬品を調剤（調合）し，患者に交付する．

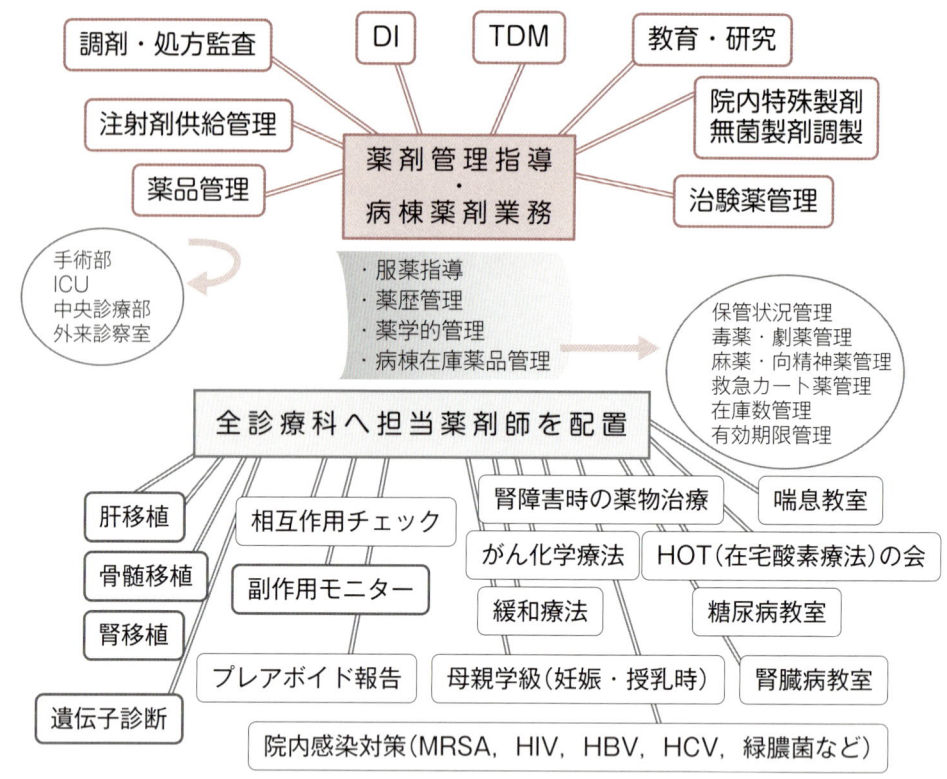

図3-4 病院薬剤師の仕事とチーム医療への参画

▶2）病院薬剤師の仕事（図3-4）

a 調剤

病院薬剤師は，院内処方箋により，内服薬・外用薬・注射剤の調剤を行う．医師が発行した**処方箋**を受け取った後，処方内容について点検（処方監査）を行い，疑問点があれば医師に問い合わせ（**疑義照会**）を行う．また，他の医療機関から処方された薬や健康食品などとの相互作用をチェックする．さらに，調剤（図3-5）した薬を監査し，患者に薬を渡す際に十分な**服薬指導**を行う．服薬指導などを通して得られた患者情報は，医師にフィードバックし，薬剤服用歴（**薬歴管理**）として記録する．現在，この一連の流れをすべて含むことを調剤（広義の調剤）と称する．また，薬剤師法改正（2013年）により，「情報の提供」だけでなく「薬学的知見に基づく指導」が新たに加わった．

b 注射剤・抗がん剤の無菌調製

注射剤はクリーンベンチ内で無菌的に混合する（図3-6）．抗がん剤は，無菌的操作とともに調製時の被曝を避けるため安全キャビネット内で調製し，かつ，各がん患者のレジメン管理や臨床検査値の事前チェックを行う．

c 医薬品の管理と供給

薬剤部のみならず，病棟や手術室などにある医薬品の安全性や経済面を考慮し，在庫および品質の管理を行う．また，治験薬の管理を行う．

d 医薬品情報の提供と管理（Drug Information：DI）

医薬品に関する最新情報を収集，評価，加工して，患者や医療スタッフへ情報提供する．服薬指導（下記）の診療報酬請求には，薬剤部内DI室の設置が必須である．

e 薬剤管理指導・服薬指導からチーム医療への参画（図3-4）

入院患者の薬物療法に関する記録（薬剤管理指導記録，薬歴）を作成し，患者やその家族に面談して服薬指導（図3-7）を行う．服薬指導で得られた情報を他の医療スタッフと共有することで，適切な薬物療法の提供に貢献できる．また，薬物血中濃度モニタリング（TDM）は，医師の処方設計を支援できる重要な業務である．さらに，2012年の診療報酬改定で，

内服薬
いわゆる飲み薬のこと．錠剤，散剤（こなぐすり），液剤（みずぐすり）などがある．

外用薬
塗り薬や貼り薬，吸入薬，坐薬など．

治験薬
薬事法上，医薬品の製造承認を得ることを目的に，臨床試験データを収集するための薬剤．

TDM
TDMとは，血液中の薬の濃度を測定し，その結果を基に患者個々の薬物投与計画を決定する手法である．薬剤師はTDMにより，医師の処方設計（薬剤選択，投与量，投与間隔など）を支援する．

TDM：Therapeutic drug monitoring

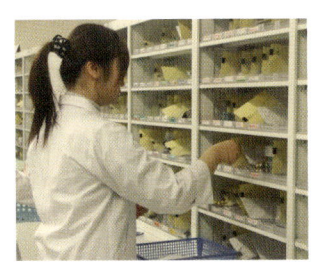

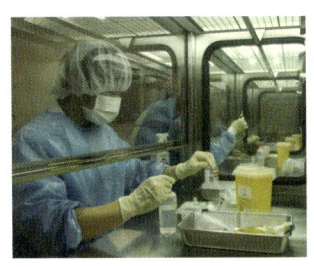

図3-5 調剤（錠剤）　　図3-6 注射薬混合（無菌調製）　　図3-7 病棟での服薬指導

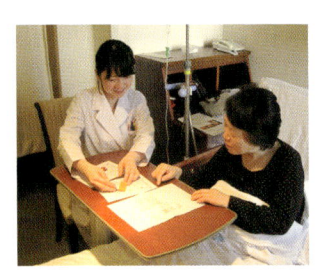

「病棟薬剤業務実施加算」が新設され，薬剤管理指導・服薬指導とともに，薬剤師のチーム医療への参画は不可欠なものとなった．

▶3）薬局薬剤師の仕事

a 調　剤
薬局薬剤師は院外処方箋により，主に内服薬・外用薬の調剤（図3-5）を行う．患者が医療機関を受診後，薬局に院外処方箋を直接持参する．調剤手順は病院と同様であるが，処方医薬品と成分が同じで安価な**ジェネリック医薬品（後発医薬品）**への変更の希望を患者に確認し，適切な情報提供と薬剤選択のアドバイスを行う．

b 医薬品などの管理と供給
薬局で取り扱うものは，**医療用医薬品**と**一般用医薬品（OTC医薬品）**および要指導医薬品のほかに，消毒薬，脱脂綿や電子体温計などの医療機器，介護福祉用品，殺虫剤などの医薬部外品，保健機能食品，サプリメントなどさまざまである．

c 医薬品情報提供と管理（DI）
薬剤師は必要な情報を選択し，来局者に対し医療用医薬品やOTC医薬品について適正に情報提供（説明）する．

d 地域医療・在宅医療への貢献
薬局薬剤師は医薬品のみならず，OTC医薬品やサプリメントなどによる**セルフメディケーション**（自分の健康は自分で守る）のアドバイザーとして，地域住民の健康管理や衛生管理を行う．在宅医療を行っている患者宅に訪問し，薬歴管理や服薬指導，服用状況の確認を行い，場合によっては，注射剤の調製・供給を行う．最近，がん患者の地域連携パスが提案され，医療福祉の協働が検討されている．また，**災害時医療活動**に参加し，薬剤師は被災地における医薬品などの安定供給に貢献している．

医療用医薬品
医師，歯科医師による処方箋によって使用される医薬品．対面販売（法律）

一般医薬品（OTC医薬品）
処方箋がなくても，薬局・ドラッグストアなどで購入できる医薬品．第1類，第2類，第3類に分類される．2014年6月よりネット販売が可能となった．

要指導医薬品
OTC医薬品第1類のなかのスイッチ直後品目や劇薬は，要指導医薬品に分類された．対面販売として扱い，ネット販売は原則3年間は不可となった（2014年6月）．

関連職種連携における役割

- ▶入院中，とくに急性期の患者は病態変化が著しく，薬物治療を行う場合，使用薬剤は医師が決定するが，薬剤師は診療ガイドラインや患者背景などを考慮して，処方設計に積極的に関与している．この時，DIやTDMが有用な手段となる．また，薬剤師は，感染制御チーム（ICT），緩和医療チームや，栄養サポートチーム（NST）などのチーム医療においても積極的に参画し，医療の安全確保に努めている．
- ▶在宅医療において，薬剤師は患者宅に訪問し，薬歴管理や服薬指導，服用状況の確認を行っている．その時，訪問看護師，ホームヘルパー，介護者（家族）とのコミュニケーションや情報の共有が必要となる．現在，がん患者の緩和医療における薬物治療では，医療福祉の協働作業を実践し，患者の状態に適した薬の投与方法などのアドバイスを行い，成果を上げている．
- ▶服用薬を確認することや，服薬に関する援助状況を整備することは，ICFにおける「健康状態」「環境因子」の整備につながる．

D 看護師 Nurse

法的根拠 厚生労働大臣の免許を受けて，傷病者若しくはじょく婦に対する療養上の世話又は診療の補助を行うことを業とする者をいう（保健師助産師看護師法）．
総数 就業者数1,015,744人（男性63,321人，女性952,423人）（2012年現在，衛生行政報告例）
主な就業場所 病院，診療所，保健所，市町村保健センター，児童福祉施設，老人福祉施設，包括支援センター，健診機関，他

▶1）主な役割と機能

保健，医療，福祉機関に勤務する看護師は，患者・利用者の回復プロセスを促進するように，身体的・精神的・社会的支援や生活の支援，診療の補助を行う．看護は患者・利用者やその家族に働きかけるとともに，環境の整備，調整，変化の促進，制度づくりを行うことによって，看護が対象とする人々の健康レベルの向上を目指す活動である（図3-8）．

a 看護の対象
あらゆる年代の個人および家族，集団，コミュニティを対象に活動する．

b 看護の機能
①健康の増進，疾病の予防，そしてあらゆる年齢およびあらゆるヘルスケアの場および地域社会における，身体的，精神的に健康でない人々および障害のある人に対して，自律的にかつ他職種と連携をしてケアを提供する．②看護はヘルスプロモーション，疾病予防，疾病のケア，障害をもった人や死に臨んだ人たちへのケアを含んでいる．③安全な環境，研究，保健政策や医療・保健システム形成に参画し，また患者教育・健康教育をすることが看護の主要な役割である（The International Council of Nurses, 2010）．

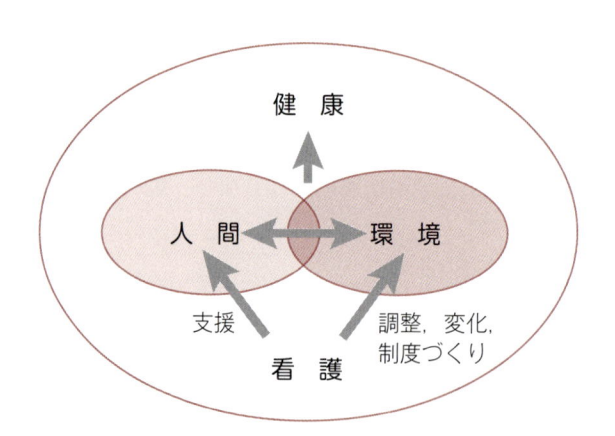

図3-8 看護の機能

▶2）看護の重要な概念

a 身体的支援
視診，聴診，触診などのフィジカルアセスメント技術を駆使し看護師が対象者やそれを取り巻く環境の異常を早期に発見し，対象者に応じて適宜体位変換や移送，身体の保清などを行う．

b 精神的支援
看護師は，他の専門職と比較して時間的物理的に患者やその家族の身近に存在することが多く，情報も得やすいことより，対象者の権利などの訴えを代弁する．

c 生活の支援

看護が対象とする小児から高齢者の方々が主体的にセルフケアをできることを目指して，不足するセルフケアを補う生活の支援を行う．

d 社会的支援

対象者の健康状態や生活状況を考慮し社会背景に応じた支援を行う．

e 診療の補助

医学的知識をもって対象者が安全かつ効果的に診断治療を受けることができるように，医師の指示に基づき，医療処置を実施する．現在，ある特定の診療行為ができる特定看護師制度が検討されている．

関連職種連携における役割

▶看護師は医療福祉の場で広く活動している．そのため病院内における医師，理学療法士などとの協働はもとより，病院と在宅ケア，高齢者福祉施設との連携などあらゆる場面で院外との連携も行っている．栄養サポートチームや脳卒中地域連携クリニカルパスの導入により診療報酬点数が認められるなど経済的にも連携がすすめられている．
▶看護師は個人因子および環境要因の両者に働きかけ心身機能の維持向上，対象者の活動や参加をエンパワーする役割を担う．
▶個人要因にはセルフケアの不足を全人的にアセスメントし，具体的なケアの提供，教育，相談を行うことにより個人と家族および環境に働きかける．
▶環境要因には政策決定への関与，サービスの創生，ケア提供システムの整備，紹介，家族関係の調整などを行うことにより働きかける．

E 保健師 Public Health Nurse

法的根拠 保健師とは，厚生労働大臣の免許を受けて，保健師の名称を用いて保健指導に従事することを業とする者をいう（保健師助産師看護師法）．
総数 57,112人（2012年現在，厚生労働省）
主な就業場所 保健所，市区町村，病院・診療所，事業所，介護・福祉施設，他

▶1）主な役割と機能

健康，不健康を問わずあらゆる年齢層の人々に対し，疾病の予防およびQOLの維持・向上に貢献することである．具体的には，①個人・家族自らが健康状態を的確に認識し，健康問題の要因となる生活習慣や保健行動を変容して健康状態を改善することを支援し，②将来起こりうる健康課題に対する予防的行動をとれるよう支援し，③健康状態が良好な人も含め，健康増進に向けた保健行動がとれるようにすることである．

▶2）保健師が行う保健活動

保健師が行う保健活動は，在宅看護活動と公衆衛生看護活動の2つの分野に大別される．保健師の就労する場では，両方の活動を行っているが，割合は異なる（図3-9）．

a 行政保健師（保健所保健師，市町村保健師の総称）

在宅看護活動において，ケアやサービスの継続性と一貫性のためには保健師だけで取り組むことは困難である．在宅療養者とその家族に対し，在宅療養者に関わる専門職や人々がチームとして連携して支えていくこととなる．

公衆衛生看護活動としては，地域集団に共通した健康課題をその集団の生活や環境の中で把握し，健康増進に向けた活動を展開するものである．保健師が単独で活動を展開することは少なく，ヘルスケアチームにおける専門職の一員として多職種と連携することが多い．

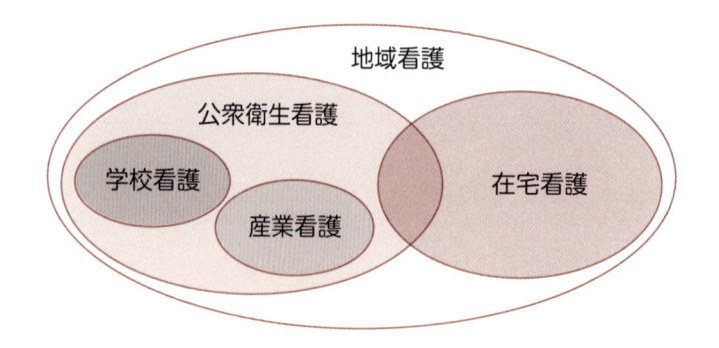

図3-9 地域看護と公衆衛生看護
地域看護学は，公衆衛生看護学（保健所・市町村の保健予防活動に焦点）と在宅看護学（在宅療養者に焦点）より構成される．

① 個別対応・支援　………………家庭訪問，健康相談，各種健診と指導
② 集団や地区組織への対応……特定集団，セルフヘルプグループ，地区組織活動
③ 地域づくり　……………………地域のネットワークづくり，ケアシステムの構築
④ 地域診断・政策診断…………生活と健康をみる地域診断，施策づくり，社会資源の開発

ⓑ 行政保健師以外の活動

保健活動の方法は行政の保健師活動と類似しているが，就労施設の活動目的に影響されることが多い．

産業保健師（産業看護）の業務は，定期健診と事後指導，健康相談，職場のメンタルヘルス対策が多く，病院・診療所保健師の業務は，各種健診業務，看護（師）業務，介護保険業務などである．

養護教諭（学校看護）の業務としては，保健室来室者に対する対応，日常の健康観察結果の分析，学校保健安全委員会，学校医・学校歯科医・学校薬剤師・スクールカウンセラー，栄養教諭との連携，地域との連携などがあげられる．

関連職種連携における役割

▶保健師が行う在宅看護活動と公衆衛生看護活動は，いずれも看護の対象者の日常生活を支援するものであるため，保健師が単独で行うことは稀である．保健師は地域における医療福祉の連携の要としての位置を占め，住み慣れた地域での生活の維持，QOLを高めるために社会資源を活用して地域のネットワークづくりを行っている．また，在宅療養者とその家族に対し，入院支援とその後の退院支援に関わっている．退院後の在宅療養支援では，医師，看護師，メディカルソーシャルワーカーなどの医療施設の職員とホームヘルパー，訪問看護師，ボランティア，民生委員など公的・民間サービスにアクセスし解決していくことも多い．入院支援や退院支援には，医療施設や社会福祉施設のほかボランティア組織などの社会資源を必要とするため，これらの社会資源との連携が重要であり，社会資源が不足，欠落している場合は社会資源の開発を行うこともある．

F 助産師 Midwife

法的根拠 助産師とは，厚生労働大臣の免許を受けて，助産又は妊婦，じょく婦若しくは新生児の保健指導を行うことを業とする女子をいう（保健師助産師看護師法）．
総数 就業者数31,835人（2012年現在）
主な就業場所 病院，有床診療所，助産所，教育・研究機関，保健所又は市町村，他

1) 助産師の役割と機能

助産師の業務は，助産師自身の判断で行い得るものと，主治医の指示に基づいて行うものとに大きく分けられている．

① 正常な場合の「助産」または妊婦，褥婦もしくは新生児の保健指導
② 妊婦の健康診査と正常な妊娠経過のための保健指導
③ 「助産師の業務に当然付随する行為」（昭和26年医収第303号）：例えば，臍の緒を切り，浣腸を行い，心音聴診器・血圧計・骨盤計を使用するなどの行為がこれにあたる．これは保健師助産師看護師法（以下保助看法）法第37条にも規定されている
④ 臨時応急の手当て：「助産師は，妊婦，産婦，またはじょく婦，胎児又は新生児に異常を認めたときは，医師の診療を求めさせることを要し，自らこれらの者に対して処置をしてはならない」（保助看法第38条）こととされているが，同条但し書きにより「臨時応急の手当については，この限りではない」とされている
⑤ 受胎調節の実地指導（ただし都道府県知事の認定する講習を修了した者，助産師養成所の所定講習を修了した者）．
⑥ 乳房マッサージ

2) チーム医療と連携

助産師は母子保健や家族保健領域の保健医療チームの重要なメンバーである．助産師の職務遂行において従来から産婦人科医師との関係は密接である．近年ニーズの高い周産期医療現場における医師や看護師，臨床心理士，理学療法士などとのチーム医療や，利用者の生活の場となる地域で働く保健師や地域で開業する助産師との連携の重要性が増している．また，産科医療の集約化や助産外来・院内助産などの開設の推進により，助産師は周産期保健医療の現場における専門性をより明らかにし，助産師の強みを活かした保健医療チームへの貢献が求められる．

関連職種連携における役割

- 助産師は，母子保健や家族保健領域の保健医療チームのメンバーとして，妊娠・出産に関わる安全と快適さへの支援，不妊への支援，思春期から更年期まで，女性の生涯にわたる健康に関わる多様な健康ニーズに対応する．
- 周産期医療現場における医師や看護師，臨床心理士，理学療法士などとのチーム医療においては，妊産婦やその家族の支援者として専門的役割を担う．
- 利用者の生活の場となる地域においては，保健師とともに虐待の早期発見など連携を密にして母子保健活動を行う．

G 理学療法士 Physical Therapist

法的根拠 厚生労働大臣の免許をうけて，理学療法士の名称を用いて，医師の指示の下に，理学療法を行なうことを業とする者をいう．
総数 免許取得者数119,990人（2014年4月現在）
主な就業先 医療施設，福祉施設，教育・研究施設，他

▶1）理学療法

> **基本的動作**
> 臥位，寝返り，起き上がり，座位，立ち上がり，四つ這い，膝立ち，立位，歩行などであり，寝た状態から立ち上がって歩くまでの各肢位動作をいう．

　理学療法とは，「身体に障害のある者に対し，主としてその**基本的動作能力の回復**を図るため，治療体操その他の運動を行なわせ，及び電気刺激，マッサージ，温熱その他の物理的手段を加えることをいう」（理学療法士及び作業療法士法）．理学療法は広義に考えれば損傷や障害をもつ対象者が可能な限り人間らしく生きる権利を回復する援助であり，狭義には損傷や障害の回復，改善をはかる治療手段である．

▶2）理学療法の対象

　中枢疾患（脳卒中，脊髄損傷，小児発達障害など），**整形疾患**（骨折，靱帯損傷，切断など），**呼吸器疾患**（慢性閉塞性肺疾患，肺炎など），**心疾患**（心筋梗塞，狭心症など），**内科的疾患**，**体力低下**（糖尿病，メタボリックシンドロームなど）を対象にする．
　また最近では，運動機能低下が予想される高齢者の予防対策，生活習慣病の予防，スポーツ分野でのパフォーマンス向上など対象が障害のある者に限らず広がっている．理学療法は，障害学という視点から対象者の運動機能の改善を目標として大きな役割を果たすことに加え，予防医学や健康管理・増進までその対象は拡大している．

▶3）理学療法士とは

> **運動療法**
> 運動により身体組織および精神活動も含めた人間に生じるさまざまな反応や効果を利用して，身体機能の維持改善，あるいは各種疾患，障害の予防や治療を行うことである．

> **物理療法**
> 疾病に対し，物理的手段を用いて治療する方法のこと．①温熱療法，②水治療法，③寒冷療法，④電気療法，⑤光線療法，⑥超音波療法，⑦牽引療法などがある．

　機能・能力・精神心理になんらかの障害がある者に対し，**運動療法**や**物理療法**などを用いて，基本的動作能力の回復をはかり，自立した生活が送れるように支援する医学的リハビリテーションの専門職である．対象者の状態や障害の程度に応じて，医療に携わるさまざまな職種と連携して，専門職として効果的に対応する．

▶4）理学療法士の仕事

ⓐ 評価と治療計画の立案

　対象者との面接を通して得た情報や検査・測定（**関節可動域検査**，**徒手筋力検査**，感覚検査，協調性検査，バランス検査，**ADL評価**など）の結果および関連職種からの情報を収集して治療計画を立案する．また在宅復帰前後の自宅訪問を通じて生活環境を把握し，在宅での動作確認や介護方法の指導，福祉用具導入などに関するアドバイスを行う（図3-10）．

ⓑ 治療

> **補装具**
> 義肢，装具，杖，座位保持装置，車いす，歩行器などの補具・装具をあわせた用具の総称．

> **リスク管理**
> リスクとは，危険度または予測される危険のことをいう．治療においてはなんらかの危険をともなう．

　治療手段は，運動療法，物理療法である．他に補装具の適応，環境調整などもある．代表的な運動療法の種類には，関節可動域運動，筋力増強運動，神経・筋協調運動，持久力運動，全身調整運動などがある．急性期・回復期・維持期といった疾病や障害の経過によって対応方法は異なる．急性期では血圧，脈拍，心電図などをモニターしながらリスク管理を行い，**廃用症候群の予防**と**早期離床**，さらにADL能力の向上をはかる．回復期では病状が安定し回復過程にある時期であり，機能障害の回復をはかるとともに歩行などの基本動作練習を積極的に行い，**ADLの自立性**を高める．必要に応じて住宅改修などの環境整備，福祉機器の導入，介護方法の指導も行い，家庭復帰や職場復帰を目指す．維持期では急性期・回復期で獲得した機能やADLを維持する目的で理学療法が行われる．病院や施設内だけでなく，

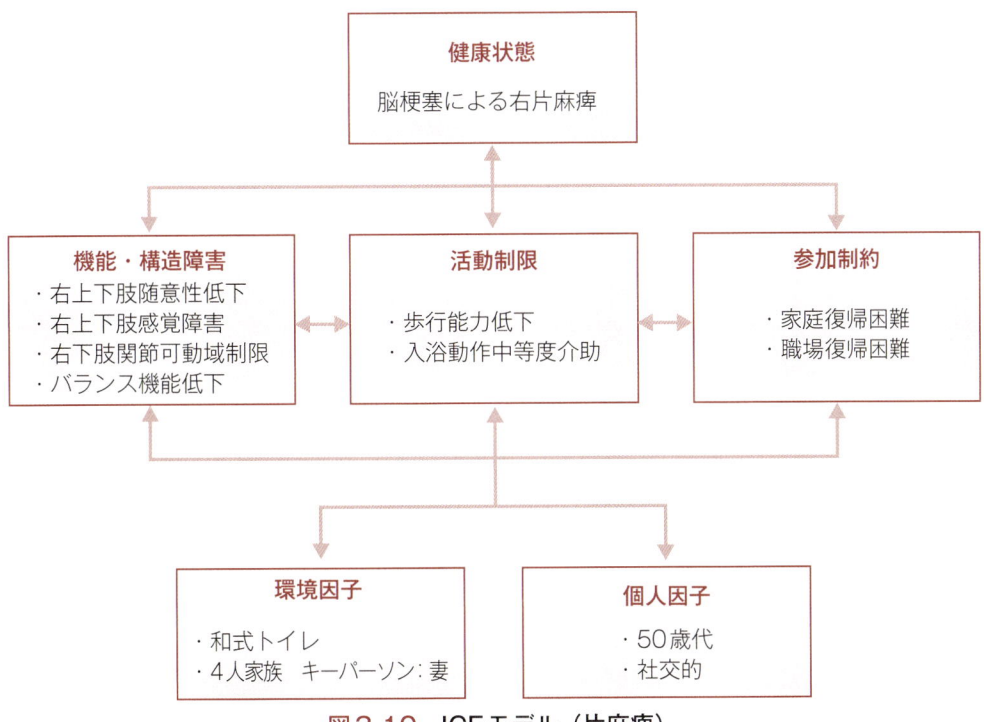

図3-10 ICFモデル（片麻痺）

ICFモデルに基づいた理学療法評価の一例を示す．目標を段階的に設定し，長期目標を家庭復帰，短期目標をT字杖使用による歩行自立とする．家庭復帰を目指すには歩行能力の向上が必要であり，そのために右上下肢の随意性，バランス，関節可動域の改善をはかる必要がある．治療計画では機能・構造障害に対しては関節可動域運動，バランス練習，神経・筋協調運動，活動制限に対しては杖・装具などを使用した歩行練習や入浴動作練習などがあげられる．

在宅での生活指導や機能維持を目的としても理学療法が実施されている．

関連職種連携における役割

▶理学療法士はチーム医療の一員として，患者・利用者が可能な限り人間らしく生きる権利を回復できるように，ADLの自立とQOLの向上を目指して，社会的不利の克服のために関連職種と協働してあらゆる援助を提供する．理学療法士は目標を達成するために，患者が社会生活に不可欠なADLは何か，そのADLを遂行するためには，どのような身体機能・運動能力が必要なのかを考え理学療法を行う．

▶医療機関においては，医師・看護師・リハビリテーション関連職種と連携して，手術直後の急性期から，早期離床を目的として患者のベッドサイドで理学療法を行う．回復期では立位・歩行訓練などの理学療法，装具作成，住宅改修などを行い，自宅復帰・社会復帰にむけて支援する．

▶施設や在宅での指導においては，医師・看護師・介護支援専門員・介護福祉士，管理栄養士，リハビリテーション関連職種と連携し，生活習慣病や介護予防などの予防活動，通院やデイケアにおいてADLの維持，在宅生活の支援を行う．

H 作業療法士 Occupational Therapist

法的根拠 厚生労働大臣の免許を受けて，作業療法士の名称を用いて，医師の指示の下に，作業療法を行なうことを業とする者．
総数 約65,945人（2014年現在）
主な就業先 医療施設，福祉施設，教育・研究施設，他

▶1）作業療法の役割

作業療法士は心身に障害のある方もしくは障害をもつ可能性のある方を治療・援助することにより，その人らしい生活を取り戻すため援助する役目である．対象となる方々の障害は多様なため，作業療法では図3-11に示すように身体障害領域，精神障害領域，発達障害領域，老年期障害領域に分けている．加えて近年の高齢者医療のあり方や福祉政策の変遷により，地域生活を指導・支援する地域作業療法が，4つの領域の知識技術を応用しながら確立されてきた．

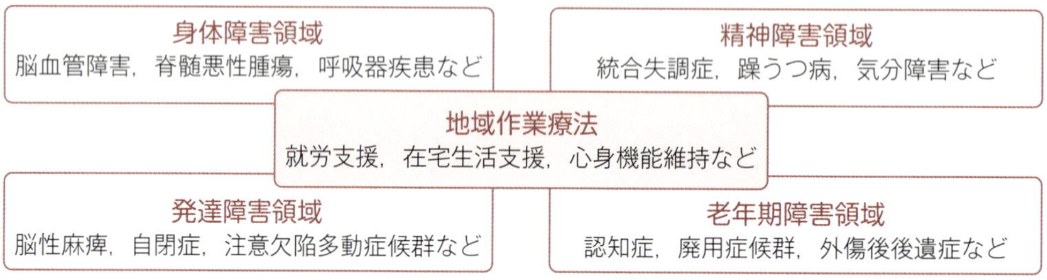

身体障害領域
脳血管障害，脊髄悪性腫瘍，呼吸器疾患など

精神障害領域
統合失調症，躁うつ病，気分障害など

地域作業療法
就労支援，在宅生活支援，心身機能維持など

発達障害領域
脳性麻痺，自閉症，注意欠陥多動症候群など

老年期障害領域
認知症，廃用症候群，外傷後後遺症など

図3-11 作業療法の領域と対象疾患

▶2）作業療法とは

1985年に作業療法協会が定めた定義によれば，作業療法とは，「身体もしくは精神に障害のある者もしくは予測されるものに対してその主体的生活の回復を図るため，諸機能の回復，維持もしくは開発を促す作業活動を用いて治療，指導および援助を行うこと」である．患者・利用者への関わりは，疾病や外傷後の急性期と回復期の医療の場から，維持期を支える福祉の場までと広い．それぞれの病期における作業療法の役割を表3-1に示す．維持期では障害をもつ患者・利用者への働きかけだけではなく，障害者を取り巻く物理的社会的環境を調整し行動上の制限を低減させ，活動を拡大させる役割を担っている．

表3-1 各病期における作業療法の役割

急性期	回復期	維持期
・二次障害の予防 ・心身機能の回復	・心身機能の改善 ・日常生活動作の獲得 ・社会生活適応訓練 ・在宅生活への準備	・環境に即した生活指導 ・福祉用具の指導 ・住宅改修のアドバイス ・職場の人的物理的調整

▶3）作業療法における作業とは

作業療法における「作業」には，日常生活活動，社会的に貢献する仕事，そしてレジャーなどの楽しみ活動の3種類を含む（図3-12）．従来作業療法は創作的活動や楽しみを療法の「手段」とすると同時に，対象者が望む日常の活動や仕事，楽しみを，心身の制限のある中

図3-12　作業の種類

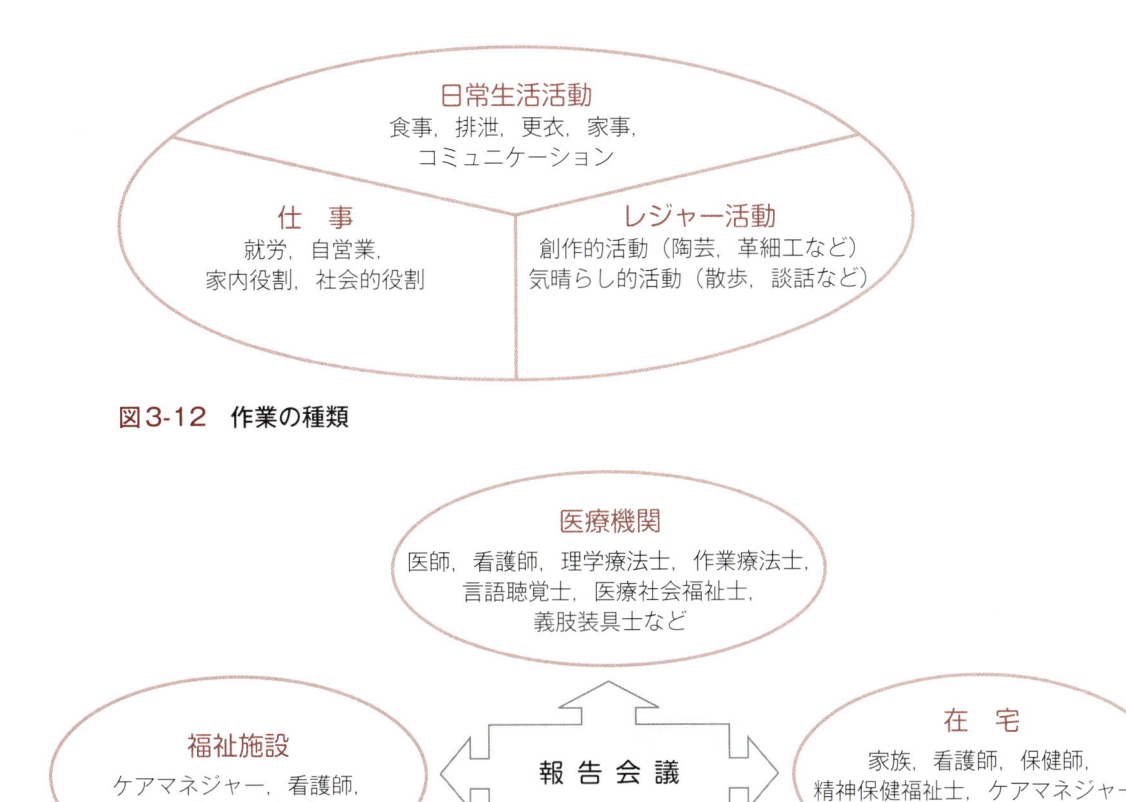

図3-13　専門職連携

でどのように可能にするか，といったことを「目標」として指導，援助してきた．このような対象者が望む作業は，病棟や居室での生活の質を高め，コミュニケーションの糧となり，社会復帰に向けて対象者の意欲を引き出すきっかけになる．また家族は対象者の能力に回復の兆しを見出すことができる．病気によって受け身になっていた対象者が意欲をもって取り組める活動に出会うことは，さまざまな場面での気持ちの変化の始まりになる．

関連職種連携における役割

▶医療機関における作業療法士は病気に関する情報を医師から受け取り，病棟の生活を看護師に確認し，社会福祉士から社会的情報を得ることにより目標を立てる．理学療法士と言語聴覚士と共有できる評価内容は相互に交換し，治療計画を立てる．病棟におけるADL指導では看護師と協力し日常的に取り入れることができる時期を相談し，病棟に引き継いでいく．

▶施設や在宅での指導では，日常生活上の困難については介護福祉士や家族が問題提起することが多く，その問題を分析し，利用者，家族，指導員，介護福祉士などと話し合いのもとに解決策を具体化する．

▶精神障害をもつ方々の社会参加については精神保健福祉士などと共に日常生活や生産的作業の指導を行う．就労支援として利用者と共に会社訪問を行い，時には事業主への説明や働く仲間の相談にのるなど仕事を維持するための支援を行う（図3-13）．

I 言語聴覚士 Speech-language-hearing Therapist

法的根拠 厚生労働大臣の免許を受けて，言語聴覚士の名称を用いて，音声機能，言語機能又は聴覚に障害のある人々に対して，その機能の維持向上を図るため，言語訓練その他の訓練，これに必要な検査及び助言，指導その他の援助を行うことを業とする者（言語聴覚士法）．
総数 23,773人（2014年現在）
主な就業先 医療施設，保健施設，福祉施設，教育機関，他

▶ 1）言語聴覚士の役割

人は「ことば」によって思考し，行動し，かつ他者とコミュニケーションする社会的存在である．人間のこどもは生得的に言語を獲得する能力を有し，適切な環境が与えられれば自然に母語を習得すると考えられている．この当たり前の言語獲得（発達）が何らかの原因で阻害される，あるいは既に獲得した言語・コミュニケーション能力を人生の途中で病気によって失すると生活の根幹が揺らぎ，社会参加が困難になる．

言語・コミュニケーション障害は下記に示すように多様で，かつ目にみえない障害が多い．言語聴覚士の役割は，それらの障害を持つ方々に対して検査や評価を行い，回復過程に科学的にアプローチして訓練を行うことである．さらに，心理・情動的側面からの関与や環境調整を行い，当人の人間としての尊厳の維持・回復に努める．

▶ 2）言語聴覚士の臨床過程

言語聴覚士が行う臨床は，評価・診断（言語病理学的診断）→指導・訓練→再評価という流れで行う．評価・診断は，検査や他職種から得た情報を分析・統合して障害を鑑別し，発生メカニズムを解明して訓練仮説を立て，適切な個別訓練プログラムを立案する．指導・訓練は障害領域や対象者の発達レベルなどによって大きく異なるが，当人の全身状態や心理状態に配慮しながらエビデンスに基づいて訓練する．言語・コミュニケーションの問題は長期に亘ることが多く，発達や回復に限界があることも少なくない．家族やコミュニケーションパートナーと話し合って限界を理解してもらうことも重要で，残存能力を活用してコミュニケーションを円滑にする手法を学び実践することが対象者の孤立を防ぐ．エビデンスを重ねながら再評価し，必要に応じて仮説を再検証して訓練を続行する．

▶ 3）言語聴覚士が対象とする領域（表3-2）

言語聴覚士が対象とする障害領域は，①言語障害（成人言語障害と言語発達障害），②聴覚，③発声発語に分けられるが，個々の障害は表1に示すように多岐にわたる．さらに，言語，聴覚，発声発語機能は相補的であるゆえに障害が重複することも多々あり，活動の制限や社会的参加の制約を受けやすい．

脳損傷や脳機能障害があると言語の入力・出力回路に障害が生じ，読む・書く・聞く・話す，などの言語的側面や，知能・認知・記憶・注意などの高次脳機能に何らかの影響を及ぼす．成人の言語障害は失語症や高次脳機能障害が主である．失語症とは，脳血管障害，頭部外傷，脳炎などによって大脳の言語野が損傷されることで，言語符号の操作や解読が困難になる症状のことである．また，高次脳機能障害は，失語症を含む言語・行為・認知・記憶・注意・思考などの高次の精神活動が障害された状態をさす．

言語発達障害は，知的障害，学習障害，自閉症スペクトラムなどがある．小児の脳・神経系の発達は，感覚・知覚，運動機能，社会性，認知の発達などと相互に関わり，多様な障害象を呈する．

聴覚障害は感覚入力の障害であるが，ライフステージと重症度によって二次的障害の程度

表3-2　言語聴覚士が対象とする障害領域

障害領域	関係器官	言語回路	障害の種類
言語障害	脳（目，手）	・読む（音読，読解） ・書く（写字，書字） ・話す（復唱，発話） ・聞く（聴理解） 他：記憶，意欲，注意，知識など	成人言語障害：失語症，高次脳機能障害，認知症など 言語発達障害：知的障害，学習障害，自閉症スペクトラム，特異的言語発達障害，注意欠陥・多動障害など
聴覚障害	耳	聞く	聴覚障害
発声発語障害	発声発語器官	話す，笑う	音声障害，器質性構音障害，運動障害性構音障害，吃音
摂食嚥下障害		飲む・食べる	摂食嚥下障害

やニーズが異なる．乳幼児期の難聴は言語・コミュニケーションの獲得に影響が大きく，成人期の難聴はコミュニケーションが遮断されることで社会から孤立しやすい．

　発声発語障害は，喉頭摘出，口蓋裂，舌切除，麻痺などの原因により，声を出す・話す・笑う，などが困難になるもので，音声障害，機能性構音障害，器質性構音障害，吃音などがある．摂食嚥下障害は発声発語障害の一部として分類されることがあるが，自力で食事ができることは生命維持に加え人間の尊厳にも繋がる．

関連職種連携における役割

▶ 多職種間で効果的に情報伝達・共有するにはコミュニケーションが大切であり，その道具として臨床・観察記録や報告書が重要な役割をもつ．言語聴覚士としては，評価・診断の過程や結果をまとめ，治療の必要性や内容，短期・長期の治療目標，治療計画の立案・実施内容について記録する．

J　視能訓練士　Orthoptist

法的根拠　「医師の指示の下に，両眼視機能に障害のある者に対するその両眼視機能の回復のための矯正訓練及びこれに必要な検査を行うことを業とする者」（視能訓練士法）．
総数　12,095人（2014年現在）
主な就業先　全国の眼科（大学病院・眼科病院・眼科診療所）

▶ 1）視能訓練士の役割と機能

　視覚は，感覚情報の8割を占めると言われており，日常生活を営むうえで重要である．視能訓練士は主に以下の4つの業務を担っている．
① 検査：検査を通じて視機能を評価し，状況を把握する
② 訓練：ヒトに許された高度な視覚，両眼視機能の障害を治療，訓練する
③ 健診・検診：疾病の予防，早期発見・早期治療に寄与する
④ ロービジョンケア：回復困難な視覚障害に対してQOLを高める支援をする

a 検査

　目は脳の一部であり，視機能の検査は眼球自体から脳にいたるさまざまな部位の評価として重要である．「何となく見えにくい」と患者が訴えた場合，視力の低下だけが原因とは限らない．近くが見えにくい，暗いところで見えにくい，色がわかりにくい，見える範囲（視

> **ロービジョンケア**
> 生活支援員・歩行訓練士など視覚障害関連のさまざまな職種が連携して行われる．

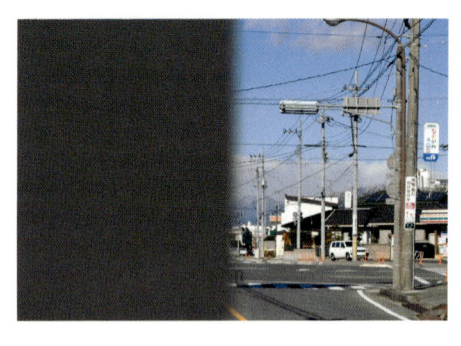

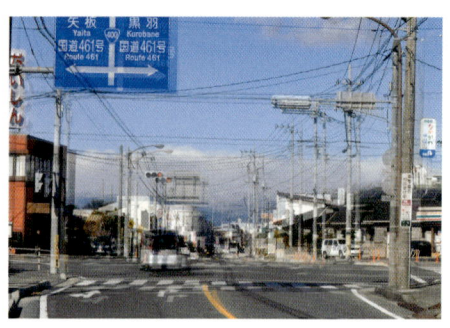

図3-14　左同名半盲（左図）と複視（右図）
右後頭葉が障害されると視野の左側が欠損する左同名半盲となり，眼位がずれると2つに見える複視を訴える．

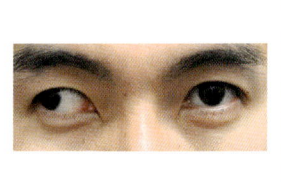

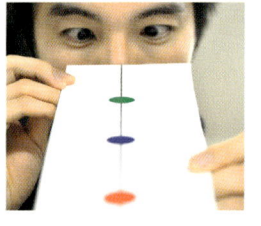

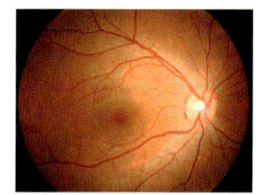

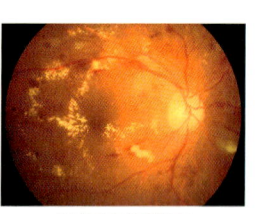

図3-15　目を寄せる訓練
外斜視の患者で目を寄せる輻湊訓練の指導．

図3-16　眼底検査
正常眼底　　糖尿病網膜症

> **同名半盲**
> 後頭葉視中枢にいたる視路の障害のため，両眼の同じ側の視野が障害された状態．

> **眼底**
> 全身で唯一血管を直接観察することができる部位．循環器系疾患を発見するには眼底検査が重要となる．

野）が欠けている，歪んで見える，2つに見えるなど，症状は多彩であり，その障害部位も多岐にわたる（図3-14）．視能訓練士はさまざまな眼科診断機器を操作してこれらの症状を的確に捉え，診療や，リハビリテーションにおける環境調整に役立つ情報を提供する．

b 訓練（図3-15）

ヒトの視覚の優れている点は，両眼視機能が発達していることである．2つの眼から得られるわずかにずれた外界の像を脳で単一視することで，細やかな奥行き感を得ることができる．両眼視機能は脳の高度な機能であり，これらの発達の阻害要因を早期に発見し，正常な発育を促す必要がある．両眼の視線が合わない「斜視」や矯正しても視力が出ない「弱視」など，精密な屈折，眼位・眼球運動両眼視機能の検査を通じて正しく評価し，弱視や斜視の治療計画を立て訓練指導を行い，正常な両眼視機能の獲得を目指す．

c 健診・検診

予防医学の観点から，地域医療活動として，疾患の予防・早期発見・早期治療のための各種の健診・検診にも関わっている．スクリーニングが目的の健診には3歳児健診や学校・成人病検診などがある．とくに3歳児健診は斜視や弱視の発見にとても重要であり，視能訓練士が関わることで健診精度が向上する．

また，メタボリックシンドロームにおける高血圧，高血糖，高コレステロールは重度の網膜症の引き金となり，全身で唯一血管を直視できる眼底検査（図3-16）など視機能検査は欠かせない．一方，専門性の高い検診には，VDT作業従事者を対象とした特殊検診がある．さらに，介護予防などの観点から，高齢者の検診の際にも視機能評価を行う．

d ロービジョンケア

糖尿病網膜症や緑内障，網膜色素変性症など，眼の器質的病変が進行して医学的治療では回復できない視覚障害にいたると日常生活に支障をきたす．これをロービジョン low vision という．ロービジョンケアでの視能訓練士の役割は，視覚障害の原因や障害の状況について知識と理解をもつ立場から，残存している保有視覚を有効に活用して生活の質を維持するための，補助具の選定や使い方の指導，適切な情報提供を行うことである．

視覚は生きていくうえで重要であり，障害された場合の脳の補完作用も強い．そのため，異常を自覚しにくい場合もあり，ケアにおける視機能への配慮は見過ごされがちである．見

VDT：Visual Display Terminals

えづらさが原因で転倒することもあるが、ほかに原因が求められることもある。視覚に注目し、異常を発見、管理していくのは視能訓練士の役割である。

関連職種連携における役割

- ▶視能訓練士は、視機能の正確な評価を通じて良好な視環境を整え、生活支援に貢献する役割を担っている。
- ▶「できる限り鮮明に見える」ことは脳を刺激し、脳活動の活性化につながる。リハビリテーション場面や介護においても、日常生活上の見やすさを確保することが、QOLの向上につながる。
- ▶視機能評価の結果は、日常の見やすい環境やリハビリテーションにおける視覚的配慮、高齢者の引きこもりの心理への配慮などの情報になり、ソーシャルワーカーとの連携も重要である。
- ▶視環境を整えることは、ICFにおける「環境因子」を整備することになる。

K 診療放射線技師 Radiological Technologist

法的根拠 診療放射線技師とは、厚生労働大臣の免許を受けて、医師又は歯科医師の指示の下に、人体に対して放射線を照射することを業とする者をいう（診療放射線技師法）。
総数 51,508人（2013年現在）
主な就業場所 全国の病院、診療所、医療系企業、他

▶1）診療放射線技師とは

診療放射線技師は、医師、歯科医師以外で唯一人体に対して放射線を照射することができる職種であり、検査と治療を担う。近年では、あらゆる画像診断系機器による検査と悪性腫瘍などに対する放射線治療を担っている。その目的は、医療および公衆衛生の普及と向上に寄与することにある。そのため、画像読影の補助も行う。

診療放射線技師の業務内容は、以下のような項目として分類できる。

① 画像検査：X線、放射線を使用する画像検査、MRI、超音波、眼底カメラを使用する画像検査を行う。
② 放射線治療：高エネルギーX線、粒子線、RIを使った放射線治療をする
③ 画像処理：各種の医療画像をわかりやすい状態にして提供する。病院内外の医療情報処理も担う。
④ 災害救助：さまざまな災害救助団体に属し、災害時の医療活動や、原子力災害などに対応する。
⑤ 地域との関わり：住民や、他の医療職種に対する放射線安全教育や、医療に対する啓蒙を行う。

医療のみならず、各種放射線、各種画像診断機器（MRI、CT、PET、超音波、PACSなど）を扱う専門家。放射線治療装置（LINAC、ガンマナイフ、重粒子線治療など）による治療計画を立案し、治療行為も行う。

a 画像検査

X線の物質透過率の差を利用して、胸部、腹部や骨などを画像として捉える検査が主である。

古くから健康診断で利用されている胸部X線写真では、息を十分に吸うことで肺野をふくらまして、肺紋理や縦隔を見やすくする。

また、1970年以降に開発されたCTでは、体幹を横断面として描出し、血管陰影や各種臓器を鮮明に表すことができる。

同様に、MRIによる検査は、強力な磁石（0.5～3テスラ）を使用することで、生体内の磁

RI
Radio Isotope（放射性同位元素）の略。微量の放射線（主にガンマ線）を出すRI医薬品を体内に入れ、特定の部位に集積する性質を利用して画像検査を行ったり、治療目的として使用する。

MRI：磁気共鳴診断装置
Magnetic Resonance Imaging
CT：コンピュータ断層撮影装置
Computed Tomography
PET：陽電子放出断層撮影装置
Positron Emission Tomography
PACS：パックス　医用画像保管通信システム
Picture Archiving Communication System
LINAC：直線加速器
Linear accelerator

場強度の違い（病変の有無）を画像として利用している．また超音波を利用することでも，生体内の情報が得られ，単純X線で描出が困難であった胆嚢や血液の流れも画像として見られる．その他，チーム医療の一環として法改正で盛り込まれた「眼底検査」も業務の範疇である．ほかに特殊な検査方法として，造影剤を使用するものや，RI（放射性同位元素）を利用するものなどもあるが，この場合は，医師，看護師，薬剤師などの連携の下に検査が実施される．近年では，検査と治療を兼ねるIVRも多く実施されている．以上の業務に携わる診療放射線技師に求められることは，受診者の状態を考慮したうえで，最短時間でかつ正確な検査手法の選択である．そのうえで，異常を発見した場合は，医師および関係者へ連絡のうえ，適切な対処も求められている．

> **IVR**
> Interventional Radiology
> 従来の開創手術によらず，カテーテルなどを用いて，人体内に薬や，ステントなどを注入することで，検査と治療を兼ねる手法．

b 放射線治療

放射線治療は，悪性腫瘍などに対して放射線腫瘍医が判断した放射線治療計画に基づき，診療放射線技師が照射業務を実施する．

この過程においては，対象となる各科医師，放射線腫瘍医，医学物理士が関与し，患者照射時には看護師との連携も重要である．とくに患者の全身状態や心理状態の把握も重要となる．標準的な照射は，2 Gy/回/日×5日/週で30回程度である．この間の放射線線量の適正な管理をするために，装置の日常の保守管理も重要な業務となっている．

c 画像処理

各種画像検査において，目的とする画像描出のために解剖学，生理学，薬理学的知識と各種検査機器の特性を活かしつつ，コンピュータを駆使して医師が判断しやすい画像として提供する必要がある．この画像処理は，受診者が退室後に実施される．現状では，コンピュータの性能の問題もあり，長時間の処理を要しているが，最適な画像描出のために技術改良をはかっている．院内では，カルテの電子化や，医療画像のデジタル化が推進されており，PACS，HISの名称で管理されるが，この医療情報管理も診療放射線技師が担っている場合が多い．

d 災害救助

被災地での医療所の開設，緊急画像検査，放射線事故などによる除染管理，環境測定などにおいて，医療，放射線の専門家として業務を遂行する．

e 地域との関わり

職場や，農村部などに検診車を派遣しての集団検診を実施し，家庭に赴いてのX線検査（在宅医療）を実施する．

また，3.11原子力災害後は，住民の不安を取り除くための講演会や，放射線安全管理の研修会に協力している．

放射線部門での注意事項：

① 放射線の防護：防護の原則として，①遮蔽　②距離　③時間の3つの原則がある．つまり，放射線を避けるために，①鉛などの原子番号の高い物質で遮蔽をすること（放射線防護ガラス，放射プロテクターなど），②放射線の発生源から遠ざかること，距離が倍になれば，線量は4分の1に減弱する，③発生場所にいる時間を少なくし，照射する時間を短くする．この3原則の組合せで被曝を軽減できる．

② MRIにおける注意：MRIを取り扱う部屋への入室に際しては，磁気に反応する物品の持込はできない（白衣にある，ボールペン，ハサミ，時計など）．緊急時でも鉄製の酸素ボンベの使用は危険である．

③ 放射線管理区域：RIを取り扱う管理区域への入室には，専用のガウンへの着替え，専用のスリッパへの履き替えなどが必要になる．また区域内で使用した物の持ち出しは放射線技師の指示を仰ぐ必要がある．

関連職種連携における役割

▶診療放射線技師は，厚い壁や扉に閉ざされた部屋にある特殊な医療機器を使用しながら，限られた時間に患者や受診者に検査，治療内容を理解して頂き，検査や治療を行う．とくに放射線治療を担当する診療放射線技師は，照射業務を担うだけではなく，装置の安全保守管理業務を医学物理士あるいは放射線治療品質管理士とともに実施する．また，放射線治療期間中の放射線による急性有害事象（副作用）のモニタリングなどを放射線腫瘍医・看護師とともに実施する．また診療放射線技師は，患者や受診者の状態を把握できるようにカルテや看護記録を参照しながら検査治療業務を実施し，その時の状態を的確に他の医療者に伝える．

L 臨床検査技師 Medical Technologist

法的根拠　「医師又は歯科医師の指示の下に，微生物学的検査，血清学的検査，血液学的検査，病理学的検査，寄生虫学的検査，生化学的検査及び厚生労働省令で定める生理学的検査を行うことを業とする者」（臨床検査技師法）．
総数　59,759人（2012年現在）
主な就業場所　全国の医療機関（病院・診療所），登録衛生検査所（検査センター），他

▶1）臨床検査技師とは

臨床検査技師は専門知識と最新医療技術を駆使し，臨床医に診断に必要なデータを提供し，患者の病気を治すのに貢献している．血液検査や細胞診検査に加え，遺伝子検査など先端的な検査や患者を直接検査する生理学的検査も含まれ，病気の経過観察，治療効果の判定，重大な病気の早期発見などにも貢献している．

▶2）臨床検査技師の仕事

病気の診断や治療効果の判定に，患者の自覚症状，医師の診察所見の他に血液検査などの臨床検査データも非常に重要である．臨床検査技師の役割は病院や健診機関の検査室などで，例えば血液中の遺伝子，分子，細胞などの測定や判定を行い，精度の高い検査データを提供することにある（図3-17，3-18）．

a 採　血
現在多くの病院や健診機関では，臨床検査技師が採血を行っている．採血業務は全国の患者や健診受診者が必ずと言ってよいほど受ける医療行為であり，多くの人々と接する機会がある．また，採血は一見簡単にみえるが，専門知識と技術を要する．

b 検体検査
病院や診療所などの医療機関で，採血や病気の診断・治療や健診に重要な生化学検査，免疫検査，血液検査，尿検査，微生物検査，遺伝子検査，病理検査などの検体検査を行う．これらは病気によって起こる人体の異常を総合的にかつ的確に検出するものである．

とくに微生物学，血液学，遺伝学，病理学の領域では，検査結果がそのまま結核，白血病，遺伝性疾患，子宮がんなど患者の病気の診断に直結する．

c 生理学的検査
生理学的検査とは，心臓など器官の機能の検査を行い，心臓病，てんかん，喘息，がん，動脈硬化などを検出する目的で，心電図，脳波，肺機能，超音波などの検査を行う．

d 健　診
臨床検査は予防医学的な見地からも重要である．人の病気は自覚症状が出る前に血液，尿，遺伝子などの検体検査や心電図，超音波などの生理学的検査の所見に変化が表れること

検体検査
血液，尿などの人体から採取したもの（検体）の成分（例：コレステロール）を測定すること．

生理学的検査
心臓など，器官の機能を検査すること．心電図などが該当する．

生化学検査
血液中のタンパク，糖，電解質，ミネラル，ホルモンなどを測定すること．

免疫検査
肝炎ウイルス，腫瘍マーカーなどを測定すること．

遺伝子検査
人体のDNAを取り出し，遺伝性の病気やがんの診断に役立てること．

精度管理
検査は検査する材料の搬送・保存，測定機器・試薬や分析する技師の技術によって，結果が異なる場合がある．どのような機器やどんな技師が検査しても同じような検査結果が出るようにするために精度管理を行う．

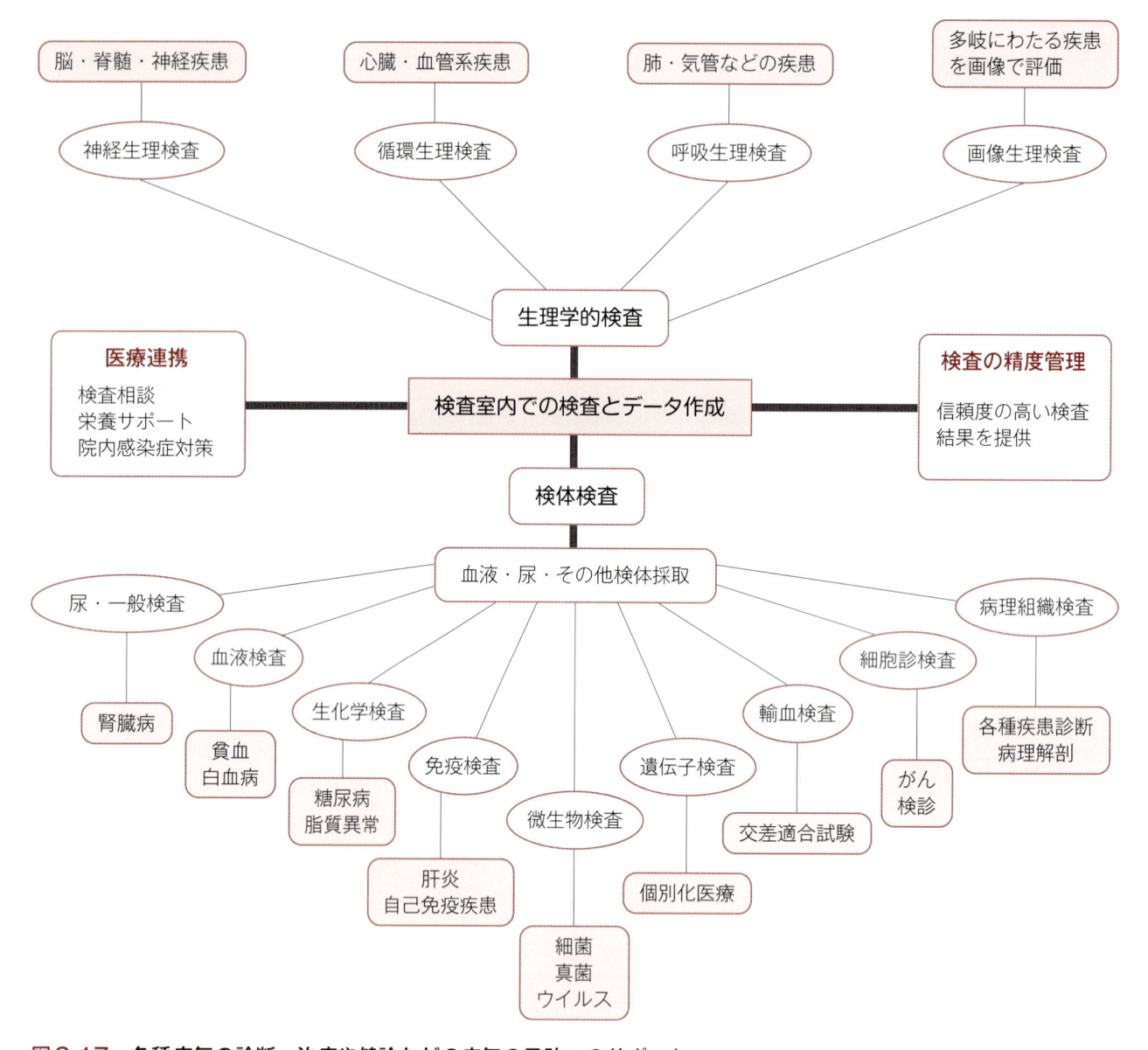

図3-17 各種病気の診断・治療や健診などの病気の予防へのサポート

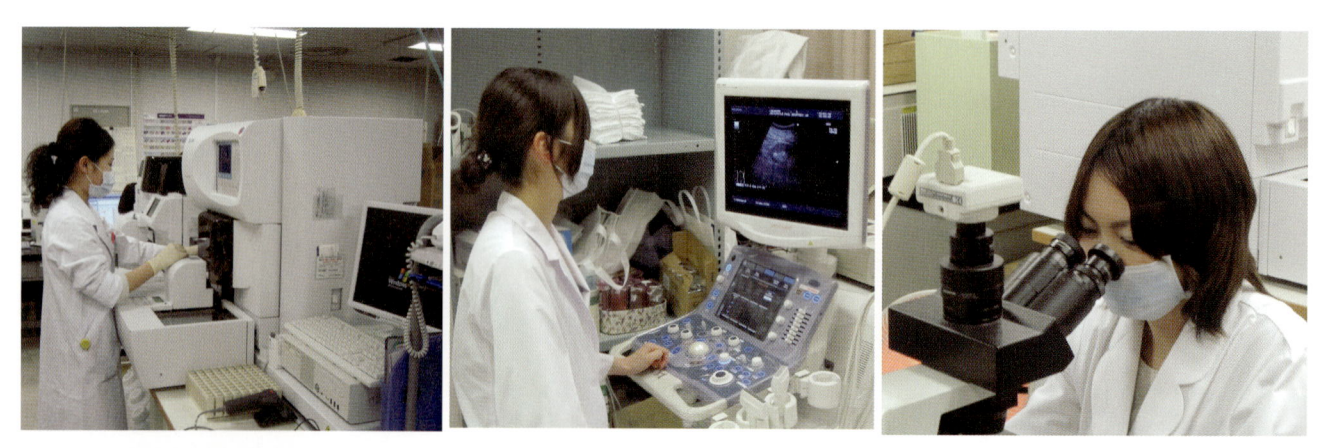

図3-18 臨床検査技師の仕事

がほとんどである．したがって，健診において臨床検査は中心的な役割をもち，多くの臨床検査は病気の早期発見・早期治療に非常に役立っている．

関連職種連携における役割

- ▶臨床検査の測定原理や方法については，今や多くの医師，看護師などが知り得ぬこととなっている．臨床検査技師は検査について，医師・看護師などに検査結果を提供し，患者が適切な医療を受けられるようにする．
- ▶例えば，患者への検査内容説明，糖尿病の療養指導，院内感染対策チーム，栄養サポートチームへの参加など，業務内容は拡大している．
- ▶栄養サポートチームでは，栄養障害の状態にある患者などに対して，患者の生活の質の向上，原疾患の治癒促進および感染症などの合併症を予防し，早期退院に結びつくことができるよう栄養サポートを実施する．臨床検査技師は，医師・看護師・管理栄養士・薬剤師・リハビリテーションスタッフなどと連携し，検査データから見た病態の把握や助言などを通じて，栄養サポートを実施する．
- ▶院内感染対策チームは，施設によって感染制御チーム（ICT），感染防止チームとも呼ばれる．病院など医療施設において感染管理を担当する専門職によるグループで，一般に医師・看護師・薬剤師・臨床検査技師・設備管理者などによって構成される．病院施設内における感染症の発症を予防することが目的で，臨床検査技師（細菌検査）は，臨床検査で確認される感染症の発生状況の報告とともに感染対策活動を行う．

M　臨床工学技士　Clinical Engineering Technologist

法的根拠　「医師の指示の下に，生命維持管理装置の操作（生命維持管理装置の先端部の身体への接続又は身体からの除去であって政令で定めるものを含む．以下同じ．）及び保守点検を行うことを業とする者」（臨床工学技士法）
総数　27,677人（2010年現在）
主な就業場所　全国の病院や診療所，医療機器メーカー，他

▶1）主な仕事

臨床工学技士は病院や診療所において，主に以下の場所で業務を担っている．

a 血液浄化センターでの業務

腎臓の機能が低下してしまった患者に対して行う血液透析療法をはじめ，体内に溜まった老廃物などを排泄あるいは代謝する機能が働かなくなった場合に行う血液濾過療法，血漿交換療法，血液吸着法などの血液浄化療法において，穿刺や血液浄化装置の操作や保守・点検を行う（図3-19）．

b 手術室での業務

手術室には大小さまざまな医療機器が数多く設置されており，手術が安全に行われるためにこれらの医療機器の操作や事前の管理が重要になる．とくに心臓の手術を行うには一時的に心臓の動きを止める必要性があり，心臓と肺に代わる働きをする体外循環装置（人工心肺装置）をはじめ，多い時には数十台もの医療機器が同時に使われる．その際に医療機器の使用前の点検はもとより，体外循環装置を操作して患者の治療に携わる（図3-20）．

c 集中治療室での業務

集中治療室は，心臓や頭などの手術をした後の患者や呼吸・循環・代謝などの機能が急に悪化し命に関わる患者を収容して集中的に治療を行う重症患者を対象にした部署である．それにともない患者の命を救うべき医療機器が数多くある場所でもあり，人工呼吸器，心臓ペースメーカや除細動器などの生命維持管理装置が正常に動くように日々の保守・点検および操作を行う．

ダイアライザー

血液透析療法で用いる半透膜の透析装置を指す．腎機能が低下した場合に血液中の老廃物（尿素，クレアチン，リン酸，低分子タンパクなど）や過剰水分の除去能を補うために用いる．

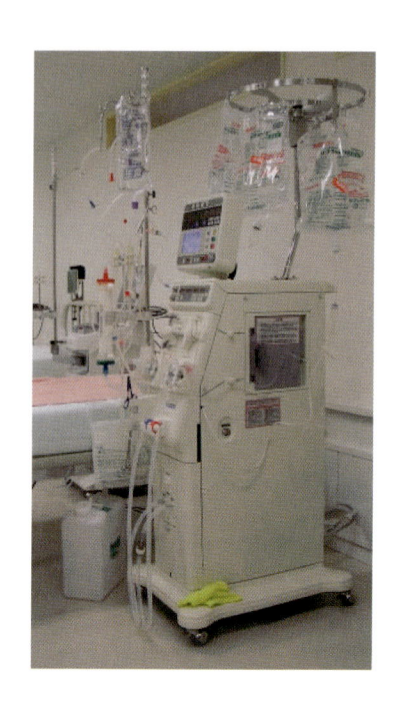

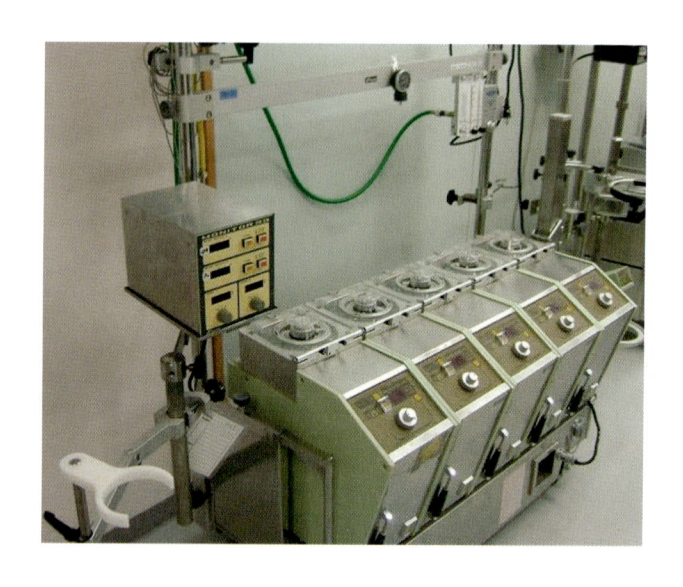

図3-20 体外循環装置（人工心肺装置）

図3-19 ダイアライザーを用いた血液透析装置

d 一般病棟での業務
　一般病棟には人工呼吸器を使用している患者やその他の医療機器を使用している患者がいる．人工呼吸器などの酸素療法に関連する医療機器をはじめ，一般病棟のすべての医療機器の状態を把握し，万が一の事態に備え常に待機している．

e 心臓カテーテル検査室での業務
　心臓カテーテル検査室では心筋梗塞や狭心症の患者もしくは疑いのある患者が心臓の血管までカテーテルを入れて検査および治療を行う．検査一連の記録をするためにコンピュータを操作し，また検査室内にある装置の操作を行う．心臓カテーテル検査室には心臓カテーテル装置のほかにも万が一の状況に応じて補助循環装置やペースメーカなどの医療機器があり，これらの医療機器の操作や保守・点検を行う．

f 高気圧酸素療法室での業務
　高い気圧の下で酸素を吸入させることで，血液中の酸素を増やす高気圧酸素療法は，さまざまな疾患の治療に用いられている．患者が治療室（タンク）に入り，気圧を上昇させながら治療を行う高気圧酸素療法室の操作を医師の指示の下に行う．

g 医療機器管理センターでの業務
　医療機器管理センターは，病院中にある医療機器が集まる部署である．とくに病棟で使用した医療機器はいったんこの医療機器管理センターへ集められ，使用後の医療機器を点検し新たに安全に使用ができるように整備する保守管理を行っている．また集中管理をすることにより効率的で適切な運用を可能にしている．

関連職種連携における役割

▶臨床工学技士は，チーム医療の一員として医療機器の操作と管理を通して患者の「いのち」をささえる医療従事者である．在宅医療も含め，生命に影響を与える機器や精密で複雑な操作をともなう機器のメンテナンスを含む医療機器の管理を行うことで，医療安全の確保および医師や看護職員の負担の軽減に寄与している．
▶人工呼吸器を装着した患者の喀痰の吸引や動脈留置カテーテルからの採血を行うことで，診療の補助を担う役割は大きい．
▶機能障害を医療機器により補助することは，ICFにおける「心身機能・身体構造」を回復し「参加」を実践することになる．

N 管理栄養士／栄養士 Dietitian

法的根拠 傷病者に対する療養のため必要な栄養の指導，個人の身体の状況，栄養状態等に応じた高度の専門的知識および技術を要する健康の保持促進のための栄養の指導並びに特定多数人に対して継続的に食事を提供する施設における利用者の身体の状況，栄養状態，利用の状況等に応じた特別の配慮を必要とする給食管理およびこれらの施設に対する栄養改善上必要な指導等を行うことを業とする者（栄養士法）

総数 管理栄養士 166,040人（2011年現在）　栄養士 967,336人（2011年現在）

主な就業場所 病院・介護老人福祉施設・介護老人保健施設・学校・職員食堂・食品会社，他

▶1）職種の役割・機能

a 医学管理

① 個人栄養食事指導（外来・入院）：糖尿病や脂質異常症，高血圧など生活習慣病を対象とする指導が多く，個人指導は個々のライフスタイルに合った指導ができることが利点である．上記の疾患や腎臓病，肝臓病などの慢性疾患の場合は継続的に指導を行うことが有用である．

② 集団栄養食事指導（外来・入院）：糖尿病教室や腎臓病教室や肝臓病教室などがあげられる（各病院で行われているものはそれぞれ異なる）．集団を対象とするので，テーマを決めて行われ，多職種で開催することが多く，患者個々に対応していないが患者間のコミュニケーションが生まれるなどの利点がある．

③ 栄養管理：管理栄養士をはじめとし，医師，薬剤師，看護師その他の専門職が共同して患者の栄養状態をスクリーニングしアセスメント，プランニング，モニタリングをする．

b 給食管理

約束食事せん管理，献立作成，調理，配膳，食材発注など給食全般に関する業務で，患者個々の状態に合わせた食事内容を検討する．

c 栄養管理

1.周術期の栄養管理

術前の栄養状態を把握し，手術に適応できる状態にする．術後は全身状態を把握し，経静脈栄養，経腸栄養から経口栄養，さらには自宅に帰ってからの食事指導を行う．

2.がん患者の栄養管ABC理

がん患者の治療は，副作用や代謝障害が起こり栄養障害につながりやすい．障害が起きないように栄養管理を実施することで，患者は最後まで治療を行うことができる．

3.慢性疾患の栄養管理

長期にわたりセルフコントロールが必要な疾患のため，定期的な栄養指導の実施で，食事内容や生活習慣を繰り返し再確認することが望ましい．

4.嚥下障害の栄養管理

機能障害や器質障害に応じて，多職種と連携をとり，食形態を考慮する．

5.経腸栄養管理

栄養剤の種類を把握し，患者に合った必要栄養量を算出し，医師・看護師・薬剤師と連携をはかる．

d チーム医療

1.栄養サポートチーム（NST）

栄養サポートを医師，看護師，薬剤師，管理栄養士，臨床検査技師，PT, OT, STなどリハビリテーション専門職，歯科衛生士，事務職員など多職種で構成される栄養管理の専門

NST：Nutrition Support Team

チームのこと.

管理栄養士の役割は, 以下の6点があげられる.
- 全入院患者の栄養スクリーニングを行い, 栄養リスクのレベル分類を行う
- 栄養状態異常者に対して, NST対象者を選出する
- 病態, 治療などを考慮した栄養評価・管理を行う
- 食事, 栄養に対する薬の影響を検討する
- 栄養ケア計画を立案・評価する
- 病態を考慮した栄養教育を行う

2. 褥瘡チーム

皮膚科医師, 皮膚・排泄ケア認定看護師, 薬剤師, 管理栄養士, PT・OTなどで褥瘡治癒に関わるチームのこと. 管理栄養士は栄養状態・食事摂取量の把握をし, 食事形態の提案や創傷治癒に有効な栄養剤の提案などを行う.

3. 緩和ケアチーム

緩和ケア医師, 麻酔科医師, 精神科医師, 緩和ケア認定看護師, 薬剤師, 管理栄養士, PT・OT, 臨床心理士, ソーシャルワーカーなどからなるがん患者とその家族を支援するチームのこと. 管理栄養士はがん患者の栄養状態・食事摂取状況, 身体状況の変化などの情報を収集し, その患者に適した個々の栄養管理を行う.

4. カンファレンス

各科で行われているカンファレンスに参加し, さまざまな情報を得て, 患者の栄養管理や栄養指導に活かし, またその情報を他のスタッフに戻し, 情報を共有する.

関連職種連携における役割

▶管理栄養士は, 食事・栄養を通して, 患者個々に応じた栄養管理をすることで, 医療費抑制に貢献する役割をもっている. 栄養管理は薬のような速効性はないが, 患者の内面から治癒することをサポートし, 病院から在宅までの栄養管理を行うことで, 最終的には患者のQOL向上にもつながる.

▶また, 在宅栄養指導が可能な施設では, ケアマネジャー・訪問看護師と連携をとり, 家族やホームヘルパーに指導することで, 在宅での栄養管理を継続させる.

O 歯科衛生士 Dental Hygienist

法的根拠 厚生労働大臣の免許を受けて，歯科医師の直接の指導の下に，歯牙及び口腔の疾患の予防処置を行うことを業とする女子をいう（歯科衛生士法）．（現在は男子にも準用されているため，資格付与できることになっている）
総数 239,747人（2012年現在）
主な就業場所 歯科診療所，病院，保健所，他

▶1）歯科衛生士の役割と機能

歯科衛生士の業務は，法律に規定されている．規定には直接患者に対し，a歯科予防処置，b歯科診療の補助，c歯科保健指導を行うこととある．

a 歯科予防処置

歯科予防処置とは歯科の二大疾患であるう蝕と歯周病を予防するための処置行為で，歯科衛生士が術者として直接患者に対応する業務である．歯科衛生士には法律で独占業務として次の2つの行為がみとめられている．

①歯牙露出面および正常な歯ぐきの遊離縁下の付着物および沈着物（歯垢，歯石など）を機械的操作により除去すること．
②歯牙および口腔に薬物を塗布すること．

b 歯科診療の補助

歯科診療の場となる「手助け」というものとは異なった意味をもっていて，実際には直接相手に施術する診療行為とも思われるところまで「補助すること」を指している．歯科診療は，歯科医師を中心とした「チーム医療」として行われる．そのなかで歯科衛生士は歯科医師の診療を補助するとともに，治療の流れに沿ったサポートを行い，歯科診療を円滑にしている．

最近では，「口腔ケア」が注目されるようになり，歯科衛生士が歯科診療補助として口腔内の消炎処置，有床義歯の取り扱い指導，咀嚼・嚥下の指導などまでもが求められるようになっている．

c 歯科保健指導

個人あるいは集団を対象として口腔保健について専門の立場から正しい知識や技術を伝えることによって，患者自身の日常生活を保健行動変容させることを目的とした指導である．

う蝕や歯周病は生活習慣病であり，治療よりも予防，さらに本人自らが生活習慣を改善することが大切である．

子どもへは保育園や幼稚園，小学校，保健所などで正しい歯磨きの方法や食生活についての指導を，高齢者や要介護者へは咀嚼，嚥下の訓練指導，入れ歯の取り扱い指導，訪問口腔ケアなど，幼児期から高齢期までの各ライフステージにおいて健康な口腔を維持できるようにさまざまな指導を行い，健康な歯と体を作るためのサポートをしている（図3-21）．

近年ではう蝕や歯周病などの歯科領域の症状が身体にも影響を与えることが明らかになってきている．生体内に侵入した細菌そのものや，細菌由来の病原因子，炎症の場で作られる物質（サイトカイン）が歯肉の血管を通じて血液に流れ込み，これが全身に影響を及ぼし，冠状動脈性心疾患，糖尿病，誤嚥性肺炎，骨粗鬆症，早産，低体重児出産，摂食・嚥下障害による低栄養状態などの疾患の発症や進行のリスク因子となるため，これらの予防のために口腔ケアが重要となる．

> **歯垢（プラーク）**
> 単なる食べカスではなく，細菌の塊である．虫歯（う蝕）や歯周病の治療や予防にはプラークコントロールが重要で，毎日のセルフケア，定期的なプロフェショナルケアのどちらが欠けてもいけない．

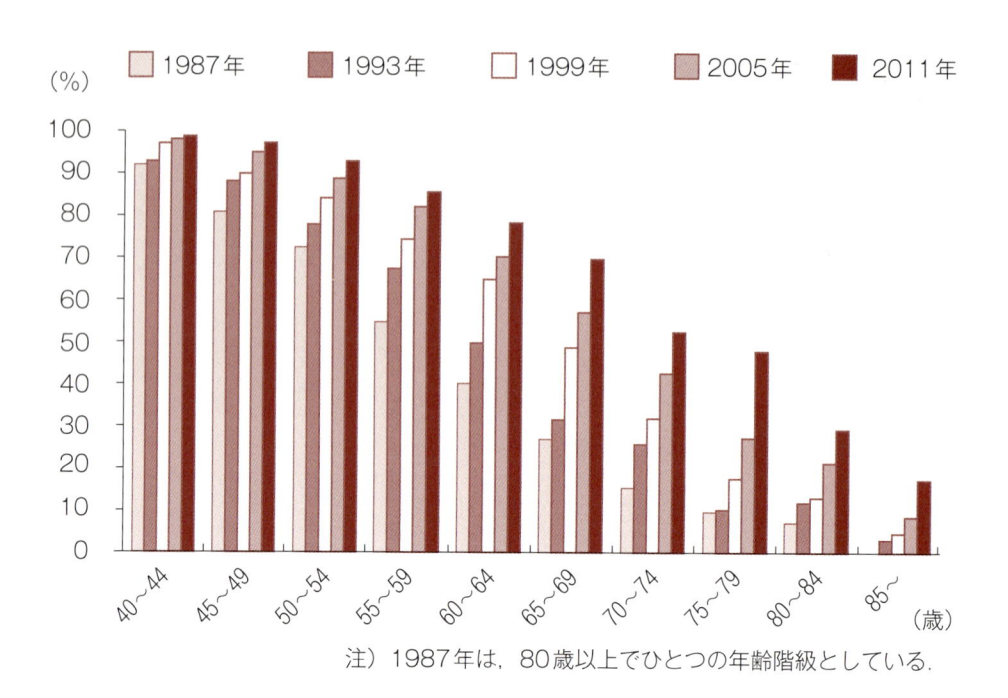

注）1987年は，80歳以上でひとつの年齢階級としている．

図3-21 20本以上の歯を有する者の割合の年次推移
8020運動の推進により，80歳で20本の歯が残っている人の割合は増えているが，目標が十分に達成されているとはいえない．

関連職種連携における役割

▶歯科衛生士は歯科疾患の予防および口腔衛生の向上をはかることで良好な口腔環境を整え，歯や口腔の健康づくりをサポートする役割を担っている．

▶口腔は外から見えにくいので，介助の必要性が見逃されやすい．また「自立」と判定されていても「口腔衛生状態」は良好とは限らない．

▶要介護高齢者の口腔内環境は要介護度が高いほど劣悪な状況であることが多く，口腔管理の必要性が高い．そのため，介護の場で連携し口腔ケアを行うことも重要である．

▶口腔環境を整えてう蝕や歯周病を予防し，治療後は適切に管理して再発を未然に防ぐことが，身体全体の健康の維持につながる．

P 診療情報管理士 Health Information Manager

法的根拠 国家資格ではなく，民間団体が資格付与するため，法的に定められていない．資格付与は，四病院団体協議会と（財）医療研修推進財団が行っている．
総数 28,717人（2014年現在）
主な就業場所 医療機関における診療情報管理室および医療安全管理室，医事課など事務管理部門

▶ 1）診療情報管理部門の役割と診療情報管理士の業務

a 診療記録の価値

病院管理学の創始者といわれるM.T.MacEachern（1881-1956）は，診療記録の6つの価値について指摘している（表3-3）．

① 患者にとっての価値：医療機関における診療記録は医師や看護師をはじめとする複数のメディカルスタッフが患者に対し適切な医療を提供した記録である．近年はチーム医療により1人の患者に対し，多くの医療専門職が関わるため，標準化された診療記録の記載方法を定めることが重要となる．診療記録には外来受診時の前回来院状況や再入院時における過去の病歴の確認などの目的がある．

② 病院にとっての価値：病院運営において自施設の診療実態を可視化した診療統計は重要な位置づけがされている．そのための基礎資料として診療記録が存在する．医療評価（Medical Audit）のためには精緻化された基礎データの分析が必要である．これらの情報は，院内マネジメントの活用とともに，患者や地域住民に対する情報公開へつなげることが望ましい．

③ 医師にとっての価値：診療記録は患者の診療経過を蓄積した貴重な記録であるため，医学部における学生教育，医師の卒後生涯教育など臨床データは価値の高い資料となる．近年は複数の医療専門職による学生や医療従事者に対する教育への活用が期待されており，「医学教育上の価値」と位置づけできる．

④ 法的防衛上の価値：医療過誤が生じた場合には診療記録は証拠として取り扱われる．診療記録は患者に対する一連の診療内容について医療従事者が記載したものであるため，客観的証拠として重要な資料となる．

⑤ 公衆衛生上の価値：診療記録の資料は行政上の調査に活用され，国または地域の保健衛生に関する統計資料に役立てられている．厚生労働省が3年ごとに実施する患者調査は患者の傷病状況を把握するものであり，行政に活用されている．

⑥ 医学研究上の価値：診療記録は患者の診療内容が把握できるため，間接的には臨床研究に活用され，医療従事者の教育や医療水準の向上に寄与している．DPC制度においては1回の入院における病名と治療手技からコード化された患者群ごとに在院日数や診療報酬点数のベンチマーキングが可能となった．

また，診療記録については，医師法第24条「診療録の記載及び保存」，医師法施行規則第23条「診療録の記載事項」などの規定が設けられるとともに，諸記録については医療法施行規則に定められるなど診療に関する記録の重要性が示されている．診療に関する記録は多

表3-3 診療記録の6つの価値

1. 患者にとっての価値（Value to the Patient）
2. 病院にとっての価値（Value to the Hospital）
3. 医師にとっての価値（Value to the Physician）
4. 法的防衛上の価値（Value in Legal Defense）
5. 公衆衛生上の価値（Value in Public Health）
6. 医学研究上の価値（Value in Medical Research）

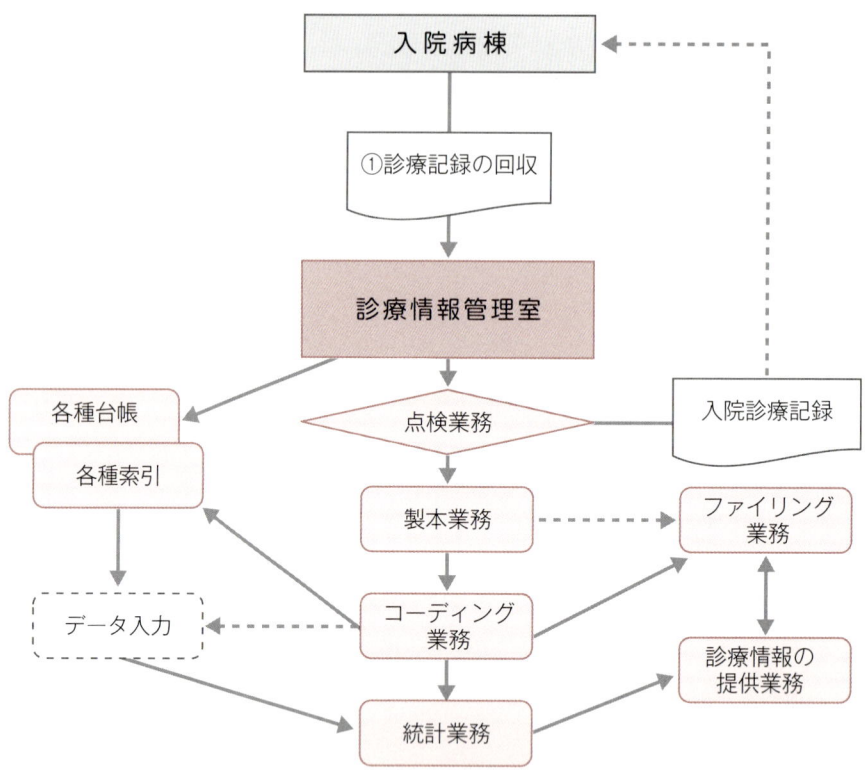

図3-22 退院後の入院診療記録と診療情報管理部門に関する業務

コーディング業務：傷病名のコーディングはICDが用いられることが多い．国際疾病分類ICD-10による診断名のコーディングにより診療統計を作成し，自施設でのマネジメントに活用されている．近年，DPC制度の導入より，ICDコーディングの重要性は高まっている．

統計資料の作成業務：患者数，在院日数，病床利用率など統計資料は，DPC制度により同規模他施設比較などベンチマーキングが可能となり，自施設の特性を把握しておくことが重要である．

ICD：International Statistical Classification of Diseases and Related Health Problems

面的な価値を有するものであり，正確な記録と適切な運営管理が必要不可欠である．

さらに，わが国においては，**表3-3**に示した診療記録の価値に追加して「医療保険上の価値」（診療報酬請求）が7つ目の項目としてあげられている．

b 病院における診療情報管理部門の業務（図3-22）

診療情報管理部門の業務は病床規模や情報システムの導入状況により異なっている．とくに，紙媒体の診療記録を取り扱う病院と電子カルテを運用している病院とでは運用規程のあり方や日常業務が異なる．例えば，紙媒体による診療記録の保管は，中央一元管理が望ましく，保管方法や保管期限を管理規程で定めている．同様に，診療記録の貸出管理については診療記録の紛失を未然に防ぐことに細心の注意を払い，アリバイ管理の徹底をはかる必要がある．近年，情報システム化の整備がすすみ，電子カルテが導入された病院においては，電子媒体としての情報の管理が重要となっている．

関連職種連携における役割

▶チーム医療による医療の質的向上を評価するものとして，診療に関する記録の充実があげられる．診療の記録は医師だけではなく，看護師をはじめとする複数のメディカルスタッフが患者を中心として診療に携わったすべての医療職種からなる診療記録が構築される．患者を中心としたチーム医療を実践していくためには診療情報を互いに共有し合うことが重要となり，標準化された診療情報はデータベース化され，チーム医療の基盤となる．

▶「診療記録」を共通言語として，すべての医療職種がチーム医療を受け入れる組織文化の醸成を目標とした静かなリーダーシップを発揮することが，今後の診療情報管理士に期待されていると言えよう．

Q 医療情報技師　Healthcare Information Technologist

法的根拠　民間団体が資格付与するため，法的に定められてはいない．資格認定は，一般社団法人 日本医療情報学会が行っている．
総数　13,934人（第1回認定の2003年から第11回認定の2013年までの認定者数）
主な就業場所　比較的規模の大きい全国の医療機関・病院情報システム開発メーカー

▶1）職種の役割・機能

　一般の企業活動と同様に，医療福祉の分野でも情報技術（ICT）をうまく使いこなすことがサービス全体の質を左右する時代になった．そこで，優れた医療情報システムを開発し運営できるノウハウとスキルを備えた人材の必要性が高まり，医療情報技師が登場した．

　たとえば電子カルテを病院に導入する場合には，必要となる機能を各医療専門職が提示し，情報技術の専門家が必要なコンピュータを選んでソフトウェアを開発することになる．コンピュータは単純作業の反復は得意であるが，医療専門職の業務は場合分けの種類が多く複雑な作業が多いため，ソフトウェアの開発には多くの人手と時間を要する．万一開発後に不具合が判明した場合には，その手直しに改めて膨大な作業が必要となるため，事前に医療専門職の作業をきめ細かく調べ上げる必要がある．このような作業を経て，予算や納期の範囲内で，重要性や使用頻度の高い機能を適切に選んで完成させるには，各医療専門職の業務内容と情報技術の両方を熟知した医療情報技師が不可欠である．

　さらに電子カルテの運用が始まった後も，各医療専門職へのトレーニング，患者データの不正使用や漏洩の防止，システムのトラブル発生時の対処，医療業務の変更にともなう機能改訂などにおいて，医療情報技師が重要な役割を果たす．

▶2）職種がもつ知識と技能

　前述の役割を果たすため，医療情報技師は大きく分けて次の3つの知識と技能を備えている．

a 情報処理技術に関すること
- ハードウェア，ソフトウェア，ネットワーク，データベースの基本的知識と操作技能
- 情報システムの分析・設計・開発・運用・保守・管理の知識と基本的技能

b 医学・医療に関すること
- 医学用語，医療制度に関わる用語，医療に関する基本的な法制度，人体の構造と臓器機能とその病態病理，および国際標準疾患分類の構造の基本的知識
- 医の倫理，患者の人権・尊厳および個人情報保護法の理解と具体的運用
- 外来および入院医療における診断・治療および看護の一般的な過程
- 医療機関の一般的な組織・機能，医療専門職の任務とそれぞれが所属する部門の役割
- 地域における医療福祉の連携
- 社会保障制度の基本的事項と運用

c 医療情報システムに関すること
- 患者情報など健康に関する個人情報の種類および特性，取扱い上の留意点
- 診療報酬請求情報など病院管理に必要な情報の構造と特性，取扱い上の留意点
- 医療情報システムの種類，求められる機能の特性
- 医療現場の一般的特性と医療情報システムの設計開発上・運用上の留意点
- 医療機関の各部門の医療情報システムに関する要求事項と部門間の調整
- 医療情報システムの利用者に対する教育訓練，患者情報の利用管理

▶3）職種が備えている資質

　医療情報技師は自らが直接患者診療に携わったり，診療目的で電子カルテを操作したりすることはない．しかし常に電子カルテがうまく機能するように，医療福祉分野の専門職と情報技術の専門家の間の意思疎通に加え，各専門職間の横断的な意思疎通の円滑化という重要な役割を果たす．そのためには，それぞれの職種との共同作業が不可欠であり，利害を調整し協調をはかるコーディネーターの役割も担う．この意思疎通（Communication），共同（Collaboration），コーディネート（Coordination）の3つは，医療情報技師にとってとくに重要な資質とされており，それぞれの英語の頭文字から，医療情報技師の3Cと呼ばれる．

関連職種連携における役割

▶医療福祉分野の専門職が抱える情報処理上の課題解決を技術的に支援する．
▶医療福祉分野の専門職間に存在する情報処理上の課題解決を技術的に支援する．

R　社会福祉士　Certified Social Worker

法的根拠　身体上・精神上の障害や環境上の理由により日常生活上支障がある者の福祉に関する"相談"に応じ，"助言""指導"，福祉サービスや保健医療サービスを提供する関係者との"連絡・調整"，"その他の援助"を業とする者（社会福祉士及び介護福祉士法）．
総数　157,527人（2012年現在）
主な就業場所　社会福祉施設，相談機関，社会福祉協議会，医療機関，介護保険施設，他

▶1）社会福祉士とは

a　福祉専門職の2類型（ソーシャルワーカーとケアワーカー）

　福祉専門職はソーシャルワーカーとケアワーカーに大別でき，総称してソーシャルケアサービス従事者と呼ばれる．ソーシャルワーカーの国家資格には社会福祉士と精神保健福祉士があり，任用資格では社会福祉主事や児童指導員がある．ケアワーカーの国家資格には介護福祉士と保育士があり，資格ではないが，ホームヘルパーの養成研修もある．社会福祉士の活動は広範囲に及んでいる（**表3-4**）．

b　ソーシャルワークのグローバル定義

　国際ソーシャルワーク学校連盟および国際ソーシャルワーカー連盟は，2014年に次のような定義を採択している．
　「ソーシャルワークは，社会変革と社会開発，社会的結束，および人々のエンパワメントと解放を促進する，実践に基づいた専門職であり学問である．社会正義，人権，集団的責任，および多様性尊重の諸原理は，ソーシャルワークの中核をなす．ソーシャルワークの理論，社会科学，人文学，および地域・民族固有の知を基盤として，ソーシャルワークは，生活課題に取り組みウェルビーイングを高めるよう，人々やさまざまな構造に働きかける」．

表3-4 社会福祉士の就業場所と職名

分野	種別	職種の名称（就業する組織や事業）
社会福祉	社会福祉施設	社会福祉士（地域包括支援センター），ソーシャルワーカー（在宅介護支援センター），生活相談員（老人福祉施設），相談支援専門員（障害者自立支援施設），児童指導員（児童福祉施設）など
	相談機関	現業員（通称・ケースワーカー）など（福祉事務所），児童福祉司 など（児童相談所），身体障害者福祉司（身体障害者更生相談所），知的障害者福祉司（知的障害者更生相談所），社会福祉士（独立型社会福祉士事務所）など
	社会福祉協議会	地域活動専門員（市町村社会福祉協議会），地域活動指導員（都道府県社会福祉協議会），企画指導員（全国社会福祉協議会），専門員（日常生活自立支援事業）
保健医療	病院，診療所，介護老人保健施設，保健所，患者団体	医療ソーシャルワーカーまたは医療社会事業従事者 など（病院・診療所），支援相談員（介護老人保健施設），医療社会事業員（保健所），相談員（患者団体）など
その他	教育，司法，産業，国際	スクールソーシャルワーカー（学校，教育委員会），家庭裁判所調査官（家庭裁判所），社会福祉士（刑務所）など その他，公共職業安定所，難民支援機関 などにも配置される場合がある

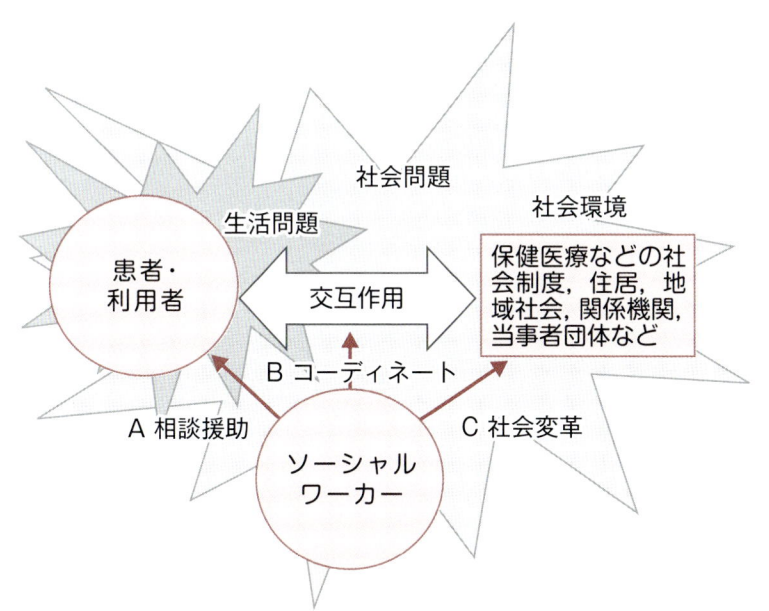

図3-23
生活問題とソーシャルワーカーの役割

2）ソーシャルワーカーの役割（図3-23）

　ソーシャルワークの対象は，さまざまな**生活問題**を抱え，援助を必要とする人々である．生活問題は，現代日本では格差社会に象徴される社会問題を背景としつつ，人々と社会環境との交互作用の結果としてもたらされ，人々が日常生活や社会生活を送るうえでの困難（生きづらさ）をともなっている．生活問題は具体的には，無保険，自殺，ホームレス，老老介護，虐待，引きこもり，孤独死，多重債務など深刻である．ソーシャルワーカーは，こうした生活問題を抱える人々自身の**ストレングス**と，人々をとりまく社会環境のストレングスに着目し，主に次の3つの役割を担う．

① 相談援助：個別的な相談援助（面接）を通じて，心理的サポート，助言，指導，保護，具体的な福祉サービスの提供などとともに，当事者を対象としたグループワークにより，患者・利用者の**エンパワーメント**と解放をはかる．

ストレングス

ストレングスとは強みを意味し，援助にあたって患者・利用者や環境の短所や問題点ではなく，長所や強み等のプラス面に焦点をあてる視点を提供する．

エンパワーメント

エンパワーメントとはストレングスの発揮によって，患者・利用者自身が権利の回復・行使をはかることを意味している．

② コーディネート：患者・利用者と社会環境との間を調整し，生活問題の解決・緩和をはかる．
③ 社会変革：社会環境を社会資源として活用，改善，開発しながら社会変革をはかる．

関連職種連携における役割

▶①社会福祉士による相談援助は，患者・利用者からの相談や関連職種・関係機関からの紹介の他，保健医療サービスや福祉サービスの利用前であっても生活問題の発生を発見，予測し予防的・積極的に開始する．②社会福祉士は患者・利用者のニーズや権利について，関連職種や関係機関に対して代弁する．③社会福祉士は関連職種とともに当事者同士のグループワークや関係機関間のネットワーク形成を行う．④社会福祉士は社会環境の改善のために関係機関や地域社会，行政等への働きかけなどを行う．

▶関連職種から社会福祉士に対して，生活問題を抱えていたり，その可能性のある患者・利用者を紹介し，日常生活面（家計，家族関係，職業・学業，生きがい，社会参加など）や社会環境面（住居，地域社会，関係機関，社会制度，当事者団体など）の情報収集・心理社会的アセスメントとともに，ソーシャルワーク介入，モニタリング，フォローアップなどを依頼することができる．

▶社会福祉士は，連携の中で，①患者・利用者や家族の日常生活面や社会環境面の情報収集とアセスメント，②当事者の代弁，③当事者間や関連職種間の調整といった役割を担うことができる．

S 臨床心理士 Clinical Psychologist

法的根拠 内閣府認可の公益財団法人日本臨床心理士資格認定協会が認定する民間資格，およびその有資格者のことであり，法的に定められていない．
総数 28,008人（2014年現在）
主な就業場所 児童相談所などの公的機関や病院関係，福祉施設，学校や教育センター，他

▶1）臨床心理士とは

　臨床心理士は，臨床心理学に基づいた知識と技術で対人援助を行う専門職である．5年毎の更新制度があり，2014年現在，臨床心理士の有資格者は，28,008人である．個別の心理検査や心理カウンセリングのみならず，家族，グループ，さまざまなコミュニティに働きかけながら，臨床心理学の観点から解決策を見出し，効果的な心理支援を行うことも業務としている．

▶2）臨床心理士の仕事

a 臨床心理査定

　臨床心理査定とは，医師によって行われる診断を補完する側面をもっている．例えば，臨床心理学の観点からは，医師から同じ診断が下されても，人によって診断された疾患の受け止め方がさまざまであることに注目する．臨床心理士は，各種の心理テストや観察法を用いて，そういった個人差の背景を丁寧に読み解き，問題解決の糸口を探すことにも留意する．

b 臨床心理面接（図3-24）

　臨床心理面接は，臨床心理士が行う専門業務の中でも，最も重視されるものである．主訴を抱えたクライアントの個別面接が主になるが，近年では家族やグループとの面接も重要視されつつある．臨床心理士が行う心理面接は，30～50分程度が確保されることが通例である．そのために，複数の診療科にまたがるような症状や複雑な主訴を抱えたクライアントや家族の問題解決に必要な「時間」を組織的に提供することができる．また，継続的な心理面接を通じてクライアントと医療チームの間の信頼関係を築くための中継ぎ役を果たすことも可能である．

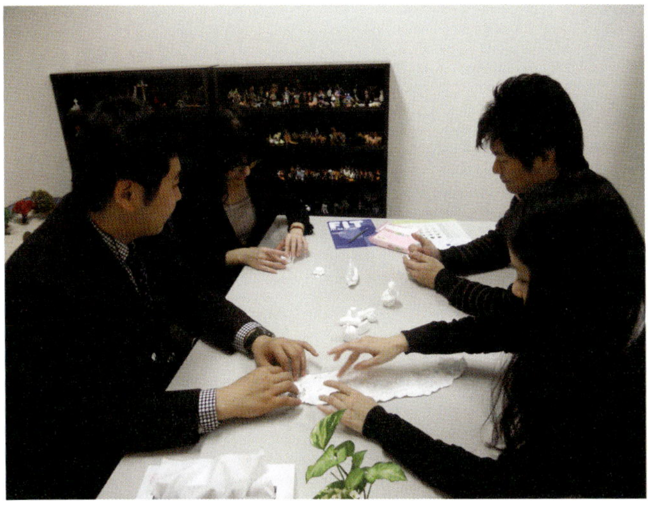

図3-24 臨床心理士による家族支援

c 臨床心理地域援助

従来のように面接室内での臨床心理行為に限定せず，心理的問題を抱えた患者や家族が生活する地域に出かけて，それぞれの場の特性に応じた心理支援の業務を提供する．

関連職種連携における役割

- 入院中，リエゾンナース（精神看護師）や医療ソーシャルワーカーなどのスタッフと連携して，複数の診療科にまたがる診療を必要とする患者への対応にあたる．精神科や心療内科の医師と連携して，家族会や患者グループのファシリテーターとしての役割を果たす．高度な移植医療や生殖医療，あるいは遺伝病やがん治療における遺伝カウンセリングや専門医によるセカンドオピニオンの実施においても，臨床心理士が職種間の複雑なコミュニケーションの調整役を担う．
- 在宅医療において，訪問看護のスタッフや介護士，保健師などと連携し，患者のみならず，家族が抱える悩みも傾聴するなどして，家族全体の心理的ケアにも配慮する．また，地域の支援者団体や行政機関との間に「支援ネットワーク」を構築するコーディネーターの役割を担い，組織間の連携を促進している．
- 職場のメンタルヘルスを健全に維持するために，職場ストレスを低減させることに効果的であることが実証されているリラクセーション訓練やストレス・マネージメントを実施することが可能である．これらの手法を職員に紹介する「心理教育プログラム」を適宜実施することなども，今後の職種間連携における臨床心理士の重要な役割として期待される．

T 精神保健福祉士 Psychiatric Social Worker

法的根拠 精神障害者の保健及び福祉に関する専門的知識及び技術をもって，精神科病院その他の医療施設において精神障害の医療を受け，又は精神障害者の社会復帰の促進を図ることを目的とする施設を利用している者の地域相談支援の利用に関する相談その他の社会復帰に関する相談に応じ，助言，指導，日常生活への適応のために必要な訓練その他の援助を行うことを業とする者（『精神保健福祉士法』）
総数 62,883人（2014年4月現在）
主な就業場所 医療機関，生活支援施設，行政機関，司法施設，教育機関，企業，他

▶1）精神保健福祉士とは

精神保健福祉士は，心に病や障害を抱える人々およびそのご家族に，助言や指導，また日常生活に適応するために必要な生活技能訓練などを行い，その人らしい暮らしができるようにサポートしていく仕事である．

生活技能訓練
通常，SST（social skills training）と呼ばれている．精神障害者が，さまざまな生活場面の練習を通して対人行動に必要なスキルを習得することを支援する方法を指す．

経済的相談
療養生活から派生する医療費や生活費の困窮に対する支援，障害基礎年金などの手続き支援などのこと．

表3-5 精神保健福祉士の機能

レベル	ソーシャルワーク機能概要				
	①個人／集団	②専門	③組織	④地域	⑤社会／共生
目標	人々が持っている力を発揮し，主体的に本人が望む生活を実現する	人々の持っている力を肯定的に評価し，主体的に生きられるような支援（かかわり）を担保する	組織が人々の人権を尊重し，公共性を保持し，円滑な運営を促進する	地域の中で本人が望む暮らしを保障するための地域づくり	本人が望む暮らしを保障するための社会施策を発展させ，改善する
機能	・受理（インテーク） ・審査（スクリーニング） ・選別（トリアージ） ・事前評価（アセスメント） ・エンパワメント ・情報収集 ・情報提供 ・支援計画（プランニング） ・支援 ・各種制度の申請・利用に関する支援 ・グループワーク ・プロセス評価（モニタリング） ・事後評価（エヴァリュエーション） ・連携／調整／コーディネート ・紹介／リンケージ ・セルフヘルプ，ピア活動への支援	・自己研鑽 ・教育・育成（スーパービジョン） ・研修企画・開催 ・記録 ・調査，統計 ・研究	・管理，運営 ・コーディネーション ・協議 ・コンサルテーション ・苦情解決 ・連携／調整	・地域理解／地域アセスメント ・資源開発・開拓 ・組織化 ・ネットワーク化 ・動員／誘致 ・紹介／交流促進 ・ソーシャルアクション ・啓発 ・予防	・政策分析 ・政策主張 ・政策展開 ・啓発／企画 ・予防 ・災害支援

（社団法人 日本精神保健福祉士協会『精神保健福祉士業務分類および業務指針作成に関する報告書』2008年3月，より抜粋）

▶2）精神保健福祉士の役割と機能 (表3-5)

心に病や障害を抱える人々の多くは，生活上の困難を抱えており，保健医療と福祉の両方の支援を必要としている．精神保健福祉士は，医療機関においては，医師や看護師などとともにチームの一員として，受診や入院中のさまざまな相談に対応する．経済的相談，療養中の心理社会的相談，社会復帰に向けた環境調整，就労の相談など，相談内容は多岐にわたっている．その業務遂行のために，医療機関内における関連職種連携のみならず，とくに精神保健福祉士は，地域における多様な機関・スタッフ（福祉事務所，保健所，職場，学校，就労・社会復帰支援関連施設など）との連携によって，クライアントの暮らしをサポートしていくネットワークを形成していかなければならない．その他，人々のライフサイクルにおける多様なメンタルヘルス（心の健康）の課題にも対応している（図3-25）．いじめ・不登校生徒への支援のための環境調整，企業における従業員とその家族への心理社会的諸問題への相談支援，また最近では，医療観察法の下に，犯罪を犯した精神障害者の社会復帰支援や，その後のフォローを含めて，精神保健福祉士が対応している．

療養中の心理社会的相談
例えば，主婦が入院中の家事や育児問題への対応，自宅にいる高齢者への対応などがある．

社会復帰に向けた環境調整
会社員の職場復帰の調整，家族環境の調整などがある．

地域での生活
さまざまな理由による地域での生活における不安への対応，福祉制度の説明，就労支援などがある．

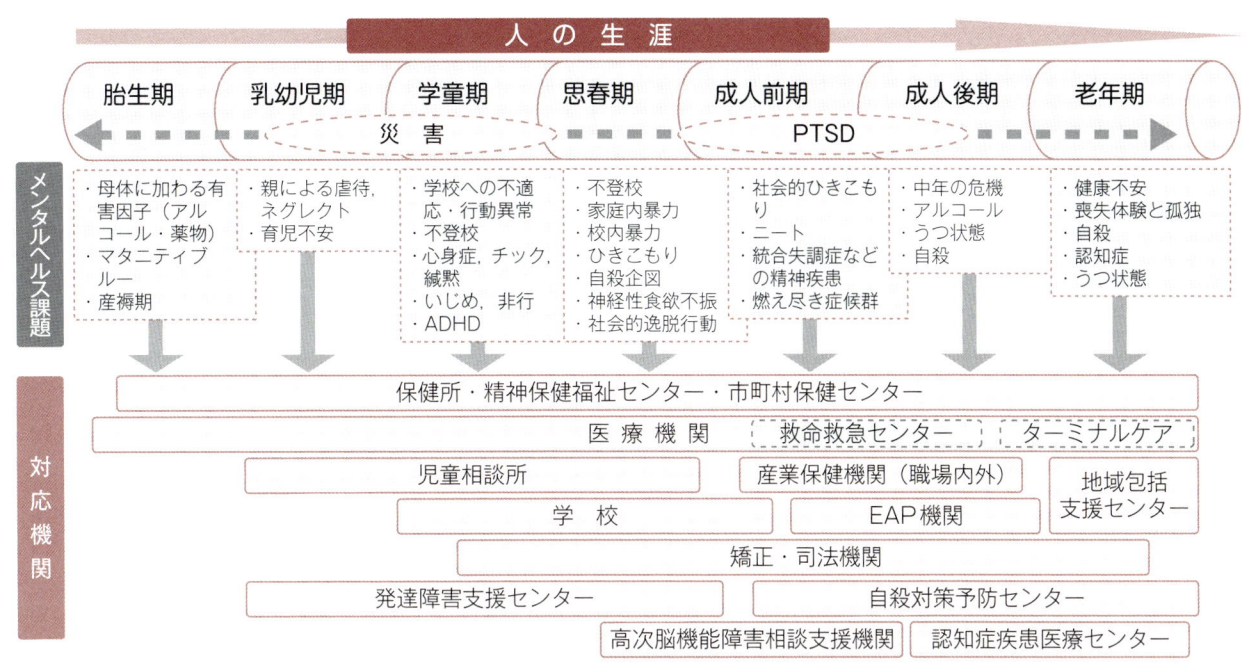

図3-25 ライフサイクルにおけるメンタルヘルス課題
(社団法人 日本精神保健福祉協会資料より作成)

関連職種連携における役割

▶ 精神保健福祉士は，心に病や障害を抱える人々が，住みなれた地域で可能な限り必要な医療福祉のケアを活用し，幸せな生活ができるよう，クライアントの生活問題に応じて，医療機関や地域の多様な人的・社会的制度と連携し，サポート・ネットワークを形成することが業務の特性ともなっている．すなわち精神保健福祉士は，医療福祉に関する専門的知識および技術をもってクライアントの日常生活に関する相談に応じ，助言・指導・必要な訓練，その他の援助を行うことにより，精神科医療における社会復帰や地域精神保健に寄与している．

▶ 社会福祉援助の共通基盤でもあるバイスティックの原則にのっとって，本人にとって，何が，どのように必要な人的・社会的資源であるのかをアセスメントし，本人との合意に基づいて連携を行っている．しかし一度，サポート・ネットワークを作っても，その後の病状および生活状況に応じて生じる問題は変化するため，常に本人の生活を見守りながら柔軟に対応していくことが大切である．

▶ とくに，今後の短期入院・地域生活を重視するわが国の精神保健福祉政策においては，就労支援における企業との連携が重要となる．雇用を生み出す事業を展開したり，多様な企業に働きかけ，精神障害者の雇用を促進している．

U 介護福祉士 Certified Care Worker

法的根拠　「介護福祉士の名称を用いて，専門的知識及び技術をもつて，身体上又は精神上の障害があることにより日常生活を営むのに支障がある者につき心身の状況に応じた介護を行い，並びにその者及びその介護者に対して介護に関する指導を行うことを業とする者をいう．」(社会福祉士及び介護福祉士法)
総数　1,085,994人 (2012年9月現在)
主な就業場所　介護老人福祉施設・介護老人保健施設・居宅高齢者事業所・身体障害者施設・病院，他

▶ 1) 介護福祉士とは

　厚生労働省は「介護職員の役割とその仕事の特性」として，介護福祉士の役割はただ介護をするというだけではなく，利用者の生活全般を多方面から捉え，分析し，対応ができる能力や，利用者とよい人間関係が築けるコミュニケーション能力を備えていることが重要であ

るとしている．

▶2）介護福祉士の役割と機能

a コミュニケーション

　介護を必要としている人（日常生活の営みに支障がある人）とのコミュニケーションは大変重要である．なによりも思うように行動できない，思うように発言できない高齢者に対して，尊厳を保つ対応をすることが重要であり，そして介護を必要としている人とのふれ合いの中から，あるいは家族とのふれ合いの中から「信頼関係」を築いていき，悩みや喜びを共感していく姿勢が大事である．

b 食事介助

　介護福祉士の重要な仕事の1つとして，食事介助があげられる．介護を必要としている人にとって，食事は最も楽しみな活動の1つで，利用者1人ひとりの摂食状況を把握し，その人にあった食事の介助を行う．また単に食事を食べさせてあげるのではなく，QOLの観点から自分自身で食べられるように自立を支援する．

c 入浴介助

　入浴も利用者にとって楽しみなひとときである．利用者の身体の状況にあわせて入浴方法を考え，安全に入浴できるように援助する．入浴には心身の緊張をほぐしてリラックスさせ，食欲増進や安眠導入などの効果があるが，一方で身体に多少なりとも負担がかかることも否めない．入浴前の体温や血圧など，利用者の体調確認には注意が必要で，安全に，かつ清潔に入浴できるように介助を行い，そして心身の緊張をほぐしてリラックスさせる．また，入浴の後には，発汗した分の水分補給も行う．

d 排泄介助

　排泄を自力で行えない利用者に対しての介助するにあたっての最大のポイントは1つ，「羞恥心に配慮し，自尊心を傷つけないこと」である．これはなにも排泄の介助だけにかぎったことではなく，介護全般を通して言えることで，利用者を1人の人間として尊厳を保って対応することが大事である．誰でも，自分の排泄を人に手伝ってもらうことは恥ずかしいし，抵抗がある．介助者としては，利用者の排泄パターンを把握して，苦痛のないように排泄を援助する．

e 移動の介助

　移動することは，すべての行為の基本であり，移動の介助は介護福祉士の大切な仕事である．杖や車椅子などを使って移動する利用者の安全に配慮し，寝たきりにならないように，自力で移動できるように援助する．本来，身体を動かすというのは，たいへん心地のよい行為である．利用者の安全に配慮し，利用者にとって安楽であるように移動の介助を行う．

f レクリエーション

　レクリエーションも介護福祉士の大切な仕事である．さまざまな趣味活動や季節の行事などを行い，いろいろな楽しみを提供する．レクリエーション活動には，身体機能や社会性などを維持・向上させ，利用者の自立支援も促す効果があり，さまざまな活動をすることで，本来もっている可能性を実感することにもつながる．

g ケアプラン作成

　いま利用者が何を望んでいるのか，その課題を見つけ，利用者およびその家族と接しながら，ケアプランを作成する．利用者と，その家族の状況や環境をよく知り，利用者の立場に立って，利用者が，より豊かに生活できるように1人ひとりにあった計画をたてる．

関連職種連携における役割

▶利用者の自立した日常生活を支援するためには，介護福祉士による生活支援だけでは困難なことが多くある．とくに最近は，介護ニーズと医療ニーズの2つをあわせもつ利用者が多く，医療関係者との連携が必要である．

①関連職種連携の目的とあり方

要支援・要介護状態の利用者にはなんらかの疾患があり，身体状況や精神・心理状態もさまざまである．そこで利用者があたり前の生活を送るためには，介護職だけではなく当然医療職など多くの職種の関わりが必要となる．そのような中で，多職種が連携するのは次のような目的を達成するためと言える．

- 利用者の生活をより安全なものにする
- 利用者が自立した生活を送れるようにする
- 必要不可欠な健康管理をすることで，利用者の状態を安定したものにする

それぞれの領域を理解し合っていることは必要だが，自分の領域ではないから無関心というのでは連携は困難になる．多職種と介護職の連携は，どのような場合も情報の共有をはかり，実施することを決め，その結果について報告し合うという双方のやり取りを続けることでできることである．

そのためには，他の職種に理解してもらえる伝え方（報告や連絡・相談，記録）がいかに適切にできるかどうかも大きな鍵になると考えられる．

②連携のための方法

- 連携をとるためにはお互いの連絡や相談が必須であり，それができる体制を作ることが必要である．定期的なミーティングや随時の報告や相談もできるようにルールを決めておく必要がある．
- 記録も，関係する職種が読めるようにしておくとともに，必要な記録を必ず読むようにしておかなければならない．記録できる体制を作るとともに，記録に必要な内容が入っていること，他人が読んでわかることが大事である．
- ケアカンファレンスで利用者の状態を確認し合っておくことと，介護計画を明確にすることで利用者についての理解がすすむ．

▶介護職は利用者の生活を援助するのが仕事ではあるが，疾病や障害などの医療的知識も必要である．しかし，現実的に介護職には医学的な教育が極端に少ない．知識があっても中途半端なものであるかも知れない．そのため，医療職などとの情報共有といっても，よく理解できないことも出てくる可能性がある．そのためにも生活支援に必要な知識は常に学んでいこうとすることがよい連携を育んでいくことになる．

V 介護支援専門員 Care Manager

法的根拠 介護支援専門員は，要介護者等からの相談に応じるとともに，要介護者等がその心身の状況等に応じた適切な居宅サービスや，施設サービスなどを利用できるよう市町村，サービス事業者，介護保険施設等との連絡調整等を行う者である（介護保険法）．
総数 596,033人（第1回～第16回試験合格者数）
主な就業場所 居宅介護支援事業所・介護保険施設・グループホーム・有料老人ホーム，他

▶1）介護支援専門員とは

介護支援専門員（ケアマネジャー）は，原則として看護師・介護福祉士などの定められた資格を所持し，医療や介護，福祉の実務経験が5年以上ある人が，都道府県の行う試験に合格したうえで，「実務研修」を受講し，都道府県に登録する公的資格である．

▶2）介護支援専門員の役割と機能

介護支援専門員には，介護保険法の理念である「自立支援」や「利用者本位」を実現することが求められている．具体的には，ケアマネジメントのプロセスにしたがって要介護者などに支援を展開していくことになる（図3-26）．

a アセスメント

はじめに取り組まれるのは，利用者について身体的・精神的・社会的な視点から総合的に

```
a アセスメント
 ↓
b ケアプランの作成  ←┐
 ↓                  │
c ケアプランの実施   │
 ↓                  │
d モニタリングとフォローアップ
 ↓                  │
e 再アセスメント ────┘
 ↓
f 終　結
```

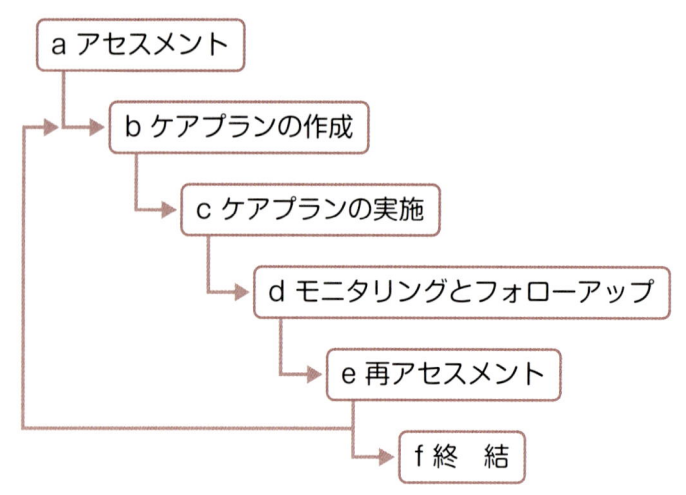

図3-26 ケアマネジメントのプロセス

アセスメント（評価・査定）することである．この3つの視点のアセスメント結果の関連性を分析し，**利用者のニーズ**（生活課題）を的確に導き出す必要がある．そのためには専門的な知識はもちろん，コミュニケーションや面接の技術が必要とされる．

b ケアプランの作成

次に導き出されたニーズを中心にして（ニーズ優先アプローチ），介護支援専門員は，「ケアプラン原案」を作成することになる．複雑で多様なニーズを解決していくために，介護保険で給付されるサービスはもちろん，インフォーマルサポートである家族や親族，地域の団体やボランティア活動などのサービスや社会資源を動員することにより，自立支援を目指すための計画原案が作成される．この原案をもとに利用者・家族と実際にサービスを提供する担当者が，**サービス担当者会議**を開催する．その場でニーズを共有し，目標となる生活の実現に向けて，利用者・家族の思いや専門的な視点から計画について協議し，ケアプランを完成させる．

この会議では「チームアプローチ」が実現できるような，コーディネート機能や利用者の声のアドボケート（代弁）を行う．

c ケアプランの実施

チームで検討したケアプランについて，利用者・家族の同意を得て，調整（曜日や時間）・手配し，ケアプランを実施する．

d モニタリングとフォローアップ

ケアプランが実施されることによって，利用者の生活や生活課題も変化していくことになる．ケアプラン作成時に設定した，短期目標や長期目標に向かってどのようなことが起こっているのか，適宜または定期的にモニタリング（監視）していく．モニタリングの視点として，①ケアプランのサービスは適切に実施されているか，②援助目標が達成されているか，③個々のサービスやサポートの内容は適切か，④利用者に新しいニーズは発生していないか，などがある．モニタリングを通して，新たなニーズが発生しているような場合は，それをフォローアップしていくことが求められる．

e 再アセスメント

モニタリングの結果，フォローアップが必要な事柄については，ケアマネジメントプロセスのアセスメントを再度実施することになる．こうしたプロセスを繰り返し継続していく．

f 終結

ケアマネジメントの終結は，①利用者の死亡，②利用者の施設入所，③ケアマネジメント契約の解消によるものがある．

関連職種連携における役割

▶ケアマネジメントは，まさしく「チーム医療・ケア」という方向性の中で，共通の目標に向かって，それぞれの専門職の役割や機能を明確に分担し，責任をもって支援していくためのマネジメント（管理手法）として求められてきた．介護支援専門員は，チームアプローチを展開するうえでチームリーダーとしてリーダーシップを発揮するというよりは，チーム運営のコーディネーターとして潤滑剤の役割を担う．

W ホームヘルパー Home Helper

法的根拠 訪問介護員（ホームヘルパー）は，都道府県知事の指定する「訪問介護員養成研修」の課程を修了した者をいう．かつては家庭奉仕員と呼ばれ，現在は一般に訪問介護員（ホームヘルパー）と呼ばれている．訪問介護員（ホームヘルパー）は講習を受け修了した者に与えられる認定で国家資格ではない．
主な就業場所 居宅介護事業所・各種在宅福祉の事業・介護老人福祉施設・介護老人保健施設，他

▶1）ホームヘルパーとは

ホームヘルパー2級取得者は，訪問介護において身体介護・家事援助ができる．取得後実務経験3年以上（1級養成講習受講資格および介護福祉士受験資格付与）でサービス提供責任者もできる．また，老人施設においても，身体介護ができる．ホームヘルパー1級取得者は，訪問介護事業所においてサービス提供責任者として，後輩の育成指導，利用者とホームヘルパーとのコーディネートなどができる．

▶2）ホームヘルパーの役割と機能

ホームヘルパーの仕事はまず介護者の自立支援を第一の目的としており，生活援助と身体介護に分けることができる．生活援助とは，買い物・調理・衣類の洗濯・掃除など日常生活における家事一般を行うものをいう．生活援助は，いままで家事援助と言われていた．身体介護とはホームヘルパーの判断でできるものとして食事・排泄の介助・衣服の着脱・清拭・体位交換など要介護者の身体に触れながら行う介護をいう．

そして，家族介護者の相談・助言などのこころの面のサポートも大切な仕事である．

ホームヘルパーがしてはいけない禁止事項には「ケアプラン外の仕事」と「医療的ケア」の2つがある．ケアマネジャーのたてたケアプランに基づいてホームヘルパーは仕事をしているので，例えば生活援助のみのプランの利用者に対して身体介護はケアプラン外の仕事となるため，身体介護を行うことはできない．

もう1つの禁止事項が「医療的ケア」と言われるものである．ホームヘルパーが医療行為を行うことは禁止されており，行うことができるケアは，原則として「医療行為」ではないと考えられる①水銀体温計・電子体温計などによる体温測定，②自動血圧測定器による血圧測定，③爪きり・爪のやすりかけ，④歯ブラシなどを使った口腔ケア，⑤軽い切り傷や擦り傷・やけどなどのガーゼ交換，⑥耳垢の除去，⑦市販のディスポーザブルグリセリン浣腸器を用いた浣腸，⑧自己導尿を補助するためのカテーテルの準備などに限定されている．

X 保育士 Child Care Worker

法的根拠 保育士は，知事登録を受け，専門的知識及び技術をもって，児童の保育及び児童の保護者に対する保育に関する指導を業とする者（児童福祉法）．
総数 1,186,003人（2013年4月現在）
主な就職場所 保育所，幼稚園，児童福祉施設，児童関連事業，他

▶1）保育士とは

保育士は，戦前から近年まで託児所・保育所において「保母」の名称のもと馴染みある職種であった．しかし他の医療福祉専門職に比べ法定化は遅く，2001年1月31日の改正児童福祉法（施行2003年11月29日）である．その理由は，ベビーホテルなどでの保育士資格の詐称，乳幼児の圧死・虐待死事件などにより，保育士の社会的信用が損なわれ，専門職の位置づけが改めて要請されたためである．今日保育所も含めた児童福祉施設・機関，保健・医療機関を含んだ地域子育て支援の中核を担う専門職として保育士の重要性は高まっている．

▶2）保育需要の拡大と多様化

今日の子育て家庭では，18歳未満児のいる共働き家庭が前年比0.2％増の62.3％にのぼり，とくに低年齢児を中心に保育の需要増が進んでいる（2009年厚生労働省調査）．勤務時間（帯）と職種の多様化・通勤の遠距離化などは保育サービスの多様化を生んでいる．2013年4月現在，保育所数24,038ヵ所，児童数2,288,819人の児童とその保護者に対して保育士は，健やかな発達保障を目指し，基本的な保育所保育に加え，さまざまな保育を提供している．

a 保育所保育

保育所保育は，市町村の責務として保護者の労働・疾病により「保育に欠ける」児童の通常保育を，健康・遊び・安全などを通じて担ってきたが，2004年の少子化社会対策大綱，「子ども・子育てプラン」以来，必ずしも「保育に欠ける」ことを要件とせずに，より広い児童と保護者に以下の事業を積極的に展開している．

b 保育対策等促進事業

① 特定保育：パート・短時間勤務の保護者への1ヵ月64時間以上の保育．保育所などでの実施も可能である．
② 休日・夜間保育：勤務時間（帯）と職種の多様化・通勤の遠距離化などに対応する，平日に加えての保育である．
③ 病児・病後児保育：看護師1名以上の配置と医療機関の連携の要件により，児童の健康と家族の就労支援を担う．
④ 待機児童解消促進事業：家庭的保育（保育士・看護師などの自宅での保育），分園保育所などにより需要に応える．
⑤ 保育環境改善等事業：保育所や保育所分園の設置等，保育を実施する施設の設置を促進することにより，児童の福祉の向上を図る．

c 学童保育（放課後児童クラブ）

児童福祉法は保育所保育に，必要な場合小学校低学年の保育も認めているが，小学校低学年児の放課後の保育は，2012年21,085ヵ所設置されている学童保育がその中心を担っている．

▶3）保育士の仕事

保育士は，保育所に加え児童福祉法に規定される13種類の児童福祉施設において，それぞれ以下の役割を担っている．

a 社会的養護

乳児院，母子生活支援施設，児童養護施設，情緒障害児短期治療施設，児童自立支援施設などにて，虐待・DVといった不適切な養育からの保護，養育や相談，自立支援を担う．

b 障害児療育

医療型障害児入所施設，福祉型障害児入所施設などにて，保護，治療，独立・日常生活に要する知識技能の修得支援を，保健・医療との連携のもとで行う．

c その他

児童厚生施設（児童館・児童遊園）では，乳幼児から高校生までの年齢に応じた遊び・芸術・スポーツなどを提供し，健康の増進・豊かな情操獲得を支援する．

児童家庭支援センターでは，家庭相談，機関・市町村への専門的助言と援助を担う．

関連職種連携における役割

▶保育士は，先駆的な医療機関（小児病棟の病棟保育士），病児保育を担うクリニックなどに配置されている．さらには保健機関（市町村保健センターなど）の各種健診時における保育・子育て相談，相談機関（児童相談所付設の一時保護所など）においても役割を担っている．今日では，児童虐待や非行といった家族問題にも向き合い，関連職種連携の視点から自立支援を目指し，多くの専門機関・施設などの社会資源のサービスを活用する責務を担っている．

Y 学校教員 Teacher

法的根拠 学校とは，幼稚園，小学校，中学校，高等学校，中等教育学校，特別支援学校，大学及び高等専門学校とし，校長，および相当数の教員を置かなければならないと定められている（学校教育法第1条，2条）．また，教育職員免許法第2条に基づく教員は，主幹教諭，指導教諭，教諭，助教諭，養護教諭，養護助教諭，栄養教諭及び講師である．

総数 幼稚園110,836人，高等学校237,224人，中学校253,753人，小学校418,707人，中等教育学校2,192人，特別支援学校76,387人，大学177,570人，短期大学8,916人，高等専門学校4,337人（2012年5月1日現在）

▶1）学校教員の種類

学校とは，幼稚園，小学校，中学校，高等学校，中等教育学校，特別支援学校，大学および高等専門学校であり，それらの場で教育に携わる者を学校教員と呼ぶ．教育免許状を必要とする幼稚園から高等学校にいたる教育機関に所属する教員と，教員免許状を有しない高等教育機関に所属する教員に大別される．

a 教員免許状を有する教員と役割

主幹教諭，指導教諭，教諭，助教諭，養護教諭，養護助教諭，栄養教諭および講師を教員と定めているが，本稿では，教諭，養護教諭，栄養教諭について述べる．

① 教諭：学校において，教育活動に従事する．子ども達に社会活動を営むための資質や一般的な教養を身につけさせる目的のもと，子ども達への直接的教育だけでなく，PTAとの連携や学内の他教諭との協働，関連機関との連携を通し，総合的に子ども達の成長発達に関わっている．

② 養護教諭：学校教育の場で子ども達の健康を保持増進する活動の中心的役割を担っている．学校環境の管理および健康観察・感染症の予防などの保健管理，個別指導や健康教育などの保健教育，校内他教諭・家庭や地域関連組織との連携といった組織活動を行う．近年は，学内や地域の関係機関との連携を求められる，子ども達のメンタルヘルスや発達障害に対する教育支援などの課題が増えており，コーディネーターの役

割も求められている．
③ 栄養教諭：栄養教諭は，学校における食育の推進に携わる．冷凍・レトルト食品の活用や家族機能の変化といった社会の状況変化にともない，朝食を食べないなど食習慣が乱れた子ども達が増加している．さらに生活習慣病を有する子ども達の増加も示されている．子どもが食の自己管理能力と望ましい食習慣を身につけるため，食に関する個別指導・集団教育と学校給食管理の役割を担う．

関連職種連携における役割

▶養護教諭は，子ども達の健康の保持増進に努めるとともに，感染症が生じた場合は保健所や学校医と，メンタルヘルスの問題が生じた場合は他教員・スクールカウンセラーや他機関と連携をとるなど，種々の健康課題に対して対応するとともに，コーディネーターの役割を担っている．

▶高等教育機関においては，産官学連携において共同研究や活動のサポート的役割も担っている．

4章 演習・実習

1 IPC/IPW演習

A 問題解決型体験学習の方法について理解しよう！

　一般的には6〜10人程度で1つのチームをつくり，与えられた課題についての情報を収集・共有した後に討論し，チームとしての意見をまとめ，発表する学習方法を少人数グループ学習（SGL）といいます．これから皆さんが受ける演習は，問題解決型体験学習（チュートリアルPBL）といい，SGLを通してチーム医療・ケアの基礎となる連携技能を修得します．皆さんは，提示されたシナリオ事例をもとにチーム医療・ケアに関する課題を見出します．次いで，各事例の課題を設定し，専門的観点から検討して課題を整理し，情報を共有して課題の解決方法と連携のあり方についてディスカッションし，その結果をまとめ，発表します．

SGL：Small Group Learning
PBL：Problem Based Learning

B チーム内のコミュニケーション能力を高めよう！

　この演習では，初めて顔を合わせる皆さんが協力し合って成果を求めていきます．人前で話をすることに緊張したり，慣れていない人もいると思います．まずは，初対面の「顔合わせ」のあと，お互いの緊張をほぐして自らすすんで学習する雰囲気をつくるために，「自己紹介」の方法を工夫したり，握手をし合ったり，ときには簡単なゲームを行ってみましょう．どのようなアイデアでもよいので意見を出し合うことは，「提案をすること」「他者の話を聴くこと」そして「意見をまとめること」につながり，チーム内のコミュニケーション能力を高めるために有効な手段となりますので実施してみましょう．

　皆さんの緊張がほぐれてきたら，「自職種の内容を他の専門課程のメンバーに説明する」，「他職種の内容を理解する」をテーマにグループディスカッションに挑戦してみましょう．少しずつお互いにその過程を通して自職種，他職種に関する理解を深めていきましょう．

C この演習で学ぶことを確認しよう！

STEP 1　基本情報の整理

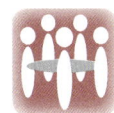

グループワーク-1：
チュータの先生とこの演習で学ぶこと（行動目標）を確認しましょう．

D 自他職種のことを知ろう！

個人ワーク-1：
自職種と他職種の業務内容は何ですか？人に聞いたり調べたりせず，今の知識で答えてみましょう．

職　種	業務内容

個人ワーク-2：

自職種と他職種のイメージと業務内容について次のグループワークまでに調べてきましょう．

職　種	業務内容

E 事例シナリオをもとにチーム内で検討する1事例を選定しよう！

　まずは，事例シナリオ（p.151〜158）をすべて読み，自分がどの事例に興味をもったのかチーム内で発表しましょう．私たちが出会う対象は，なんらかの疾患や障害を有しています．事例を把握する際には，その様な疾患や障害の特性（疾病性）に着目します．加えて，彼らはその生き方や生活の様式，価値観，いろいろな問題に遭遇した時の問題解決の方法，自分を表現する方法，あるいは多くの人たちの中での人との関わり方などにおいて，実にさまざまな姿を示します．そして，社会の中での役割も，父親か母親か，社会人か学生かなど，さまざまであり，職業の形態なども各々異なります．各事例が担う役割によって，各々の行動は変化します．したがって，対象者に各職種が介入する目的やチーム目標も事例に応じて変化します．例えば，同じがんという疾患があるとき，40代男性と70代男性ではそのもつ意味合いが異なるといえます．このように各事例の特性（事例性）に着目することも忘れずに議論をしていきましょう．

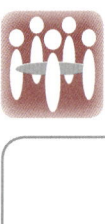

グループワーク-2：
自分が興味をもった事例は何ですか？それはなぜですか？

グループワーク-3：
チームで選定された事例は何ですか？それはなぜですか？

● 事例1（脳性麻痺）

Aさん（6歳，女児，障害児通園施設通園）

診断名　脳性麻痺（痙直型四肢麻痺），気管支喘息，てんかん

生活歴・社会的状況　2歳から地域の障害児通園施設に週2日母子通園をするようになり，5歳から地域の幼稚園に毎日通園している．幼稚園では，障害児として担当の先生が常時付き添っているが，どのように介護していいのか戸惑いも多いようである．

病歴　在胎29週，出生時体重1200gにて出生．生下時仮死あり，A大学病院NICUにて人工呼吸管理を3ヵ月間受けるなど濃厚治療を受け，6ヵ月後に退院．1歳時に，脳性麻痺の診断を受け理学療法を開始する．2歳時よりリハビリテーションセンターで，理学療法，作業療法，言語聴覚療法を受けている．現在，座位保持は可能となったが，1人で立っていること，歩行することは困難である．今後，補装具などの作製も検討されている．日常生活活動は，食事，更衣，排泄とも介助が必要である．言葉は単語から二語文程度で意思を伝えることはできる．

乳児期から風邪をひくと咳が続き，1歳時から気管支喘息の診断で，服薬，吸入を続けている．また，3歳時より発熱時に，けいれん発作を起こすようになり，6歳からは発熱時以外にも，けいれん発作を年に数回起こすようになった．脳波検査を受け，てんかんの診断で，抗けいれん薬を服用している．

未熟児出生にともなう網膜症については，NICUで光凝固療法を受け乳児期は定期的に診察を受けていたが，以降眼科の診察を受けていない．

家族構成　家庭は両親と兄（9歳）の4人家族．両親と兄は健康．

検査所見
① 1歳児の頭部MRI検査では，脳室周囲白質軟化症の所見あり
② 6歳時に行った脳波検査では，脳全体に広がるてんかん波が数ヵ所あった
③ 6歳時に言語聴覚士が行った新版K式発達検査では，姿勢・運動8ヵ月，言語・社会30ヵ月，認知・適応30ヵ月．絵画語彙発達検査では，語彙年齢2歳6ヵ月であった

治療・指導
① 医師による医学的管理
② 薬物治療
　・フルチカゾンプロピオン酸エステル50μg（1回1吸入）1日2回吸入
　・トラニラスト細粒10％（1回33.3mg［原薬量］）1日3回　朝昼夕食後
　・バルプロ酸ナトリウム徐放性顆粒40％（1回100mg［原薬量］）1日2回　朝夕食後
③ 各職種によるリハビリテーション

● 事例2（自閉症スペクトラム障害）

Bさん（12歳，男児，小学校普通学級6年生）

診断名　アスペルガー症候群，左斜視・弱視

生活歴・社会的状況　正常分娩で出生し，出生時・新生児期には異常なく，乳幼児期も特別な病気，けがはなかった．歩き始め1歳，始語1歳，二語文1歳6ヵ月と発達の遅れはなかったが，3歳児健診で「人に慣れにくい」との指摘を受けた．幼稚園，小学校でも，クラスに馴染めず，友達はできなかった．

病歴　10歳時に「思い通りにならないと言葉で説明することができず，友達とトラブルになる．手先が不器用で，はし，はさみを使うのが苦手．勉強では，文字がうまく書けない，図形問題の理解が苦手，音読で読み飛ばしがみられる．」との主訴で小学校から紹介されリハビリテーションセンター外来を受診した．診察時に，視線が合うが持続は短く，礼儀正しいが年齢より大人びた丁寧な受け答えだった．同級生が興味をもつような音楽やゲームには関心がなく友達がいないとのことだった．また，毎日決まったテレビ番組を見るのが習慣になっていて，その番組が中止になると「テレビ局に何時にやるかちゃんと聞いてよ！」と泣きながら訴えるとのことだった．その後，リハビリテーションセンターで頭部CT検査を行い，作業療法，言語聴覚療法を受け，視覚認知面の遅れが目立つため，B病院眼科を受診した．

家族構成　両親，兄，本児の4人家族．兄も落ち着きなく，以前にリハビリテーションセンターへ通院していた．

検査所見
① 頭部CT検査では，異常所見はなかった
② 12歳時に言語聴覚士が行ったWISC-Ⅲ知能検査では，言語性知能指数94，動作性知能指数71，全知能指数81であった
③ 12歳時に眼科で視覚機能評価を受け，左外斜視あり，視力は右1.2，左0.15，眼球運動は左方視の固視持続は苦手であった

治療・指導
① 上肢，下肢の不器用さの改善を目的に作業療法を行った
② 言語聴覚療法では，知能検査を行い，その結果をもとに学校と連携をとりながら，学習面，対人関係面を含めた学校生活へのアドバイスを行った
③ 眼科で，眼鏡の作製による視力の矯正を行った

● 事例3（頭部外傷，右片麻痺，高次脳機能障害，けいれん発作）

Cさん（20歳，男性，右利き，大学2年生）

診断名 頭部外傷（硬膜下出血　脳挫傷）

生活歴・社会的状況　大学の近くにアパートを借り，1人暮らしをしていた．

病歴　X年1月10日に，バイクで走行中にタクシーと激突した．C病院に搬入時，意識状態はⅢ-100，頭部MRIにて左前頭葉に血腫を認め，硬膜下血腫および脳挫傷と診断された．ただちに血腫除去術を受けたが，意識状態が改善したのは，受傷3ヵ月後であった．右片麻痺と失語症（軽度）を認めたが，主な問題は注意が逸れてしまい課題を持続することができない（注意障害），行動が場当たり的で，計画を立てて実行することができない（遂行機能障害），30分前の出来事を忘れる（記憶障害）といった高次脳機能障害であった．受傷以前の既往については特記事項なし．合併症としてはけいれん発作が認められた．

家族構成　実家には両親と妹が住んでいる．

検査所見
① MRI T2強調画像にて両側前頭葉に広範囲な高信号域を認めた．脳神経には問題なし．血液検査，心電図には問題なし
② 機能障害としては，高次脳機能障害（注意障害，遂行機能障害，記憶障害），失語症（軽度），右不全片麻痺．活動制限・参加制約としては，1人暮らしはまだ困難であり，見守りが必要
③ 病棟で他人のタオルを使う．スケジュールに従った行動ができないなど，トラブルが続いている

治療・指導
① 内服薬処方
・バルプロ酸ナトリウム徐放錠200 mg（1回2錠）1日1回朝食後
② 各職種によるリハビリテーション実施

● 事例4（脊髄損傷，四肢麻痺）

Dさん（27歳，男性，事務仕事従事者）

診断名　脊髄損傷（第6頸髄損傷，四肢麻痺）

生活歴・社会的状況　両親と3人暮らし．受傷前は事務職会社員．受傷後，退職し現在無職．

病歴　X年8月5日，友人と海水浴に行き，がけの上から海に飛び込み，頸部を過伸展し受傷．四肢麻痺となり，近くのD1総合病院へ救急搬送．骨折はなかったが第6頸髄損傷の診断．MRIにて損傷部位を確認している．四肢麻痺を残すためD2病院でリハビリテーション訓練を行い．両下肢は全く動かず，両上肢も肘の屈曲は可能であるが，指は動かない状態で，機能的には第5頸髄節残存レベルと診断している．独自操作の車椅子に乗り移動している．移動は車椅子で両親の運転で自動車で移動している．自動車への乗り移りは可能であるが，車椅子の積み込みは不可能で両親に手伝ってもらっている．ADLは自助具などを使用し，移動を除き多くのものは独立している．排尿は膀胱瘻を使用し，排便は坐薬でコントロールしている．

受傷前より友人も多く，友人の車などで外出する機会も多い．最近は障害者バスケットボールにも興味を示し始めている．今後，両親の高齢化などについて少し悩み始めている．

受傷前より交際していた女性と結婚も考えているようである．

家族構成　父親（58歳）は会社員，母（54歳）は家事をして，本人には兄弟はいない．自宅は持ち家で，車椅子で過ごせるようにフロア，トイレ，風呂場などを改造している．

検査所見　頸部MRIでは第5頸髄のT1で低信号，T2で高信号を認め損傷が認められる．起立性低血圧が認められるが，両下肢の弾性ストッキングと腹帯で極端な低下のない状況である．膀胱は痙性膀胱で萎縮がみられる．

治療・指導
① 内服薬処方
・ダントロレンナトリウム水和物カプセル25 mg（1回2カプセル）1日2回　朝夕食後
・センノシド錠12 mg（1回3錠）1日1回　就寝前
・ビサコジル坐薬10 mg（1回1個）1日おき肛門内に挿入
② 各職種によるリハビリテーション実施

● 事例5（統合失調症）

Eさん（30歳，女性，右利き，パート〔生活保護受給〕）

診断名 統合失調症

生活歴・社会的状況 高卒後事務職員として勤務していたが，3年後（2002年，21歳）頃より出勤できなくなり，出勤しても時間管理をうまく行えない，他者とのコミュニケーションがうまくはかれないことから，退職せざるを得なくなった．以後1年ほどは貯蓄で生計を維持していたが，2003年からは生活保護を受給するようになった．2006年からスーパーでパート勤務をしている．

病　歴 Eさんは，「近所の家から毒ガスが流され，ビーム攻撃を受けている．電話も盗聴されている」と騒ぎ，ガス会社や電話会社に電話をしたり，隣家に怒鳴りこんだりしていた．このため，福祉事務所から遠方にいる姉に連絡がなされ，2007年に姉が本人を連れて精神科病院を受診し，そのまま入院が必要と判断された．外来では，「私を入院させるのなら，ガス会社の職員を入院させて！」と入院に納得せず，医療保護入院となった．数年後には，任意入院に切り替わった．

家族構成 1人暮らし．サポートしてくれる家族・親戚はいない．

検査所見 頭部CT画像，脳波，髄液所見に特記すべきものはなし．

　急性期のロールシャッハテストでは反応時間2時間．図版を無表情で眺めながら，「人が襲われて血を流している」「攻撃されて羽がぼろぼろになっている」と被害的・攻撃的反応がみられた．色彩カードには興奮した様子となった．また最後の図版では，「絵の具がぶちまかれている」というまとまりのない反応が聞かれた．慢性期のロールシャッハテストでは反応時間50分．反応数の減弱が目立ち，閑散とした内容に乏しい傾向となった．部分を空洞のようにみながらも形として捉えず，まとまりのない反応を繰り返すのみであった．

治療・指導

①内服薬処方
・入院時　オランザピン錠5mg（1回1錠）1日1回　夕食後
・入院中　オランザピン口腔内崩壊錠10mg（1回1錠）1日1回　夕食後
・退院時　オランザピン口腔内崩壊錠5mg（1回1錠）1日1回　夕食後

②入院中

　Eさんは，精神科医による精神療法，薬物療法を受け，看護師によるケア，作業療法士によるさまざまな作業プログラムに参加していた．しかし，拒薬傾向が強く，入院期間も5年になってしまった．この間，精神保健福祉士は，絶縁状態のような家族と連絡をとり，入院の長期化にともない不要になったアパートをEさんおよび福祉事務所の職員と共に整理し，将来についての話し合いなどの面接を行い，度々病棟で顔を合わせていた．2012年，病棟でのケースカンファレンス（医師・看護師・精神保健福祉士・作業療法士）において，Eさんの退院の方向が示された．

③退院調整と退院後の連携

　精神保健福祉士は，Eさんと面接を重ねながら，合意のもとに，退院後の生活を支える多様な機関との連携をはかり，ソーシャルサポートネットワークの形成に努めた．

　Eさんの退院先として当初は，グループホームの利用など，複数の社会復帰施設を検討したが，Eさんは，「アパートで1人で生活したい」との強い希望を持っていた．精神保健福祉士は，アセスメントの結果，Eさんの希望の実現に向けて支援することにし，主治医の了承も得た．生活保護担当者に連絡し，必要な手続きを済ませ，本人と共に居住先の確保に努めた．退院前に連携した先は，福祉事務所，地域活動支援センター，訪問看護ステーションであった．生活が落ち着いた後，就労希望に対応し，また金銭管理がうまくできないことから，日常生活自立支援事業の利用支援も行った．退院後は，その時々の生活上の問題に応じてケース会議が開催され，連携先も変化している．

● 事例6（脊髄小脳変性症）

Fさん（54歳，男性，右利き，元会社員）

診断名 脊髄小脳変性症

生活歴・社会的状況 発病後2年（8年前）で退職．医事課からの情報によると医療費の支払い遅延が多く，社会福祉士が相談にのる予定である．家族は，経済的にも苦しく，退院後の生活に不安を感じている．

病歴 10年前に歩行障害を呈し，F病院神経内科にて脊髄小脳変性症と診断された．1ヵ月前から歩行障害と構音障害が顕著となり，当院に入院となった．入院翌日からPT，OT，STを行っている．
既往歴については特記事項なし．

家族構成 妻と息子夫婦の4人暮らし，息子はリストラになり，失職中である．

検査所見 機能障害としては，協調運動障害を呈し，左右共に上肢の協調性機能評価で測定異常がみられ，目標物から逸脱することがみられた．とくに左上肢での逸脱が著明．前腕回内・回外反復試験などではリズムの乱れがみられた．そのため，歩行器の握りが外れることがあった．右上肢は軽度の固縮がみられ失調による動揺は軽度であった．下肢の協調性機能評価では，目標物からの逸脱，リズムの乱れがみられた．静的立位バランスの状態において，通常の立位保持は困難．立位は壁側を向いて両手で壁に支持しているか，前方で必ず手で何かを持って支えていた．構音障害は，失調性構音障害で，発話は不明瞭であり，発話明瞭度は4/5段階（時々，わかることばがある）であった．周囲の人との意思疎通がうまくできず，家族も本人の言いたいことがわからず，困っている．

日常生活動作については，起居動作は通常起き上がりが可能，歩行による移動動作において，以前は歩行器を使用し修正自立だったものの現在は中等度介助となっている．自宅での移動動作は壁向きとなって壁やチェストなどの家具つたいに横歩きが可能であった．床には飯台や卓袱台，ベンチがあれば四つ這いになりながら立位と床の縦移動は可能．床の横移動で四つ這いは可能．上肢の使用頻度に差はないものの，協調性運動障害による振戦の違いが生じている．

病棟担当看護師より，動作全般において，病室内移動動作で上肢支持が必要であり，安全性に問題があるとの報告を受けている．

治療・指導
①内服薬処方
・タルチレン水和物錠6 mg（1回1錠）1日2回 朝夕食後
・レボドパ／カルビドパ配合錠100 mg（1回2錠）1日3回 朝昼夕食後
②各職種によるリハビリテーション実施

● 事例7（脊髄損傷，四肢麻痺）

Gさん（56歳，男性，林業従事者）

診断名 脊髄損傷（第3頸髄損傷，完全四肢麻痺）

生活歴・社会的状況 単身，母親と2人暮らし．母親は83歳で自分のことがようやくで，受傷前は買い物，家事一般は本人が行っていた．受傷後は介護者がいなくなり特別養護老人ホーム入所．姉がいるが遠方で同居困難．

病歴 X年5月20日，木の伐採中に転落受傷．四肢麻痺，呼吸困難出現．G1医大へ救急搬送．頸椎骨折をともなう第3頸髄損傷の診断．頸椎固定および徐圧を行うも，人工呼吸器，完全四肢麻痺，両肩以下の知覚脱失，腸閉塞，尿閉を生じている．G2病院でリハビリテーション訓練を行うも，顎コントロール電動車いすレベルで全介助状態である．その後，X+1年10月1日，生活目的で障害者支援施設入所となる．

入所後も施設の閉じこもりぎみで，他の人との話をすることを拒み，なぜ自分だけがこのような目にあわなければならないのだろうと悩んでいる．積極的な運動訓練も拒否している．

家族構成 母は特別養護老人ホーム，姉は遠方に在住．

検査所見 頸部MRIでは第2頸椎の骨折後の固定と，脊髄の断裂が認められる．現時点は排尿はカテーテル排尿しているが，近々膀胱瘻設置予定．便秘気味で便がたまると自律神経過緊張反射が生じ，血圧は230/130を超えることがしばしばあり，その都度，浣腸，摘便などで対応しているが，最近は緩下剤の調整ができつつある．

治療・指導
①内服薬処方
・エチゾラム錠0.5 mg（1回1錠）1日3回 朝昼夕食後
・酸化マグネシウム（1回0.8 g）1日3回 朝昼夕食後
・センノシド錠12 mg（1回3錠）1日1回 就寝前
②各職種によるリハビリテーション実施

● 事例8（食道癌）

Hさん（56歳，男性，右利き，会社員）

診断名 食道がん

生活歴・社会的状況 会社員としての生活は忙しく，帰宅するのはたいてい深夜に及んでいた．営業関連の仕事をしていたため，接待などの仕事も多く，飲酒喫煙量は若い頃から多かったとのことである．自宅のローンを数年間残している．

病歴 6ヵ月前に飲み込んだ食べ物が通りづらいことをうったえて，H病院内科を受診・入院となった．

家族構成 妻（55歳），長女（23歳・会社員），次女（18歳・高校3年生），本人の母親（79歳・健康）の5人暮らし．

検査所見 進行度：T3N2M0→StageIII

治療・指導
① 術前化学放射線療法として5-Fuとシスプラチンの投与と放射線療法（2 Gy/day）を行った
② 術前栄養管理を目的に内視鏡的胃瘻造設法（percutaneous endoscopic gastrostomy）を行った
③ 化学放射線療法の効果上昇，精神的ストレスの発散，体力低下の防止を目的にリハビリテーションを行った
④ 各種の不安（経済的問題，生命予後，手術に対する不安）や化学放射線療法の副作用によるいらだちに対応するためのメンタルコントロールを行った
⑤ 一時退院，在宅管理を行ううえで外来フォローアップを行った

● 事例9（筋萎縮性側索硬化症，構音障害，四肢運動障害）

Iさん（59歳，男性，右利き，会社員）

診断名 筋萎縮性側索硬化症

生活歴・社会的状況 四年制大学卒業．その後地元の会社に就職し，管理職でデスクワークが主体であったが，現在は休職している．持ち家で，妻（55），長女（27会社員），長男（20大学2年生），と4人暮らしである．

病歴 X年2月頃から，右手に力が入らないことに気づき，徐々に手先から肩の方に進行．5月には話しにくさや食事時にムセがみられるようになりI病院を受診．神経内科で運動ニューロン病を疑われ入院．精密検査をし，筋萎縮性側索硬化症（ALS）と診断された．検査入院時からPT，OT，ST介入を開始．上下肢の筋力低下，運動障害性構音障害，摂食嚥下機能障害，また前頭葉機能障害を認めた．現在はどうにか独歩が可能であるが，長距離は疲労のため困難．特記すべき家族歴や既往歴はなし．

家族構成 妻，息子，娘と4人暮らし

検査所見 舌に萎縮とfasciculationあり．軟口蓋挙上不全があり，開鼻声で発話は不明瞭．右大腿下部内側に間歇的にfasciculation，右下肢全体，右上肢末梢に軽度の筋萎縮を認める．深部腱反射はjaw＋，biceps＋＋/＋，triceps＋/＋，ulnar＋/＋，knee＋＋/＋，ancle±/±，Babinski－/－．

生化学データ上は明らかな問題なし．スパイロメーターで％VCは94.5％．針筋電図では舌，右知覚伝導速度，両側biceps，左尺側手根屈筋で全般に神経筋単位（NMU）の減少あり．最大収縮でも干渉波の形成は不良．頭部MRIでは明らかな異常所見はないが，脳SPECTでシルビウス裂周囲から前頭葉の血流低下を認めた．

機能障害としては，右上下肢に強い筋力低下，運動障害性構音障害，摂食嚥下機能障害，前頭葉機能障害．

治療・指導
① 内服薬処方
・リルゾール錠50 mg（1回1錠）1日2回　朝夕食後
② 各職種によるリハビリテーション実施
③ 在宅環境調整（訪問看護，訪問リハ介入予定）

● 事例10（脳血管疾患，心房細動，左片麻痺，失語症，うつ状態）

Jさん（61歳，女性，右利き，主婦・夫の仕事〔洋服店経営〕手伝い）

診断名 脳梗塞

生活歴・社会的状況 短期大学卒業．マンション1階に居住し，同じフロアに長男・長女が居住している．発病前は介護保険の申請をしていなかった．住所と実際の居住地が異なる．

病歴 X年10月28日，急に意識障害，左片麻痺が出現し，J病院に搬送された．頭部MRI検査にて脳梗塞と診断され入院．保存的に加療開始．PT，OT，ST介入が開始された．1週間目頃より意識障害，左片麻痺は改善してきたが，失語症を合併しており，入院リハビリテーション継続を目的に12月10日当院に転院してきた．

24歳からうつ病（現在は寛解）を，56歳から糖尿病（薬物治療中）を患っている．その他高血圧や発作性心房細動がみられ，それらに対しては内服加療を行っている．

家族構成 夫，次男と3人暮らし

検査所見 頭部MRIでは右中大脳動脈領域に梗塞巣を認める．心電図では心房細動（＋）．血液検査では，FBS 154 mg/dL↑（80-110），HbA1C 6.7 %↑（4.0-5.5），中性脂肪216 mg/dL↑（30-150），PT-INR2.28，他ほぼ正常範囲内．

機能障害としては，左不全片麻痺，失語症，失行

治療・指導
①内服薬処方
- ファモチジン口腔内崩壊錠20 mg（1回1錠）1日1回　朝食後
- テルミサルタン錠40 mg（1回1錠）1日1回　朝食後
- アムロジピンベシル酸塩口腔内崩壊錠5 mg（1回1錠）1日1回　朝食後
- ピルシカイニド塩酸塩水和物カプセル50 mg（1回1カプセル）1日3回　朝昼夕食後
- メトホルミン塩酸塩錠250 mg（1回1錠）1日3回　朝昼夕食後
- バルプロ酸ナトリウム徐放錠200 mg（1回1錠）1日2回　朝夕食後
- ワルファリンカリウム錠1 mg（1回5.5錠）1日おき，夕食後

②各職種によるリハビリテーション実施

● 事例11（脳血管性認知症，高血圧症，構音障害，左不全片麻痺）

Kさん（61歳，男性，右利き，元会社員）

診断名 脳血管性認知症

生活歴・社会的状況 53歳で仕事を継続することが困難となり退職．妻が2年前に心筋梗塞を起こし，今後の介護に不安を感じている．長男夫婦が近所に住んでいる．介護保険のサービスは受けていない．現在も，喫煙の習慣があり，家族は禁煙させたいが，本人は無頓着であるとのこと．

病歴 10年前に脳梗塞で軽度の左片麻痺と構音障害を呈したが，1週間の入院で退院し，その後4年間は仕事を続けた．その後，小さな脳梗塞とラクナ梗塞を繰り返し，徐々に動作が鈍くなり，意欲が低下し，左不全片麻痺，軽度の構音障害を呈するようになってきた．また，無頓着，時間や場所がわからない（失見当識），物忘れ（記憶障害）がみられるようになり，K病院を受診したところ，脳血管性認知症と診断され，入院となった．現在，PT，OT，STのリハビリテーションを受けている．既往歴としては，30歳代から高血圧症を指摘されていたが，治療していなかった．

家族構成 妻（55歳）と二人暮らし．

検査所見 MRI T2強調画像にて，左右大脳半球の基底核と視床にラクナ梗塞を認めた．神経心理学的検査ではMMSEの得点が21点であり，知的機能の軽度低下が認められた．記憶障害，失見当識，判断障害が認められた．神経学的所見としては，左不全片麻痺（杖歩行可），構音障害（発話明瞭度は2/5段階：時々，わからない言葉がある程度）．

治療・指導
①内服薬処方
- アスピリン腸溶錠100 mg（1回1錠）1日1回　朝食後
- チクロピジン塩酸塩錠（1回1錠）1日2回　朝夕食後
- シロスタゾール口腔内崩壊錠（1回1錠）1日2回　朝夕食後
- アマンタジン錠50 mg（1回1錠）1日2回　朝夕食後

②各職種によるリハビリテーション実施

● 事例12（糖尿病，網膜症，左下肢切断）

Lさん（63歳，男性，右利き，無職）

診断名 急性肺炎疑い，慢性腎不全，糖尿病性網膜症，糖尿病，貧血，左下肢切断後

病 歴 X年より糖尿病を指摘され，X＋1年以降インスリン治療を受けていた．X＋13年1月左下肢壊疽のため，左下肢切断．X＋18年4月，急性肺炎にてL1病院に入院．退院後，近医にて経過観察中であったが，X＋22年5月6日38℃以上の発熱があり，肺炎の疑いにてL2病院受診，入院となる．なお，手足のしびれ，膝から下のしびれ，両手のしびれと握力の低下を訴えている．また，網膜症のため，右眼の視力は0.1程度，左眼は硝子体出血によりほとんど見えない状況である．

家族構成 1人暮らし

検査所見
- 身長165 cm，心拍数72/分，眼瞼結膜，貧血，眼球結膜黄疸なし，心音異常なし
- 検血：白血球，8380，赤血球，240万↓，ヘモグロビン，7.7↓，ヘマトクリット，22.6％↓，血小板，19.2万
- 検尿：タンパク（＋＋＋）潜血（±）糖（－）
- 血液生化学検査：総タンパク5.5↓，アルブミン2.0↓，ALP 290，AST（GOT）21，ALT（GPT）10，LDH 186，UN 39.6↑，クレアチニン2.76↑，eGFR 19.5↓，尿酸 8.8↑，Na 133，K 4.4，Cl 102，Ca 7.5，P 3.3，CPK 195，Amylase 58，総コレステロール116↓，中性脂肪49↓，HDL-C 32↓，LDL-C 77
- 血清学的検査：CRP 8.45↑
- 家族歴：母 糖尿病（－）心臓病（－）がん（－）脳卒中（－）喫煙（－）飲酒（－）
- 入院後，徐々にクレアチニンが増加し，腎機能の急速な増悪が危惧された．また，貧血が徐々に悪化しつつある．5月11日の時点でクレアチニン3.22↑，eGFR 16.4↓，Hb 8.1↓，Ht 24.2↓，CRP 2.46↑という状況であった．

治療・指導
① 薬物治療
- インスリンアスパルト注射液100単位/mL 1本 1日3回朝昼夕食直前 皮下注 朝10単位，昼・夕8単位

② 食事療法
- タンパク制限食（1600 kcal，タンパク40 g，塩分5 g/日）

● 事例13（脳血管疾患，糖尿病，運動障害，認知機能障害）

Mさん（70歳，男性，右利き，住職）

診断名 脳梗塞

生活歴・社会的状況 大学卒業．自宅は平屋．発病前は介護保険の申請をしていなかった．

病 歴 X年1月24日，朝に自室で倒れているところを発見され，近医に搬送された．受診時の意識レベルはJCSでⅢ-100であった．頭部MRI検査にて脳梗塞と診断され入院．保存的加療開始．PT，OT，ST介入開始となるも，当初意識障害が続き，意識障害改善後も発動性低下が続いた．入院リハビリテーション継続を目的に2月27日当院に転院．

58歳の時に心筋梗塞（薬物治療）．60歳から前立腺肥大症を，69歳から糖尿病を患っており，それらに対し内服治療を行っている．

家族構成 妻，長男と3人暮らし

検査所見 頭部MRIでは両側視床前部の梗塞巣（左＞右）を認める．心電図では心房細動（＋）．血液検査では，FBS 134 mg/dL↑（80-110），HbA1c 7.1％↑（4.0-5.5），PT-INR 2.45，他ほぼ正常範囲内．

機能障害としては，協調運動障害，失語症（語想起困難，聴覚的理解障害，書字障害），記憶障害，知的機能低下・発動性低下．

治療・指導
① 内服薬処方
- アスピリン腸溶錠100 mg（1回1錠）1日1回 朝食後
- ランソプラゾール口腔内崩壊錠15 mg（1回2錠）1日1回 朝食後
- ニセルゴリン錠5 mg（1回1錠）1日3回 朝昼夕食後
- プラバスタチンナトリウム錠（1回1錠）1日3回 朝昼夕食後
- グリメピリド錠1 mg（1回3錠）1日2回 朝夕食後
- ワルファリンカリウム錠1 mg（1回1.5錠）1日1回 夕食後

② 各職種によるリハビリテーション実施

● 事例14（アルツハイマー病，糖尿病）

Nさん（72歳，女性，右利き，元教員）

診断名 アルツハイマー病

生活歴・社会的状況 現在は在宅生活．几帳面な性格であった．

病歴 2年前から片づけができなくなり，物をしばしば置き忘れるようになった．そのうち，「貯金が嫁に盗まれた」と大騒ぎをするようになった．「嫁はそんなことはしていない」と夫が何度説得しても理解できなかった．1年前頃から，物忘れが一層ひどくなり，10分前の出来事を忘れるようになった．また，1人で家を出て，帰れなくなったこともある．X年3月，N病院神経内科を受診し，アルツハイマー病と診断された．現在，月1回の外来通院をし，リハビリテーションを受けている．既往歴としては，65歳時より心房細動（薬物治療中）．

家族構成 77歳の夫との2人暮し．息子が1人いるが，結婚して他県に住んでいる．

検査所見 MRI T1強調画像で脳萎縮を認め，SPECTで両側頭葉の血流低下を認めた．神経学的検査については特記事項なし（運動機能に問題なし）．神経心理学的検査では，MMSEの得点が17点であり，知的機能（記憶を含む）低下を認めた．

治療・指導
①内服薬処方
・ドネペジル塩酸塩錠5mg（1回1錠）1日1回　朝食後
・プロカインアミド塩酸塩錠125mg（1回1錠）1日3回　朝昼夕食後
②各職種によるリハビリテーション実施

● 事例15（パーキンソン病，運動障害，構音障害，嚥下障害）

Oさん（81歳，男性，農業）

診断名 パーキンソン病

生活歴・社会的状況 農業を行い水田で米を，畑で野菜類を作り出荷していたが，病状がすすむとともにできなくなり75歳頃からは息子に仕事を任せている．妻は5年前に他界し，それまでは息子の家と同敷地内で妻と2人暮しをしていた．他界後は息子の家で暮らしており，主な介護者は息子の嫁と孫である．自宅は，トイレも風呂も手すりを使って入ることができるように改修されている．息子の嫁は55歳で最近，腰を痛め入浴はデイケアの入浴サービスを使っている．身体障害者手帳2級で障害年金と特定疾患を使って医療費をまかなっている．

病歴 72歳時　右手の静止時振戦から発症．近医でMRIや病歴からパーキンソン病と診断．抗パーキンソン病薬で経過をみていた．PT，OT，STのリハビリテーションを受けているが徐々に進行している．75歳時に杖歩行となり，79歳時に歩行車移動となっている．前かがみ，表情は変わらず，動作は緩慢である．声は小声で聴き取りづらく，食事の際にむせることが多くなっており，最近少し体重が減ってきている．現在YahrⅢ度の状態．既往歴として2年前にすくみ足が原因で転倒，左大腿骨頸部骨折にて人工骨頭置換術を行っている．

家族構成 息子夫婦と孫3人の6人暮らし．本人の役割はとくになく，日中は週3回デイケアに通所している．他の日はとくに何もしていない．

検査所見 MRIのT1およびT2強調画像で局所病巣はないが全体的な脳萎縮が見られている．四肢体幹に高度な固縮，および立ち直り障害，すくみ足，両手の静止時振戦を認める．3ヵ月前より薬の効いている時間と効いていない時間の差がはっきりとするようになってきている．また，手にジスキネジア様の不随意運動がわずかに出現するようになってきている．小字症，構音障害と嚥下障害を認める．

治療・指導
①内服薬処方
・プラミペキソール塩酸塩水和物錠0.5mg（1回2錠）1日3回　朝昼夕食後
・レボドパ／カルビドパ配合錠100mg（1回1錠）1日3回　朝昼夕食後
・酸化マグネシウム錠330mg（1回1錠）1日3回　朝昼夕食後
・センノシド錠12mg（1回3錠）1日1回　就寝前
②各職種によるリハビリテーション実施

F チーム内で決定した事例について，目標を設定しチーム内で共有しよう！

STEP 1　基本情報の整理

次の要領に従って，ICF に基づき対象者の情報を整理してみましょう．

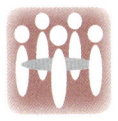

グループワーク-4：
決定した事例シナリオから，診断名，健康状態，主訴を確認しましょう．

グループワーク-5：
対象事例の日常生活の様子を，活動の制限（activity limitations）の有無と程度，参加の制約（participation limitations）の有無と程度という視点から整理しましょう．

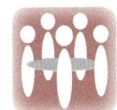

グループワーク-6：
心身機能（body functions）・身体構造（body structures）の情報を整理して疾患の特性を把握しましょう．また，それぞれが活動の制限，参加の制約とどう関わっているか検討し，整理してみましょう．

グループワーク-7：
環境因子（environmental factors），個人因子（personal factors）の情報を整理しましょう．

160　4章　演習・実習

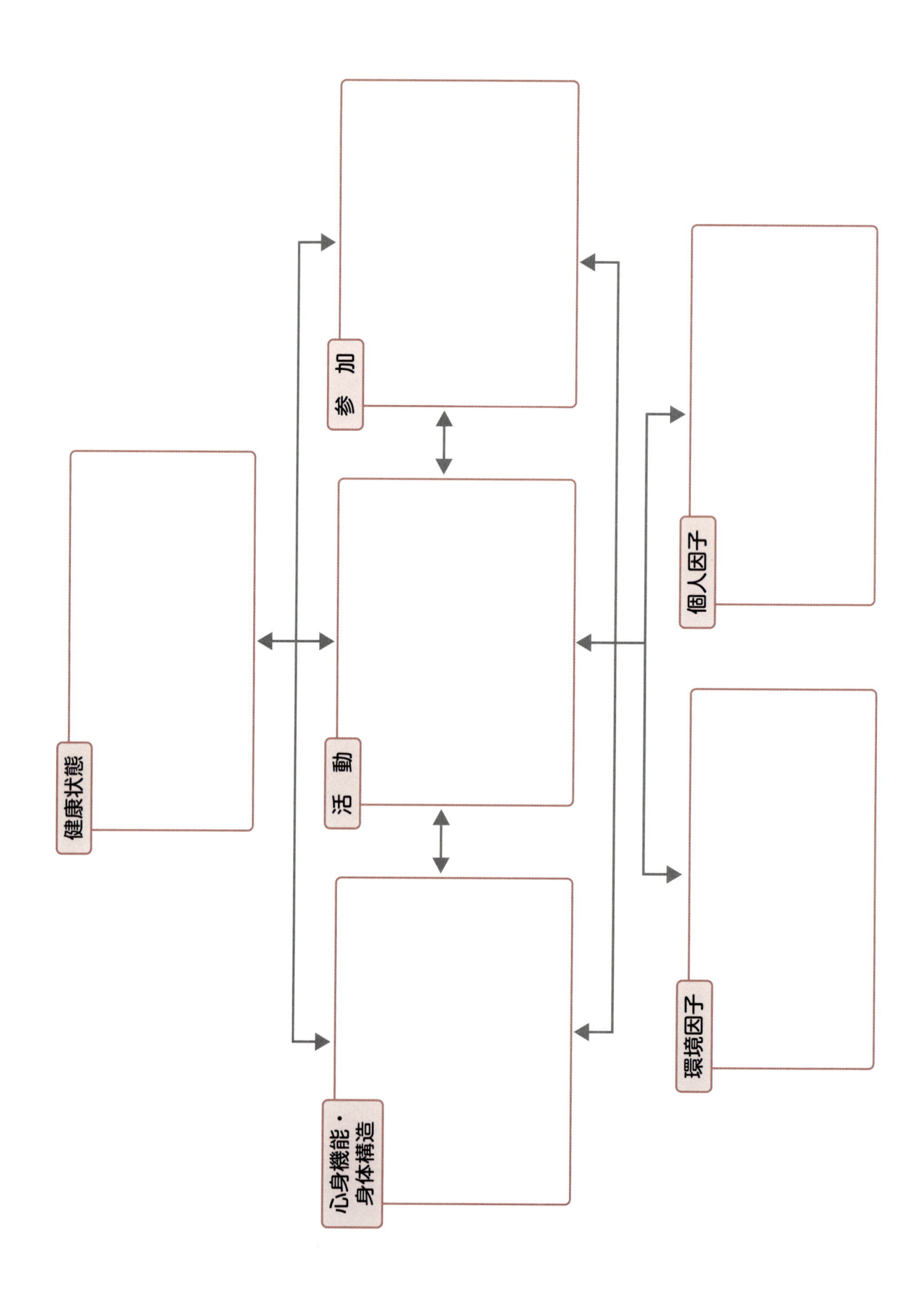

```
                    ┌─────────────┐
                    │             │
                    │             │
                    │             │
                    └──┬───────▲──┘
                       │  参加 │
                       ▼       │
                    ┌─────────────┐        ┌─────────────┐
                    │             │        │             │
┌──────────┐        │             │        │             │
│          │        │             │        │             │
│          │◄──────►│   活 動     │◄──────►│  個人因子   │
│ 健康状態 │        │             │        │             │
│          │        │             │        └─────────────┘
│          │        └──┬───────▲──┘
└──────────┘           │       │        ┌─────────────┐
                       ▼       │        │             │
                    ┌─────────────┐────►│             │
                    │ 心身機能・  │     │  環境因子   │
                    │ 身体構造    │◄────│             │
                    │             │     └─────────────┘
                    └─────────────┘
```

STEP 2　ニーズの設定

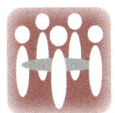

グループワーク-8：
グループワーク4〜7の情報の整理を踏まえて，対象事例のニーズについて考えてみましょう．

STEP 3　チーム目標の提案

グループワーク-9：
対象事例の情報を整理した後，チームとしての統一した目標（チーム目標）をディスカッションし決定しましょう．

STEP 4　各専門領域における専門用語の共通理解

あなたはチーム目標の提案をうまくできましたか．そして，その内容をお互いに理解することはできたでしょうか．わからない用語について積極的に質問して，相互の理解を深めていきましょう．

グループワーク-10：
ディスカッションを通じてわからない他職種の専門用語は何ですか？わからない専門用語がある場合は，その専門職に聞いてみましょう．また，他職種から「わからない」と言われた専門用語がある場合は，わかりやすく説明してあげましょう．

わからない他職種の専門用語

「わからない」と言われた専門用語

グループワーク-11：
他職種について自分が理解するためには，今後，あなたは何をすべきと思いますか？

グループワーク-12：
自職種について他人に理解してもらうためには，今後，あなたは何をすべきと思いますか？

STEP 5 チームの目標の設定と自職種の目標の設定

　STEP 4までのディスカッションを通して，チーム全体の総合的な目標をチーム目標として決定しましょう．そして，メンバーは各専門職がこのチーム目標に辿りつくための自職種の目標を設定しましょう．

グループワーク-13：
担当事例について自職種としての課題と目標は何ですか？優先順位をつけて列記してみましょう．

グループワーク-14：
自職種としての目標に対してすべきことは何ですか？

グループワーク-15：
チームの目標は何ですか？

STEP 6　チーム目標と自職種の目標の整合性の検討

　STEP 5で設定した自職種の目標を達成することは，皆さんがディスカッションし決定したチーム目標の達成に結びつくかどうかについて検討しましょう．

グループワーク-16：
チームの目標と自職種の目標との関係をまとめてみましょう．

G 取り上げた課題の解決方法と専門職種間の連携のあり方についてディスカッションしよう！

それぞれのメンバーが互いに補う関係にあるといった思考をもちながら，「協業」と「分業」を理解しましょう．

グループワーク-17：
自職種でしかできない業務，他職種と協働する，あるいはすべき業務は何ですか？

自職種でしかできない（「分業」する）業務

他職種と「協業」する業務

なお，この演習では，それぞれが設定した目標，解決方法などについて本人，家族に説明し同意をとる過程（インフォームドコンセント）については割愛しています．1人の対象に多くの専門職種が介入する際には，チームリーダーが必要となります．医学的介入が中心となる場合には，治療方針の決定は医師の役割となりチームリーダーを務めます．この場合，対象事例に関する最終的な責任は医師が取ることになるため，医師に対する「ほう・れん・そう（報告・連絡・相談）」も関連職種連携の実際においてチームメンバーの重要な役割となります．また，医学的介入や福祉的介入を問わず対象事例に対するキーパーソンを決定することも関連職種連携において重要な過程ですが，本演習では割愛しています．誰がいつ，どこでどのような方法でインフォームドコンセントを行うかについては，チームリーダー，キーパーソンの決定とともにチームメンバー間で共有しておく必要があります．

H グループディスカッションの結果をまとめて，報告会で発表しよう！

いよいよ各チーム内でディスカッションを繰り返してきた「対象事例における関連職種連携のあり方」について報告します．発表はパワーポイントなどのプレゼンテーション用ソフトを用いて行います．

STEP 1　報告会準備

発表用スライドを作成するための準備をしましょう．これまでグループ内で重ねてきた議論をもとに打ち出した，グループとしての方向性を，他のグループや教員に向けて報告する機会です．これまでの議論の流れを整理して，お互いの意見を尊重し合いながら，自分の意見もアピールしていきましょう．

STEP 2　スライド作成

スライドの内容は，主に次の項目で整理し，スライド枚数は発表時間（分）と同じ枚数，例えば発表時間が7分ならば7枚程度としましょう．
　○表紙，表題，班名，チュータ教員名，グループ全員の氏名など
　○テーマについて……取り上げたテーマについて説明する．
　○事例紹介……事例を具体的に記載する．
　○事例が抱える問題およびその問題を専門職種連携により解決する方法を記載する．
　○事例に対する専門職種間連携のポイント，今後の課題と問題点を考察し記載する．
　○まとめ
また，スライド作成時のアドバイスは次の通りです．
　○各スライドにタイトル（例えば，「事例紹介」「チームとしての問題点」など）をつける．タイトルの文字の大きさは40ポイント程度とする．
　○タイトル以外の文字は，28ポイント以上程度とする．
　○長い文章を書かない．要点だけを短くまとめて書く．箇条書きなどを利用するとよい．
　○表や図を用いる．原則として，図または表は1枚のスライドに1つとする．
　○表を細かい文字や数字で埋めつくさない．表の数字や文字も原則として28ポイント程度にする．
　○カラーを利用する．カラーや図形を適切に用いてわかりやすく魅力的なプレゼンテーションにする．

STEP 3　口頭発表準備

発表をする際には次の内容をチェックしましょう
　○聴き手は，何（どんなメッセージ）を期待しているだろうか？
　　→常に聴き手の存在を意識しましょう．

○伝えたいメッセージは明確になっているか？
　→何が言いたいか自分でわかっていなければ，相手にはさらに伝わりません．
○興味をもってもらえる伝え方になっているか？
　→大きな声で表情豊かに伝えてみましょう．口頭発表用の原稿を作成することも大切ですが，顔を伏せて原稿だけを読むことがないようにしましょう．聴衆の顔をみながら説明できるようにチャレンジしましょう．

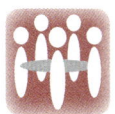

グループワーク-18：
ディスカッションの内容・結果を発表用スライドにまとめてみましょう．

テーマ	
内　容	

1 発表後のリフレクションを通して「連携」の理解を深めよう！

　発表会が終わった後，後日あらためて集合しましょう．そして，今回のSGLでは，「どんな体験をしたか？」，「そこにどんな意味があったか？」，「体験したことをどのように実践の場に反映していくか？」などについてお互いに確認しましょう．このように，体験学習を「振り返る」ことをリフレクションといいます．リフレクションは演習を通して得られた体験を学びに変える過程です．リフレクション次第であらゆる「印象深い体験」が学びと成長につながっていきますので，最後の最後までディスカッションしましょう．

個人ワーク-3：
自職種と他職種の業務内容は何ですか？人に聞いたり調べたりせず，今の知識で答えてみましょう

職　種	業務内容

グループワーク-19：
グループワーク-18とグループワーク-1の内容と見比べて，その内容は変化しましたか？もし変化があったならば，その理由を考えてみましょう．

4章 演習・実習

2 IPC/IPW実習

A 事前演習

事前演習は，臨地での本実習に先駆けて実施される模擬事例実習です．

これまで学んできた自領域に関する専門的な知識や技術をIPC/IPWとして実践するとともに，他職種と協働しながらアセスメント・サマリーを作成することが課題となります．

グループワーク-1：
チュータの先生とこの事前実習で学ぶこと（行動目標）を確認しましょう．

個人ワーク-1：
自職種と他職種のイメージと業務内容は何ですか？人に聞いたり調べたりせず，今の知識で答えてみましょう．

職　種	業務内容

個人ワーク-2：
自職種と他職種の業務内容について次のグループワークまでに調べてきましょう．

職　種	業務内容

個人ワーク-3：
担当事例に関して，自職種として重要と思われる情報をまとめてみましょう．

個人ワーク-4：
担当事例に関して，自職種として不足している担当事例の情報は何ですか？

2 IPC/IPW実習　177

グループワーク-2：
チームでディスカッションして重要と思われる情報を共有してみましょう．情報が共有できる職種はありますか？それはどの職種ですか？

● 事例1：次の症例の発症1週間後のIPC/IPWを検討する．

基礎情報

75歳男性，身長：168 cm，体重：63 kg，職業：農業，家族構成：図4-1

診　断　くも膜下出血

1. 発症時状況

　20XX年XX月XX日（実習日の7日前）14時頃，近所の人と談話中に突然，激しい頭痛におそわれ，すぐに救急車を依頼し搬送する．救急車到着までに嘔吐あり，救急車内で瞳孔散大，血圧190/100 mmHg，意識レベルGCS1-1-2，約40分で脳外科をもつ総合病院に搬送される．

2. 入院時状況

　CTの結果，内頸動脈－後交通動脈分岐部の破裂が認められ，すぐに血腫除去術，クリッピング術，および脳室内ドレナージ術を施行し，約6時間の手術は終了しICUへ入室となった．手術後，意識レベルの回復を認め，手術直後，挿管チューブは抜管でき，インスピロンマスク100% 5LでSPO$_2$も100%を示していた．翌日，意識レベルには見当識障害もあるが，娘など家族の名前も言えた．嚥下にも問題はなく，食事もプリンなどを摂取できるようになった．また，左側が暗いと訴えていた．血圧は以前より服用していた血圧降下剤で120/80 mmHg台に保持できていた．

3. 神経学的検査結果

　麻痺側：右
　BRS　　　上下肢，手指ともにⅡ
　DTR　　　（－）～（±）
　筋緊張　　低下
　感覚障害　表在・深部ともに中等度鈍麻
　筋力（非麻痺側）4レベル

4. 基本動作能力

　寝返り動作　　重度介助
　起居動作　　　重度介助
　立ち上がり動作　不可
　歩行動作　　　不可

その他既往・合併症など

1. 高血圧：15年前より外来フォロー中であった．
　処方：カンデサルタンシレキセチル錠4 mg（1回1錠）
　　　　　1日1回　朝食後

2. 糖尿病：10年前より2型糖尿病を発症．高血圧とともに外来フォロー中であった．直近の外来診療記録では，空腹時血糖200 mg/dL，HbA1c 7%．血糖コントロールの必要性もあった．
　処方：シタグリプチンリン酸塩水和物錠50 mg（1回1錠）1日1回　朝食後

3. 認知症（軽度）

　家庭内では問題なく，日常において助言・介助はないか，あっても軽度で過ごせる．会話はほぼ正常に可能である．社会への関心が低く，同じことを繰り返し話したり，聞いたりする．慣れていることにミスが目立つ．

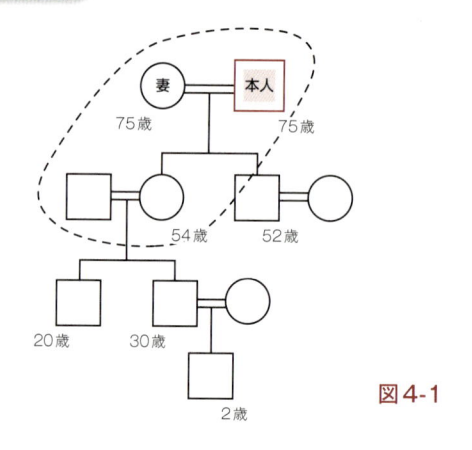

図4-1

4. 失語症（Broca失語：中等度）

　①理解　難聴なし．長い文になると細部まで理解できない（SLTA口頭命令6/10）．会話では文脈をてがかりとして日常会話がなんとか理解できる程度．

　②表出　喚語困難を認める（SLTA呼称7/20）．文の発話は困難．会話では聞き手の推測や誘導があれば，いくつかの実質語で情報の一部を伝達できる程度．

5. 視覚情報

　非調和性同名半盲（CVA），高血圧性眼底変化
　右視力＝0.8（1.0×＋0.75D◯cyl－2.00DAx.110°）
　左視力＝0.6（1.0×＋0.25D◯cyl－1.00DAx.70°）

病院概要

1. 急性期病院

　①開設者：学校法人
　②病院名：A病院
　③病床数：307床（うち人間ドック6床）
　④診療科：内科，循環器科，小児科，外科，整形外科，脳神経外科，皮膚科，泌尿器科，産婦人科，眼科，耳鼻咽喉科，放射線科，麻酔科，（病理）
　⑤前年度実績
　　a　外来患者延数137,998人（1日当たり568人）
　　b　新患者数（再掲）17,264人
　　c　紹介率50.05%
　　d　入院患者延数94,743人（1日当たり259.6人）
　　e　新入院患者数（再掲）5,684人
　　f　病床稼働率86.2%
　　g　平均在院日数16.7日
　⑥職員数：医師57（常勤46，嘱託14），看護師289，薬剤師12，理学療法士7，作業療法士4，言語聴覚士2，診療放射線技師15，視能訓練士3名
　⑦施設基準（抜粋）
　　a　一般病棟入院基本料：7対1入院基本料
　　b　開放型病院（20床）
　　c　脳血管疾患等リハビリテーション料（Ⅰ），呼吸器リハビリテーション料（Ⅰ），運動器リハビリテーション料（Ⅰ），心大血管疾患リハビリテーション料（Ⅰ）
　⑧その他：総合リハビリテーション施設，DPC対象病院，院外処方

● 事例2：次の症例の術後4日後のIPC/IPWを検討する．

基礎情報

75歳女性，身長：148 cm，体重：45 kg，職業：農業，家族構成：図4-2

診　断　大腿部頸部骨折

1．受傷～入院状況

一戸建て（2階あり）に居住し，日常生活は自立している．

20XX年XX月XX日（実習日の7日前），普段は1階で生活しているが，2階へ必要なものをとりに行こうと思い，足を踏み外し，階段昇降時にあやまって転倒する．左大腿部の疼痛あり，電話のあるところまで体をひきずりながら移動し，自分で救急車を呼びA病院へ救急搬送となる．医師の診察により，左・右大腿部頸部骨折（Garden grade Ⅳ）と診断され，搬送から2日後に人工骨頭置換術が行われる．手術は腰椎麻酔で術時間を合わせ2時間程度であったが，術後疼痛が激しく，ボルタレン坐薬25 mgを投与した．また，術後のせん妄もあり，ここがどこであるかなど理解できず，起き上がろうとする動作などもみられた．

2日ほどで状態は治まり，早期離床のため，リハビリテーションを段階的に始めている．リハビリテーション開始にともない，鎮痛薬は坐薬から内服薬に変更となった．

処方：1）ボルタレン錠25 mg（1回1錠）1日3回　頓用
　　　2）セルベックスカプセル50 mg（1回1カプセル）1日3回　朝昼夕食後

2．ADL

①食事：セッティングしてもらえば自力で摂取可能
②移乗：全介助
③整容：セッティングしてもらえば自力で可能
④トイレ動作：車椅子でトイレまで誘導し，移乗を介助（全介助）してもらえばあとは可能
⑤洗体：清拭のみ
⑥歩行：行っていない
⑦更衣：一部介助
⑧排便・排尿コントロール：自立

本人の希望

残存機能を維持改善し，住み慣れたわが家で，家族とともに生きがいをもって暮らしたい．

その他既往・合併症など

1．糖尿病

10年前より2型糖尿病を発症．高血圧とともに外来フォロー中であった．

直近の外来診療記録では，空腹時血糖200 mg/dL，HbA1c 7%で血糖コントロールの必要性もあった．

処方：シタグリプチンリン酸塩水和物錠50 mg（1回1錠）1日1回　朝食後

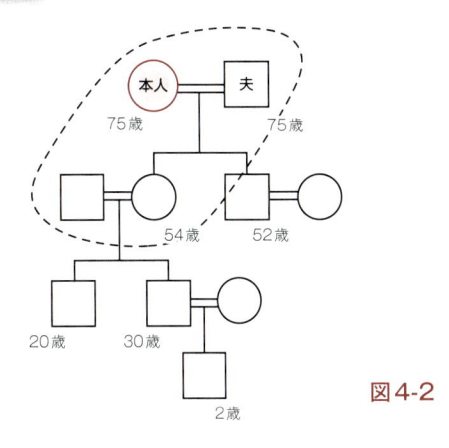

図4-2

2．難聴（老人性難聴：感音難聴）

平均聴力：40 dB（500 Hz：20 dB，1 kHz：40 dB，2 kHz：60 dB，4 kHz：60 dB）
語音聴取能：60%

3．視覚情報

糖尿病網膜症（増殖性），新生血管緑内障
右視力＝0.08（0.1×－1.50D◯cyl－1.00Ax.130°）
左視力＝指数弁／30 cm

病院概要

1．急性期病院

①開設者：学校法人
②病院名：A病院
③病床数：307床（うち人間ドック6床）
④診療科：内科，循環器科，小児科，外科，整形外科，脳神経外科，皮膚科，泌尿器科，産婦人科，眼科，耳鼻咽喉科，放射線科，麻酔科，（病理）
⑤前年度実績
　a　外来患者延数137,998人（1日当たり568人）
　b　新患者数（再掲）17,264人
　c　紹介率50.05%
　d　入院患者延数94,743人（1日当たり259.6人）
　e　新入院患者数（再掲）5,684人
　f　病床稼働率86.2%
　g　平均在院日数16.7日
⑥職員数：医師57（常勤46，嘱託14），看護師289，薬剤師12，理学療法士7，作業療法士4，言語聴覚士2，診療放射線技師15，視能訓練士3名
⑦施設基準（抜粋）
　a　一般病棟入院基本料：7対1入院基本料
　b　開放型病院（20床）
　c　脳血管疾患等リハビリテーション料（Ⅰ），呼吸器リハビリテーション料（Ⅰ），運動器リハビリテーション料（Ⅰ），心大血管疾患リハビリテーション料（Ⅰ）
⑧その他：総合リハビリテーション施設，DPC対象病院，院外処方

● **事例3：次の症例の発症から35日後の回復期病院(B病院)転院直後でのIPC/IPWを検討する．**

【基礎情報】
75歳男性，身長：168 cm，体重：63 kg，職業：農業，家族構成：図4-3

【診 断】 くも膜下出血

1. 発症時状況

   20XX年XX月XX日（実習日の35日前）14時頃，近所の人と談話中に突然，激しい頭痛におそわれ，すぐに救急車を依頼し搬送する．救急車到着までに嘔吐あり，救急車内で瞳孔散大，血圧190/100 mmHg，意識レベルGCS1-1-2，約40分で脳外科をもつ総合病院に搬送される．

2. 入院時状況

   CTの結果，内頸動脈－後交通動脈分岐部の破裂が認められ，すぐに血腫除去術，クリッピング術，および脳室内ドレナージ術を施行し，約6時間の手術は終了しICUへ入室となった．手術後，意識レベルの回復を認め，手術直後，挿管チューブは抜管でき，インスピロンマスク100% 5 LでSPO$_2$も100%を示していた．翌日，意識レベルには見当識障害もあるが，娘など家族の名前も言えた．嚥下にも問題はなく，食事もプリンなどを摂取できるようになった．また，左側が暗いと訴えていた．血圧は以前より服用していた血圧降下剤で120/80 mmHg台に保持できていた．

3. 神経学的検査結果

   麻痺側：右
   BRS　　　上肢・手指：Ⅲ，下肢：Ⅳ
   DTR　　　（＋）～（＋＋）
   筋緊張　　亢進
   感覚障害　表在：軽度鈍麻
   　　　　　深部：正常
   筋力（非麻痺側）4レベル

4. 基本動作能力

   寝返り動作　　軽度介助
   起居動作　　　軽度介助
   立ち上がり動作　中等度介助
   歩行動作　　　軽度介助

5. ADL

   ①食事：セッティングしてもらえば自力で摂取可能
   ②移乗：立ち上がりを介助（中等度）してもらえば可能
   ③整容：セッティングしてもらえば自力で可能
   ④トイレ動作：車椅子でトイレまで誘導し，移乗を介助（中等度）してもらえばあとは可能
   ⑤洗体：シャワー浴を週2回実施．それ以外は清拭
   ⑥歩行：SLB・T字杖使用にて平地歩行が軽介助で可能．階段歩行は行っていない
   ⑦更衣：一部介助
   ⑧排便・排尿コントロール：自立

【本人の希望】
残存機能を維持しながら，住み慣れたわが家で，各種サービスを利用しながら暮らしたい．

【その他既往・合併症など】
1. 高血圧：15年前より外来フォロー中であった．
   処方：カンデサルタンシレキセチル錠4 mg（1回1錠）1日1回　朝食後

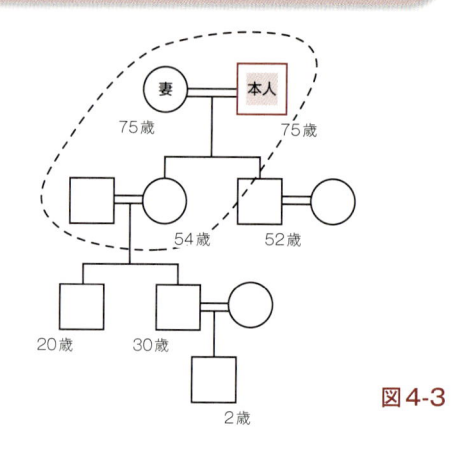

図4-3

2. 糖尿病：10年前より2型糖尿病を発症．高血圧とともに外来フォロー中であった．直近の外来診療記録では，空腹時血糖200 mg/dL，HbA1c 7%．血糖コントロールの必要性もあった．
   処方：シタグリプチンリン酸塩水和物錠50 mg（1回1錠）1日1回　朝食後

3. 認知症（軽度）
   家庭内では問題なく，日常において助言・介助はないか，あっても軽度で過ごせる．会話はほぼ正常に可．社会への関心が低く，同じことを繰り返し話したり，聞いたりする．慣れていることにミスが目立つ．

4. 失語症（Broca失語　中等度）
   ①理解：難聴なし．長い文になると細部まで理解できない（SLTA 口頭命令6/10）．会話では文脈をてがかりとして日常会話がなんとか理解できる程度．
   ②表出：喚語困難を認める（SLTA呼称7/20）．文の発話は困難．会話では聞き手の推測や誘導があれば，いくつかの実質語で情報の一部を伝達できる程度．

5. 視覚情報
   非調和性同名半盲（CVA），高血圧性眼底変化
   右視力＝0.8（1.0×＋0.75D⌒cyl－2.00D Ax.110°）
   左視力＝0.6（1.0×＋0.25D⌒cyl－1.00D Ax.70°）

【病院概要】
回復期リハビリテーション病院
1. 開設者：社会医療法人
2. 病院名：B病院
3. 病床数：225床
4. 診療科：リハビリテーション科，内科，脳神経外科，整形外科，精神神経科，皮膚科
5. 看護形態
   回復期リハビリテーション病棟：3病棟130床（看護15：1 助手30：1）
   療養病棟：2病棟95床（看護25：1 助手25：1）
6. 施設基準（抜粋）：回復期リハビリテーション病棟入院料（Ⅰ），療養病棟入院基本料，脳血管疾患等リハビリテーション料（Ⅰ），運動器リハビリテーション料（Ⅰ），呼吸器リハビリテーション料（Ⅰ）

2 IPC/IPW実習

● 事例4：次の症例の発症から75日後，回復期病院（B病院）で退院を考慮する時期でのIPC/IPWを検討する．

基礎情報
30歳男性，身長：168 cm，体重：63 kg，職業：会社員，家族構成：図4-4

診断　くも膜下出血

1. 発症時状況
20XX年XX月XX日（実習日の35日前）14時頃，近所の人と談話中に突然，激しい頭痛におそわれ，すぐに救急車を依頼し搬送する．救急車到着までに嘔吐あり，救急車内で瞳孔散大，血圧190/100 mmHg，意識レベルGCS1-1-2，約40分で脳外科を持つ総合病院に搬送される．

2. 入院時状況
CTの結果，内頸動脈－後交通動脈分岐部の破裂が認められ，すぐに血腫除去術，クリッピング術，および脳室内ドレナージ術を施行し，約6時間の手術は終了しICUへ入室となった．手術後，意識レベルの回復を認め，手術直後，挿管チューブは抜管でき，インスピロンマスク100% 5LでSPO₂も100%を示していた．翌日，意識レベルには見当障害もあるが，娘など家族の名前も言えた．嚥下にも問題はなく，食事もプリンなどを摂取できるようになった．また，左側が暗いと訴えていた．血圧も血圧降下剤（処方：ブロプレス錠4 mg 1回1錠（1日1錠）/1日1回朝食後）を使用し血圧120/80 mmHg台に保持できていた．

3. 神経学的検査結果
麻痺側：右
BRS　　　上肢・手指：Ⅲ，下肢：Ⅳ
DTR　　　（＋）～（＋＋）
筋緊張　　亢進
感覚障害　表在：軽度鈍麻
　　　　　深部：正常
筋力（非麻痺側）4レベル

4. 基本動作能力
寝返り動作　　軽度介助
起居動作　　　軽度介助
立ち上がり動作　中等度介助
歩行動作　　　軽度介助

5. ADL
①食事：セッティングしてもらえば自力で摂取可能．
②移乗：立ち上がりを介助（中等度）してもらえば可能．
③整容：セッティングしてもらえば自力で可能．
④トイレ動作：車椅子でトイレまで誘導し，移乗を介助（中等度）してもらえばあとは可能
⑤洗体：シャワー浴を週2回実施．それ以外は清拭．
⑥歩行：SLB・T字杖使用にて平地歩行が軽介助で可能．階段歩行は行っていない
⑦更衣：一部介助
⑧排便・排尿コントロール：自立

本人の希望
残存機能を維持しながら，住み慣れたわが家で，各種サービスを利用しながら暮らしたい．

その他既往・合併症など
1. 高血圧：15年前より外来フォロー中であった．
   処方：カンデサルタンシレキセチル錠4 mg（1回1錠）1日1回　朝食後
2. 糖尿病：10年前より2型糖尿病を発症．高血圧とともに外来フォロー中であった．

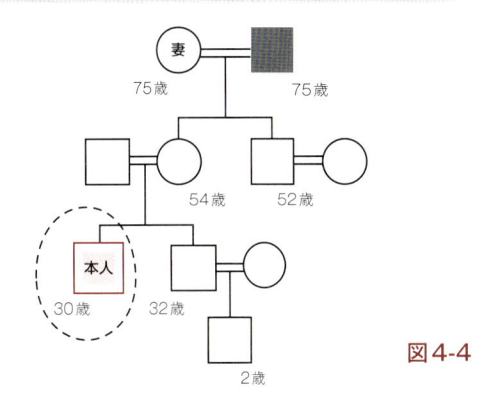

図4-4

直近の外来診療記録では，空腹時血糖200 mg/dL，HbA1c 7%．血糖コントロールの必要性もあった．
処方：1）メトホルミン塩酸塩錠250 mg（1回1錠）1日3回　朝昼夕食後
　　　2）ボグリボース錠0.2 mg（1回1錠）1日3回　朝昼夕食後

3. 左半側空間無視
①左側空間の対象に気がつかない
②左側空間に反応しない，または反応が遅い
③左側空間方向に注意が向かない

4. 構音障害（中等度）＋嚥下障害（中等度）
①発声発語
　発声：声量やや小さいMPT 5秒
　　　　声質G1R1B1A0S0
　共鳴：開鼻声あり/a/発声時鼻漏出R4 L4
　構音：口唇：右．左口角から流涎あり
　舌：挺舌口唇上まで．左右とも口角には届かない
　プロソディ：発話速度やや速い
　会話明瞭度：会話明瞭度3/5（内容を知っていればわかる）
②摂食・嚥下
　栄養摂取の方法：経口摂取（昼のみ）＋胃ろう
　摂食時の所見：食品，ペースト食，水分とろみ
　　　　　　　　姿勢・方法 30度リクライニング位，全介助
　嚥下機能：RSST 2回/30秒，藤島のグレード5

5. 視覚情報
高血圧性眼底変化
右視力＝0.8（1.0×＋0.75 D◯cyl－2.00D Ax.110°）
左視力＝0.6（1.0×＋0.25D◯cyl－1.00D Ax.70°）

病院概要
回復期リハビリテーション病院
1　開設者：社会医療法人
2　病院名：B病院
3　病床数：225床
4　診療科：リハビリテーション科，内科，脳神経外科，整形外科，精神神経科，皮膚科
5　看護形態
　　回復期リハビリテーション病棟：3病棟130床（看護15：1 助手30：1）
　　療養病棟：2病棟95床（看護25：1 助手25：1）
6　施設基準（抜粋）：回復期リハビリテーション病棟入院料（Ⅰ），療養病棟入院基本料，脳血管疾患等リハビリテーション料（Ⅰ），運動器リハビリテーション料（Ⅰ），呼吸器リハビリテーション料（Ⅰ）

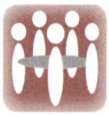

グループワーク-3：
ディスカッションを通じてわからない他職種の専門用語は何ですか？わからない専門用語がある場合は，その専門職に聞いてみましょう．また，他職種から「わからない」と言われた専門用語がある場合は，わかりやすいように説明してあげましょう．

わからない他職種の専門用語

「わからない」と言われた専門用語

個人ワーク-5：
担当事例について自職種としての課題と目標は何ですか？優先順位をつけて列記してみましょう．

個人ワーク-6：
自職種としての目標に対してすべきことは何ですか？

グループワーク-4：
チームとしての目標は何ですか？

a)

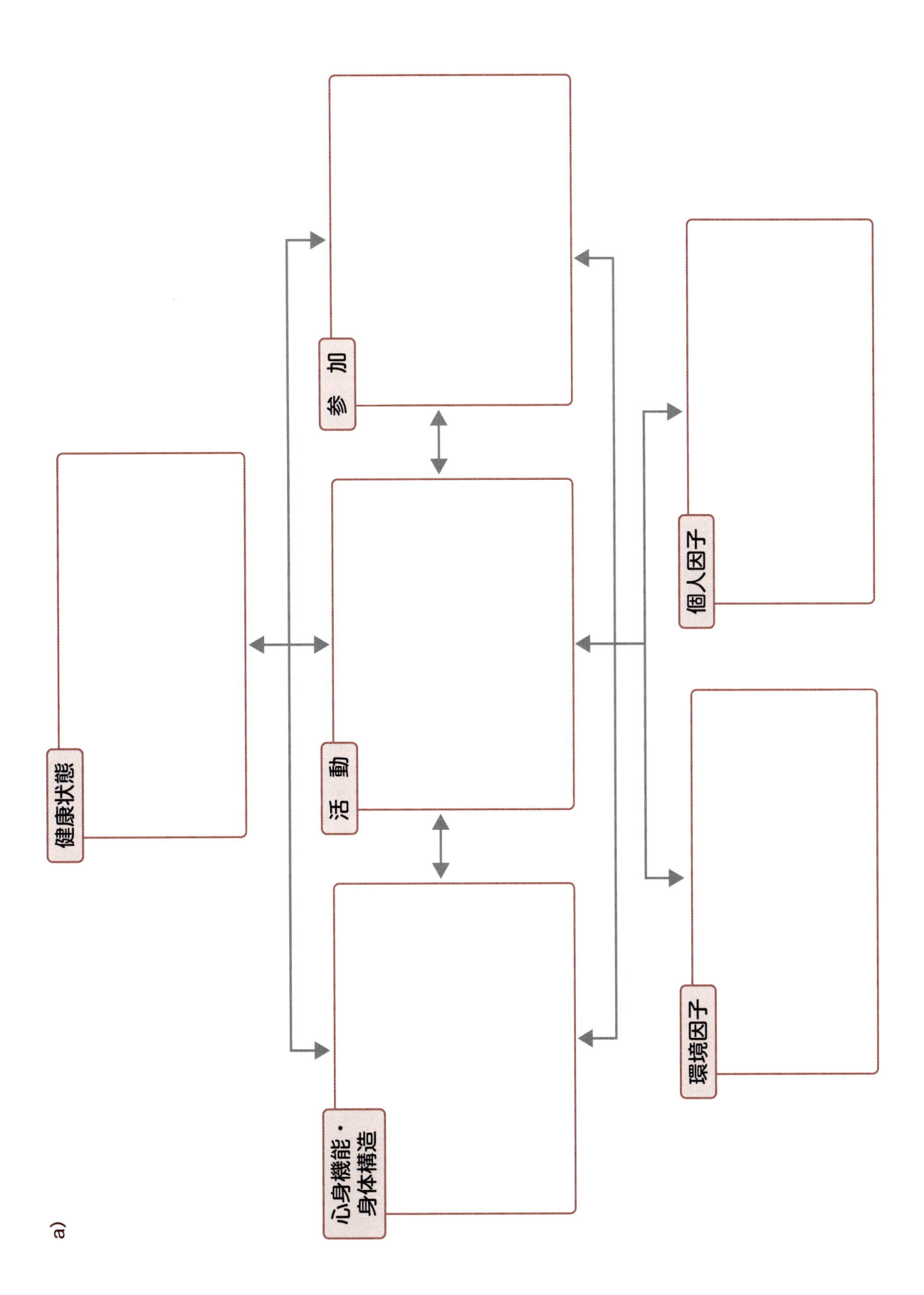

健康状態

参加

活動

心身機能・身体構造

個人因子

環境因子

b)

職　種	目標1	目標2	目標3
職　種	目標1	目標2	目標3

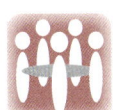

グループワーク-5：

ディスカッションの内容・結果を発表用スライドにまとめてみましょう．スライド作成のポイントはp.167を参考にしてみましょう．

テーマ

内　容

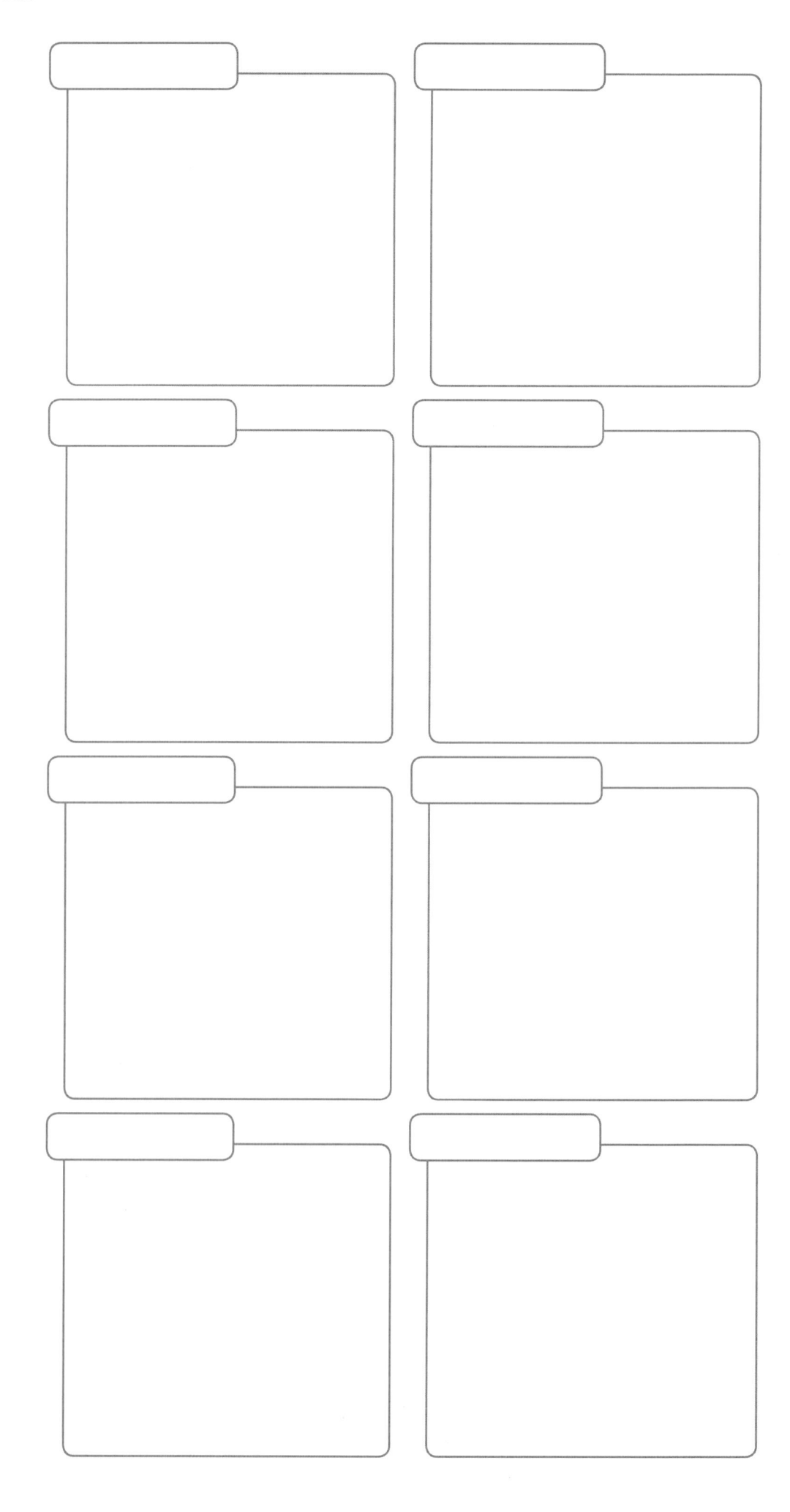

個人ワーク-7：

自職種と他職種の業務内容は何ですか？人に聞いたり調べたりせず，今の知識で答えてみましょう．

職　種	業務内容

個人ワーク-8：
個人ワーク-1と個人ワーク-7の内容と見比べて，その内容は変化しましたか？もし変化があったならば，その理由を考えてみましょう．

B 本実習

　本実習は，施設における実際のケースに対してIPC/IPWを実践する約1週間の臨地実習です．

　各学科学生が同一の実習現場において，患者・利用者中心のサービス提供の体験を通して，チームケアを学ぶことを目的としています．

　これまで学んできた自領域に関する専門的な知識や技術とIPC/IPWに関する知識により，「アセスメント・サマリー」および「総合サービス計画表」を作成することが課題です．

目　標
①施設とケースの特性にあわせて，各職種の機能と役割を説明できる．
②チームケアにおける自職種の果たすべき役割を明確にして行動できる．
③チームワークの技術を身につけ，適切に行動できる．

スケジュール

STEP 1　ケース提示，施設概要の説明など
・1名のケースについて提示を受ける．
・地域における実習施設の位置づけを知る．

STEP 2　情報収集，部署見学
・施設指導者の指導のもと，患者・利用者とコミュニケーションをはかり，情報収集を行う．
・自職種，他職種の業務を見学する．

STEP 3　ディスカッション
・各自が収集した情報を持ち寄り，チームでケースに関するディスカッションを行う．
・アセスメントサマリーおよび総合サービス計画表を作成する．

STEP 4　発表，リフレクション
・実習最終日にカンファレンスを実施し，アセスメントサマリーおよびサービス計画表を発表し，施設指導者から指導を受ける．
・施設指導者，担当教員からのリフレクションから，理解を深める．

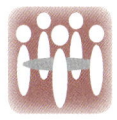

グループワーク-1：
チュータの先生とこの実習で学ぶこと（行動目標）を確認しましょう．

STEP 1 ケース提示，施設概要の説明など

個人ワーク-1：
提示されたケースの情報をまとめてみましょう．

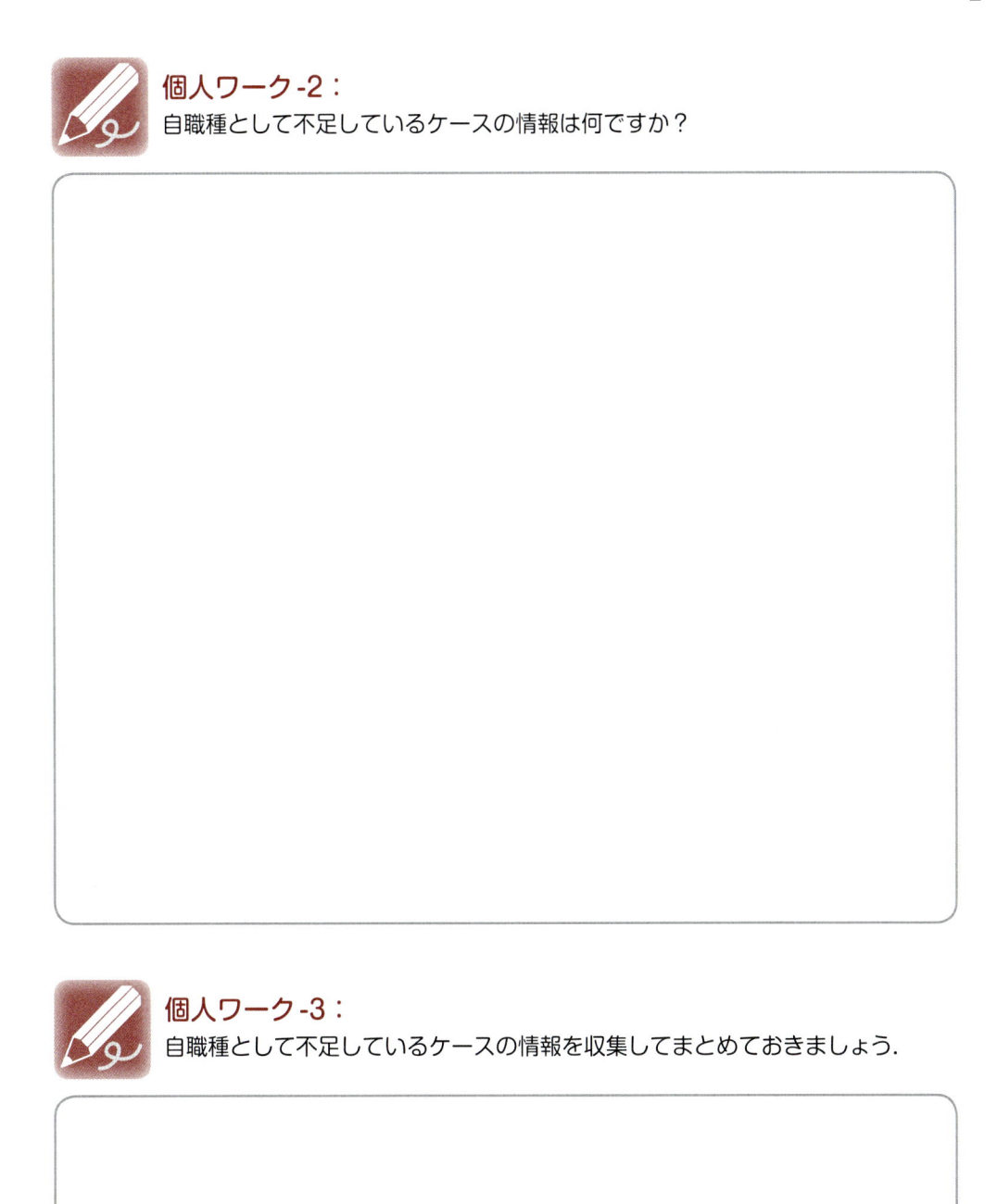

個人ワーク-2：
自職種として不足しているケースの情報は何ですか？

個人ワーク-3：
自職種として不足しているケースの情報を収集してまとめておきましょう．

グループワーク-2：
その地域における実習施設の位置づけ・役割は何ですか？

グループワーク-3：
ケースの情報と実習施設の位置づけ・役割を考慮して，あなたのチームの大まかな方針は何ですか？

STEP 2　情報収集・部署見学

見学部署について自職種と共通しているところ，異なるところは何ですか？

見学部署：＿＿＿＿＿＿＿＿＿＿

共通しているところ　　　　　　　異なるところ

見学部署：＿＿＿＿＿＿＿＿＿＿

共通しているところ　　　　　　　異なるところ

見学部署：＿＿＿＿＿＿＿＿＿＿

共通しているところ　　　　　　　異なるところ

見学部署：＿＿＿＿＿＿＿＿＿＿

共通しているところ

異なるところ

見学部署：＿＿＿＿＿＿＿＿＿＿

共通しているところ

異なるところ

見学部署：＿＿＿＿＿＿＿＿＿＿

共通しているところ

異なるところ

見学部署：＿＿＿＿＿＿＿＿＿＿＿＿
　　共通しているところ　　　　　異なるところ

見学部署：＿＿＿＿＿＿＿＿＿＿＿＿
　　共通しているところ　　　　　異なるところ

見学部署：＿＿＿＿＿＿＿＿＿＿＿＿
　　共通しているところ　　　　　異なるところ

個人ワーク-4：
自職種でしかできない業務，他職種と協働する，あるいはすべき業務は何ですか？

自職種でしかできない業務

他職種と協働する，あるいはすべき業務

STEP 3　ディスカッション

個人ワーク-5：
ケースについて自職種としての課題と目標は何ですか？優先順位をつけて列記してみましょう．

個人ワーク-6：
自職種としての目標に対してすべきことは何ですか？

グループワーク-4：
チームとしての目標は何ですか？

グループワーク-5：
チームの目標を到達期間別に短期目標と長期目標に分けてみましょう．

個人ワーク-7：
自職種としての目標と他職種の目標の一致点，相違点は何ですか？

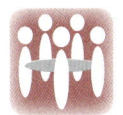

グループワーク-6：
自職種としての目標と他職種の目標はそれぞれICFのどの項目にあてはまりますか？

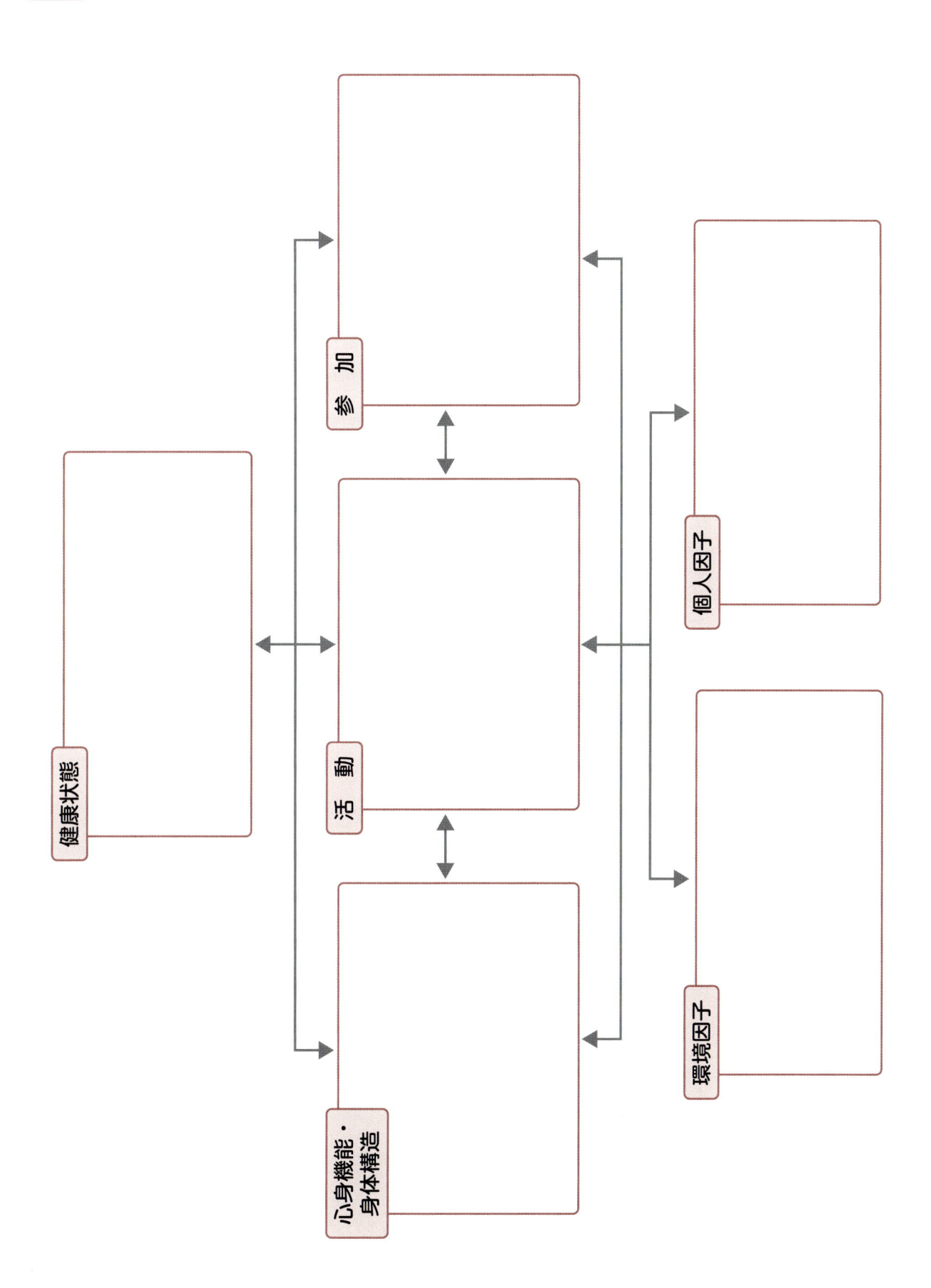

参加

活動

個人因子

健康状態

環境因子

心身機能・身体構造

グループワーク-7：
自職種と他職種の目標や領域が一致した場合，どのように協働すればいいですか？

STEP 4　発表，リフレクション

グループワーク-8：
「連携」を別の言葉で説明すると何ですか？

グループワーク-9：
みなさんのチームを図示するとどうなりますか？

グループワーク-10：
アセスメント・サマリーならびに総合サービス計画表作成の過程を通じて学んだことは何ですか？

204　4章　演習・実習

グループワーク-11：
ディスカッションの内容・結果を発表用スライドにまとめましょう．スライド作成のポイントはp.167を参考にしてみましょう．

テーマ	
内　容	

2 IPC/IPW実習   *205*

グループワーク-12：
この実習で実践した取り組みが実際の業務で可能だと思いますか？それはなぜですか？

グループワーク-13：
もし「可能」以外の答えが出た場合，実際の業務で何をしたらいい，あるいは何をすべきと思いますか？

索引

和文

あ
アセスメント・サマリー　　173, 191

い
一般用医薬品　　109
遺伝子検査　　124
医療安全のための方策　　66
医療施設　　61
医療情報システム　　41
医療提供施設　　107
医療面接　　103
医療用医薬品　　109
インフォーマル・サポート　　54, 62
インフォームドコンセント　　66, 87

う
う蝕　　129
運動療法　　114

え
英国専門職連携教育推進センター　　2, 15
栄養管理　　127
栄養サポート体制加算　　63
栄養サポートチーム　　127
エコマップ　　37, 39
エンパワーメント　　135

お
尾道方式　　62

か
介護保険　　62
介護保険制度　　48
介護用ベッド　　33
ガイドライン　　105
外用薬　　108
化学放射線療法　　85
家族　　51
家族会　　58

家族歴　　103
肩車社会　　11
学校看護　　112
環境因子　　26
患者・利用者中心の考え方　　2
患者会　　35, 58
患者の権利　　66
完全寛解　　86
感染防止対策加算　　63
眼底　　120
がんの進行度　　85
緩和医療　　66
緩和ケア診療加算　　63

き
既往歴　　103
疑義照会　　108
基本的動作　　114
虐待防止　　56
客観的な情報　　30
協業　　166
業務独占　　8
教諭　　145
居宅サービス計画　　37

け
ケアの時代　　11
ケアワーカー　　134
外科的治療　　104
血液浄化療法　　125
健康状態　　26
検体検査　　123
見読性　　43
現病歴　　103

こ
口腔ケア　　106
公衆衛生看護　　111
後発医薬品　　109
後方連携　　62
高齢化社会　　13
高齢化率　　13
高齢社会　　13

コーディング　　26
ゴールドプラン　　14
国際疾病分類　　21
国際障害分類　　22
国際生活機能分類　　3, 21
国際生活機能分類―児童版　　21
国民皆保険　　13, 44
個人因子　　26

さ
サービス担当者会議　　142
災害時医療活動　　109
災害時要援護者　　55
在宅看護　　111
座位保持装置付き車椅子　　94
産業看護　　112

し
ジェネリック医薬品　　109
ジェノグラム　　37
歯垢　　129
自己主導型学習　　4
自助グループ　　35
実行状況　　26
疾病構造の変化　　13
指定居宅介護支援事業所　　37
児童発達支援事業　　94
社会的入院　　14
自由診療　　44
主訴　　103
手段的日常生活動作　　77
受動型学習　　4
情報技術　　133
情報通信技術　　41
褥瘡ハイリスク患者ケア加算　　63
処方監査　　108
処方せん　　108
事例性　　150
人工多能性幹細胞　　65
新ゴールドプラン　　14
心身機能・身体構造　　26
真正性　　43
診断群分類包括評価　　47

索引

心理テスト　136
診療報酬　45
診療報酬点数表　45

す
ストレングス　135
スライド作成　167

せ
生化学検査　123
生活課題　37, 142
生活技能訓練　137
生活問題　135
精神科リエゾンチーム加算　63
成年後見制度　56
生理学的検査　123
世界保健機関　18
セルフメディケーション　109
前方連携　62

そ
早期離床　114
総合サービス計画表　191
総合母子周産期医療センター　95
ソーシャルワーカー　134
阻害因子　26
措置制度　64

た
第1号被保険者　48
第2号被保険者　48
ダイアライザー　125
体外循環装置　125
団塊の世代　10
単親家庭　51
担当者会議　37

ち
地域完結型　60
地域包括ケア　62
地域包括支援センター　62
地域連携クリティカルパス　61
チームアプローチ　2, 15
チーム医療　2, 15
チーム医療の推進について　14
チームケア　2
チーム目標　161

治験薬　108
チューター　4
チュートリアル問題解決型学習　4

て
出来高払い　46

と
同名半盲　120
特掲診療料　46
共に生きる社会　16
共に働き，共に学ぶ　14

な
内科的治療　104
内服薬　108

に
ニーズ　37, 142
日常生活自立支援事業　56
日常生活動作　77

の
脳性麻痺　94
能力　26

は
バイオメカニクス　30
バイタルサイン　105
廃用症候群　114
パターナリズム　66
発達検査　96
バリアフリー新法　55

ひ
非営利組織　58

ふ
ファシリテーター　4
フォーマル・サービス　54
福祉用具　31
服薬指導　108
物理療法　114
分業　166

ほ
包括払い　46

放射線治療　86
ほう・れん・そう（報告・連絡・相談）　167
保険医　106
保険診療　44
補装具　114
保存性　43
ボランティア　57

ま
マン・マシン・インターフェイス　41

み
民生委員　57

め
名称独占　8
免疫検査　123

も
網膜症　94
問診　103
問題解決型学習　4

や
薬物治療　104
薬歴管理　108

よ
要介護状態　48
養護教諭　145
要支援状態　48

り
リフレクション　5, 12
臨床治験　105

れ
レセプト　46

ろ
老人福祉法　13
老人保健法　14
老老介護　67
ロービジョン　120
　――ケア　119

欧文

A
ADL　77
ADLの自立性　114
ADL評価　114
Apgar score　95

C
CAIPE　2, 15
CT　86

D
DI　108
DPC　47

E
EBM　65, 105

I
IADL　77
ICD　21
ICD-10　43
ICF　3, 21
ICF-CY　21, 24
ICIDH　22
ICT　41, 133
IPC　15
IPC/IPW　2
IPE　2, 15
iPS細胞　65
IPW　15
IVR　122

J
JCS　78

M
MWST　88

N
NHSプラン　14
NICU　95
NPO　58
NST　127

O
OTC薬　109

P
PBL　4

R
RSST　88

T
TDM　108
TNM分類　85

W
WHO　18

医療福祉をつなぐ関連職種連携──講義と実習にもとづく学習のすべて

2013年4月5日　第1刷発行	総編集者 北島政樹
2023年4月5日　第7刷発行	発 行 者 小立健太
	発 行 所 株式会社 南江堂

〒113-8410 東京都文京区本郷三丁目42番6号
☎(出版)03-3811-7235　(営業)03-3811-7239
ホームページ https://www.nankodo.co.jp/
振替口座 00120-1-149

印刷・製本 公和図書
協力 レディバード

Interprofessional Education
for Developmet of Health and Welfare
© International University of Health and Welfare, 2013

定価は表紙に表示してあります．
落丁・乱丁の場合はお取り替えいたします．

Printed and Bound in Japan
ISBN 978-4-524-26802-3

本書の無断複製を禁じます．

JCOPY 〈出版者著作権管理機構 委託出版物〉

本書の無断複製は，著作権法上での例外を除き禁じられています．複製される場合は，そのつど事前に，出版者著作権管理機構(TEL 03-5244-5088, FAX 03-5244-5089, e-mail: info@jcopy.or.jp)の許諾を得てください．

本書の複製（複写，スキャン，デジタルデータ化等）を無許諾で行う行為は，著作権法上での限られた例外（「私的使用のための複製」等）を除き禁じられています．大学，病院，企業等の内部において，業務上使用する目的で上記の行為を行うことは私的使用には該当せず違法です．また私的使用であっても，代行業者等の第三者に依頼して上記の行為を行うことは違法です．